普通高等教育"十一五"国家级规划教材

应用型人才护理专业"十二五"规划教材

供高职高专(应用型本科)护理及相关医学专业使用

儿 科 护 理

（第二版）

U0337779

主 编 马宁生

副主编 李美珍 欧少玲

编写者（按姓氏笔画为序）

马宁生（金华职业技术学院医学院）

王莉莉（广西北海市合浦卫生学校）

关雪茹（郑州铁路职业技术学院医学院）

朱鹏云（江西护理职业技术学院）

李美珍（宁波卫生职业技术学院）

刘　愬（四川乐山职业技术学院）

欧少玲（广西医科大学护理学院）

姚静婵（金华职业技术学院医学院）

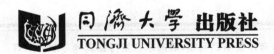 同济大学 出版社

TONGJI UNIVERSITY PRESS

内 容 提 要

"儿科护理"是讲授小儿生长发育、卫生保健、疾病防治和临床护理的一门课程。二版教材修订中,突出以小儿及其家庭为中心,以护理程序为框架的模式,着重于培养学生分析、解决问题的能力。内容主要包括小儿生长发育与儿童保健,儿科常用护理技术操作,新生儿疾病,消化、呼吸、循环、泌尿、血液、神经、内分泌系统疾病,营养障碍性、遗传代谢性及免疫性、感染性疾病患儿的护理。在部分常见病、多发病章节,导入了临床护理病案;增加了新生儿低血糖和高血糖,大气管哮喘、急性呼吸衰竭、病毒性脑炎患儿的护理,以及小儿心理行为异常等内容。并结合执业护士资格考试大纲要求,调整修改了课后思考题。

本教材适合高职高专及应用型本科护理专业及相关医学专业使用。

图书在版编目(CIP)数据

儿科护理/马宁生主编. -- 2版. -- 上海:同济大学出版社,2012.7

普通高等教育"十一五"国家级规划教材 应用型人才护

理专业"十二五"规划教材

ISBN 978 - 7 - 5608 - 4892 - 1

Ⅰ. ①儿… Ⅱ. ①马… Ⅲ. ①儿科学-护理学-高等

学校-教材 Ⅳ. ①R473.72

中国版本图书馆 CIP 数据核字(2012)第 118954 号

应用型人才护理专业"十二五"规划教材

儿科护理(第二版)

主 编 马宁生

责任编辑 沈志宏 责任校对 徐春莲 封面设计 陈益平

出版发行 同济大学出版社 www.tongjipress.com.cn

(地址:上海市四平路1239号 邮编:200092 电话:021-65985622)

经 销 全国各地新华书店

印 刷 江苏句容排印厂

开 本 787 mm×1092 mm 1/16

印 张 19.75

印 数 1—5 100

字 数 492 000

版 次 2012 年 7 月第 2 版 2012 年 7 月第 1 次印刷

书 号 ISBN 978 - 7 - 5608 - 4892 - 1

定 价 36.00 元

应用型人才护理专业"十二五"规划教材

编审委员会

第二版总序

百年大计,教育为本。2010年5月5日,国务院总理温家宝主持召开国务院常务会议,审议并通过了《国家中长期教育改革和发展规划纲要(2010—2020年)》(以下简称《规划纲要》)。职业教育是整个国家教育体系中极为重要的一环,《规划纲要》提出要大力发展职业教育,以满足人民群众接受职业教育的需求,满足经济社会对高素质劳动者和技能型人才的需要。其中,关于高等职业教育发展的一个主要目标是,高等职业教育在校生将从2009年的1 280万人,至2015年达到1 390万人,2020年达到1 480万人。实现这一目标关键的时间节点就在"十二五"期间,全国高等职业教育在校生的规模将在"十一五"的基础上有一个明显的增长。这是一项极其光荣而艰巨的任务,我们必须为之付出极大的努力。

为进一步贯彻落实《国家中长期教育改革和发展规划纲要》精神,我们对"十一五"期间编写的"21世纪应用型人才护理系列规划教材",在实践应用的基础上认真总结教学经验,进行了深入严谨细致的修订和改编。新改版的"应用型人才护理及相关医学专业'十二五'规划教材",根据《规划纲要》的指导思想,着力培养学生的职业道德、职业技能和就业创业能力;坚持以服务为宗旨、以就业为导向、以能力为本位,推进职业院校课程标准和职业技能标准相衔接;紧密围绕护理职业高素质技能型人才的培养目标,根据现代护理专业的特点,对原有的课程体系进行有机重组,使之成为适应经济社会发展和科技进步要求的护理专业创新课程体系。

教材是体现教学内容和教学方法的知识载体,是把教学理念、教学宗旨等转化为具体教学现实的媒介,是实现专业培养目标和培养模式的重要工具,也是教学改革成果的结晶。因此,本系列改版教材的修订原则是把提高教学质量作为重点,尝试实行工学结合、校企合作、顶岗实习的人才培养模式。注重学思结合,注重知行统一,注重因材施教。倡导启发式、探究式、讨论式、参与式教学,帮助学生学会学习;激发学生的好奇心,培养学生的兴趣爱好,营造独立思考、自由探索的良好环境;坚持教育教学与生产劳动、社会实践相结合。

在教材编写的安排上,坚持以"必需、够用"为度;坚持体现教材的思想性、科学性、先进性、启发性和适用性原则;坚持以培养技术应用能力为主线设计教材的结构和内容。

在基础课程的设置中,重视与护理职业岗位对相关知识、技能需求的联系,淡化传统的学科体系,以多学科的综合为主,强调整体性和综合性,对不同学科的相关内容进行了融合与精简,使基础课程真正成为专业课程学习的先导。

在专业课程的设置中,则以培养解决临床问题的思路与技能为重点,教学内容力求体现先进性和前瞻性,并充分反映护理领域的新知识、新技术、新方法。

在内容文字的表达上,避免教材的学术著作化倾向,不追求面面俱到,注重循序渐进、深入浅出、图文并茂,以有利于学生的学习和发展,使之既与我国的国情相适应,又逐步与国际护理教育相接轨。

本系列改版教材包括《人体结构与功能》、《病原生物与免疫》、《医用化学》、《生物化学》、《护理药理学》、《病理学》等6门医学基础课程和《护理学基础》、《健康评估》、《内科护理》、《外科护理》、《儿科护理》、《妇产科护理》、《五官科护理》、《急重症护理》、《临床护理技能操作规程》、《社区护理》、《老年护理》、《康复护理》、《临床营养学》、《护理心理学》、《护理管理学》、《护理行为学》等16门专业课程;新编教材《护士礼仪》、《护理多元化人文读本》等正在开发编写中。其中12门课程教材入选普通高等教育"十一五"国家级规划教材;22门课程教材于2007年列为上海市重点图书;其中另有多门主干课程教材分别在"十一五"期间评为华东地区及主编所在地区的省级精品课程(重点)教材。

本系列改版教材供高职高专护理专业学生使用,其中的医学基础课程教材也可供其他相关医学专业学生使用。为了方便教学,本系列改版教材同期开发相关的电子教材(教案)、试题库以及实训(实验)指导等教辅资料与教材配套发行。

本系列改版教材的编写得到了各参编院校的大力支持与协助,编审委员会从各院校推荐的众多教师中认真遴选出学术造诣较深、教学经验丰富的教师担任主编和编委。其中多名主编、副主编及主审老师为教育部高职高专相关医学类教学指导委员会委员,并吸纳了一些临床医疗单位和相关医疗机构的专业人员加盟参编。这就在相当的程度上,为整体提高教材编写质量提供了充分的保证。各位编写人员克服了困难,按时圆满完成任务。在此谨向各参编院校的领导和各位参编老师表示由衷的感谢。

尽管我们已尽了最大努力,但由于时间仓促,水平和能力有限,本系列改版教材的不足之处在所难免,敬请有关专家和广大读者批评、指正,今后将根据师生和读者的反馈意见不断修订完善。

云 琳

2011 年 10 月

第二版前言

为适应我国高等护理学教育改革、发展的需要,贯彻教育部关于进一步加强普通高等教育教材建设的通知精神,我们对这本"十一五"国家级规划教材《儿科护理学》进行了修订与再版,并改书名为《儿科护理》。

儿科护理是研究小儿生长发育、卫生保健、疾病防治和临床护理的一门学科。本版教材在修订编写过程中,坚持体现教材的思想性、科学性、启发性、先进性、适用性相结合的原则;力求突出医学模式和护理模式的转变,坚持以培养技术应用能力为主线设计教材的结构和内容;以必需和够用为度,以针对性和实用性为目的,以培养临床技术能力为重点。在护理理念方面,体现以病人为中心的整体护理理念;在专业技术方面,体现医学科学新进展和新技术在护理工作中的运用;在服务领域方面,体现护理服务不断向家庭、社区延伸;在应用能力方面,注重培养学生分析、解决实际问题的能力。

本书的适用对象为高职高专和应用型本科护理专业学生,也可供其他相关医学专业学生使用。为了更加体现儿童护理的特点和时代感,教材在再版修订过程中力求突出以小儿及其家庭为中心,以护理程序为框架的模式,将护理程序有机地贯穿于教材始终。在内容的取舍上力求精简、实用;在体例的编排中力求新颖、活泼。在各系统疾病的护理部分,将护理评估与护理诊断有机地融合在一起;在部分常见病、多发病的重要章节中,导入了临床护理病案,帮助学生在学习中提高认识、融会贯通、举一反三,以利实际操作中灵活运用。由于受教学课时和教材篇幅所限,在各系统疾病护理部分,仅选择部分代表性疾病,按常见护理诊断与评估、预期目标、护理措施、护理评价及健康教育的完整护理程序进行论述。为了使本版教材更加完整和系统,并结合执业护士资格考试的要求,在修订中增加了心理行为异常、新生儿低血糖和高血糖、儿科常用护理技术操作、支气管哮喘、急性呼吸衰竭及病毒性脑炎等内容;删除了丹佛发育筛查测验量表。

限于编者水平以及编写时间仓促,教材中难免存在缺憾和不当之处,恳请各兄弟院校同仁及读者批评指正。

主　编
2012 年 3 月

目　　录

第一章 绪 论

学习指导

    学习目标：掌握小儿年龄分期及各期特点。熟悉儿科护理的任务和范围、儿科护理的特点。了解儿科护士的角色与素质要求。

    学习重点：小儿年龄分期及各期特点。

    儿科护理（pediatric nursing）是一门研究小儿生长发育规律、儿童保健、疾病预防和临床护理，以促进小儿身心健康的学科。儿科护理的服务对象为身心处于不断发展中的小儿，他们具有不同于成人的特征及需要。

第一节 儿科护理概述

一、儿科护理的任务和范围

    1. 儿科护理的任务   儿科护理的任务是为儿童提供综合性、广泛性的护理，以提高小儿保健和疾病预防的质量，增强小儿体质，降低小儿发病率和病死率，保障和促进小儿身心健康，提高人类的整体健康素质。

    2. 儿科护理的范围   儿科护理包含了小儿时期一切健康和卫生问题，包括正常小儿身心方面的保健、小儿疾病的预防与护理，并与儿童心理学、社会学、教育学等多门学科有着广泛的联系。

    随着医学模式的转变，儿科护理已由单纯的疾病护理发展为以小儿及其家庭为中心的身心整体护理；由单纯的患儿护理扩展为包括所有小儿的生长发育、疾病预防与护理及促进小儿身心健康的研究；小儿的预防、保健和护理工作也由单纯的医疗保健机构承担逐渐发展为全社会都来承担。因此，儿科护理要达到保障和促进小儿健康的目的，必须将科学育儿知识普及到每个家庭，并取得社会各方面的支持。

二、儿科护理的特点

    儿科护理的研究对象是处于生长发育过程中的小儿，其不论在生理、心理和临床各方面均与成人不同,且各年龄期的小儿之间也存在差异,在护理上有其独特之处。

1. 小儿生理机能特点

1) **解剖特点** 小儿从出生到长大成人均处在不断变化的过程中,且具有一定的规律,如体重、身长(高)、头围、胸围、臂围等的增长,骨骼的发育,牙齿的萌出及身体各部分比例的改变等。因此,护理人员应熟悉并遵循小儿的正常生长发育规律,正确对待小儿生长发育过程中的特殊现象,才能做好保健和护理工作。

2) **生理特点** 小儿的生长发育快,各系统器官的功能也渐趋成熟,当其功能尚未成熟时易发生消化功能紊乱及营养缺乏等疾病。此外,不同年龄的小儿有不同的生理、生化正常值,如心率、呼吸、血压、周围血象、体液成分等随年龄的变化而改变。因此,只有熟悉这些生理变化特点才能对临床中出现的问题做出正确的判断,并给予正确的诊疗和护理。

3) **免疫特点** 小儿的特异性和非特异性免疫功能均不成熟,新生儿虽可从母体获得 IgG,但自 6 个月后其浓度逐渐下降,而自行合成的 IgG 一般要到 6～7 岁时才达到成人水平,故此年龄段小儿易患感染性疾病。

2. 小儿心理社会特点 小儿身心发育尚未成熟,其思维不能与成人的思维相等同,缺乏适应及满足需要的能力,需给予特殊的照顾和保护。小儿的成长、发育过程从不成熟到成熟,从不定型到定型,是可塑性最大的时期,并受家庭、环境和教养的影响。因此,在护理工作中应以小儿及其家庭为中心,与小儿父母、幼教工作者、学校教师等共同配合,根据不同年龄阶段小儿的心理发展特征,采取相应的护理措施,从而使护理工作顺利进行。

3. 儿科临床特点

1) **病理特点** 由于小儿机体对疾病的反应性与成人不同,因此,在疾病的发生、发展、预防及预后等方面均与成人有差别,如维生素 D 缺乏时婴儿患佝偻病,而成人则表现为骨软化症。

2) **疾病特点** 小儿病情发展过程易反复、波动,且变化多端,小儿急性传染病和感染性疾病较多,往往起病急、来势凶、进展快,并常伴有呼吸、循环衰竭和水、电解质紊乱。

3) **诊治特点** 不同年龄阶段小儿患病有其独特的临床表现,且年幼儿在病情诉说上不够准确,故在诊断时应重视年龄因素。以小儿惊厥为例,发生于新生儿者多考虑与产伤、窒息、颅内出血或先天性异常有关;发生于 6 个月内的小婴儿者应考虑有无婴儿手足搐搦症或中枢神经系统感染;发生于 6 个月至 3 岁小儿者则以热性惊厥、中枢神经系统感染的可能性大;发生于 3 岁以上年长儿的无热惊厥则以癫痫为多。

4) **预后特点** 小儿患病时虽起病急、病情重、变化多,但如诊治及时、有效,护理恰当,度过危险期后,则好转、恢复也快。

5) **预防特点** 小儿的绝大多数疾病都是可以预防的,通过开展计划免疫和加强传染病管理,已使麻疹、脊髓灰质炎、白喉、破伤风等许多小儿传染病的发病率和病死率明显下降;同时,重视儿童保健工作,也可使营养不良、肺炎、腹泻等常见病、多发病的发病率和病死率大大下降。

4. 儿科护理特点

1) **以小儿及其家庭为中心** 重视不同年龄阶段小儿的特点,关注小儿家庭成员的心理感受和服务需求,为小儿及其家庭提供预防保健、健康指导、疾病护理和家庭支持等服务,让他们将健康信念和健康行为的重点放在疾病预防和健康促进上。

2) **实施身心整体护理** 护理工作不应仅限于满足小儿的生理需要或维持已有的发育状况,还应包括维护并促进小儿心理行为的发展和精神心理的健康;除关心小儿机体各系统或各器官功能的协调平衡外,还应使小儿的生理、心理活动状态与社会环境相适应,并应重视环境带给小儿的影响。

3) **保证患儿的安全** 儿科护理人员应根据患儿年龄、个性、疾病等特点进行预测,采取一些必要的预防措施,保证患儿的安全,如设床栏,防止坠床;管理好电源,防止触电;使用热水袋时避免烫伤;注意药物的管理,防止误饮、误食。

4) **减少创伤和疼痛** 对于小儿来说,有些治疗手段是有创的、致痛的,令他们害怕。儿科工作者应充分认识疾病本身及其治疗和护理过程对小儿及其家庭带来的影响,安全执行各项护理操作,防止或减少小儿的创伤和疼痛,并应采取有效措施防止或减少小儿与家庭的分离,帮助小儿及其家庭建立把握感和控制感。

5) **遵守法律和伦理道德规范** 儿科工作者应自觉遵守法律和伦理道德规范,尊重小儿的人格,保障小儿的权利,促进小儿身、心两方面的健康成长。

第二节 小儿年龄分期及各期特点

小儿处于不断生长发育的动态变化过程中,随着各系统组织器官的逐渐长大和功能的日趋完善,心理和社会行为方面也得到一定的发展。根据小儿生长发育不同阶段的特点,将小儿年龄划分为以下几个时期。

一、胎儿期

从受精卵的形成到小儿出生统称为胎儿期,约 40 周。其中,从形成受精卵至 12 周为妊娠早期,自 13 周至未满 28 周为妊娠中期,自满 28 周至婴儿出生为妊娠晚期。此期胎儿完全依靠母体生存,孕母的健康、营养、情绪状况对胎儿的生长发育影响极大,如孕期母亲感染、服药或营养缺乏等均可导致胎儿发育障碍,尤其是妊娠早期。

胎儿期护理重点是做好孕期保健和胎儿保健工作。

二、新生儿期

从出生后脐带结扎起至生后足 28 天称为新生儿期(胎龄满 28 周至出生后 7 天又称围生期)。此期是小儿生理功能进行调整以逐渐适应外界环境的阶段,此时小儿脱离母体开始独立生活,体内外环境发生巨大变化,由于其机体各系统生理调节和适应能力差,易发生窒息、出血、溶血、感染等疾病。因此,发病率高,病死率也高(约占婴儿死亡率的 1/2～2/3),尤其以新生儿早期(生后第 1 周)病死率最高。

新生儿时期护理重点是注意保暖,合理喂养,清洁卫生,消毒隔离等,使之尽快适应外界环境。

三、婴儿期

从出生至满 1 周岁之前为婴儿期,又称乳儿期。此期为小儿出生后生长发育最迅速的时期,因此,需要提供足够多的营养素及热量。但此期小儿的消化吸收功能尚不够完善,容易发生消化紊乱和营养不良。此外,由于从母体获得的免疫抗体逐渐消失,而自身免疫力尚未成熟,易患感染性疾病。

婴儿期护理重点是进行科学的喂养指导,提倡母乳喂养,按时添加辅食;有计划地接受预防接种,完成基础免疫程序。

四、幼儿期

从 1 周岁后到满 3 周岁之前为幼儿期。此期小儿的生长发育速度较婴儿期减缓;由于活动范围加大,与外界事物接触增多,语言、思维和社会适应能力逐渐增强,故智能发育较快;此期小儿自主性和独立性不断发展,但对各种危险的识别能力不足,易发生意外创伤和中毒;由于接触外界逐渐增多,但机体免疫功能仍低,传染性疾病的发病率仍较高;饮食从乳类转换为饭菜食物,并逐渐过渡到成人饮食。

幼儿期护理的重点是注意断乳后的营养,加强体质锻炼,预防各种疾病的发生。

五、学龄前期

从 3 周岁以后到入小学前(6～7 岁)为学龄前期。此期小儿的体格发育稳步增长,智能发育更趋完善,好奇、多问、求知欲强,知识范围不断扩大,有较大的可塑性,故应加强早期教育,培养其良好的道德品质和生活自理能力,为入学作好准备;由于活动范围进一步扩大,喜模仿而又无经验,各种意外的发生仍较多;免疫功能逐渐增强,感染性疾病发病率减低,而急性肾炎、风湿热等免疫性疾病增多。

学龄前期护理的重点是培养良好的生活习惯和道德品质,加强安全管理,防止意外事故的发生,做好学前期教育。

六、学龄期

从入小学(6～7 岁)开始到进入青春期(11～14 岁)称为学龄期(相当于小学阶段)。此期小儿体格生长仍稳步增长,除生殖系统外其他器官的发育到本期末已接近成人水平。智能发育较前更成熟,理解、分析、综合等能力增强,是接受科学文化教育的重要时期,应加强教育,促进其德、智、体、美、劳全面发展。感染性疾病的发病率较前降低,而近视、龋齿的发病率增高。

学龄期的护理重点是注意安排有规律的生活、学习及锻炼,保证充足的营养和休息,防治精神、情绪和行为等方面的问题。

七、青春期(少年期)

从第二性征出现到生殖功能基本发育成熟、身高停止增长的时期称为青春期(相当于中学阶段)。一般来说,女孩从 11～12 岁开始到 17～18 岁,男孩从 13～14 岁开始到 18～20 岁。此期体格发育突然加速,生殖系统迅速发育,第二性征逐渐明显,是小儿生长发育的第二次高峰。此期女孩出现月经,男孩出现遗精,但个体差异较大。此阶段由于神经内分泌的调节功能不够稳定,且与社会接触增多,受外界环境的影响不断加大,常可引起心理、行为、精神方面的问题。此期常见健康问题有痤疮、贫血等。女孩还可出现月经不规则、痛经等。

青春期的护理重点是供给充足的营养,加强体格锻炼,及时注意生理、心理卫生和性知识方面的教育,培养良好的思想道德品质。

第三节　儿科护士的角色与素质要求

一、儿科护士的角色

随着护理学科的迅速发展,对护理人员的要求也不断的提高。做好小儿护理不仅要求护理人员具有丰富的护理知识与技能,同时被赋予了多元化的角色。

1. 护理活动执行者　小儿机体各系统、器官的功能发育尚未完善,生活尚不能自理或不能完全自理。儿科护士最重要的角色是在帮助小儿促进、保持或恢复健康的过程中，为小儿及其家庭提供直接的照顾与护理，如营养的摄取、感染的预防、药物的给予、心理的支持、健康的指导等方面，以满足小儿身、心两方面的需要。

2. 护理计划者　为促进小儿身心健康发展，护士必须运用专业的知识和技能，收集小儿的生理、心理、社会状况等方面资料，全面评估小儿的健康状况，找出健康问题，并根据小儿生长发育不同阶段的特点，制定系统全面的、切实可行的护理计划，采取有效的护理措施，以减轻小儿的痛苦，帮助适应医院、社区、家庭的生活。

3. 健康教育者　在护理小儿的过程中，护士应依据各年龄阶段小儿智力发展的水平，向他们有效地解释疾病治疗和护理过程，帮助他们建立自我保健意识，培养他们良好的生活习惯，尽可能地纠正其不良行为。同时，护士还应向家长宣传科学育儿的知识，使他们能够采取健康的态度和健康的行为，以达到预防疾病、促进健康的目的。

4. 健康协调者　护士需联系并协调与有关人员及机构的相互关系，维持一个有效的沟通网，使诊断、治疗、救助及有关的儿童保健工作得以互相协调、配合，以保证小儿获得最适宜的整体性医护照顾，如护士需与医生联络，讨论有关治疗和护理方案；护士需与营养师联系，讨论有关膳食的安排；护士还需与小儿及其家长进行有效的沟通，让家庭共同参与小儿护理过程，以保证护理计划的贯彻执行。

5. 健康咨询者　护士通过倾听患儿及其家长的倾诉，关心小儿及其家长在医院环境中的感受，触摸和陪伴小儿，解答他们的问题，提供有关治疗的信息，给予健康指导等；澄清小儿及其家长对疾病和与健康有关问题的疑惑，使他们能够以积极有效的方法去应付压力，找到满足生理、心理、社会需要的最习惯和最适宜的方法。

6. 患儿代言人　护士是小儿及其家庭权益的维护者，在小儿不会表达或表达不清自己的要求和意愿时，护士有责任解释并维护小儿的权益不受侵犯或损害。护士还需评估有碍小儿健康的问题和事件，提供给医院行政部门加以改进，或提供给卫生行政单位作为拟定卫生政策和计划的参考。

7. 护理研究者　护士应积极进行护理研究工作，通过研究来验证、扩展护理理论和知识，发展护理新技术，指导、改进护理工作，提高儿科护理质量，促进专业发展。同时，护士还需探讨隐藏在小儿症状及表面行为下的真正问题，以便更实际、更深入地帮助他们。

二、儿科护士的素质要求

1. 思想品德素质　热爱儿童，尊重儿童，具有为儿童健康服务的奉献精神；有强烈的责任感和同情心，具有诚实的品格、高尚的道德情操，以理解、友善、平等的心态，为儿童及其家庭提供帮助;能理解儿童,善于创造适合儿童特点的环境与气氛,具有言行一致,严以律己,以身作则的思想品格。

2. 科学文化素质 具备一定的文化素养和自然科学、社会科学、人文科学等多学科知识;掌握一门外语及现代科学发展的新理论、新技术。

3. 职业技能素质 掌握护理学科的理论和技能,具有丰富的专业理论知识和较强的临床实践技能,操作准确,技术精湛,动作轻柔、敏捷;熟悉相关临床学科的知识和技能,具有敏锐的观察力和综合分析判断能力,能运用护理程序解决患儿的健康问题;掌握科学的思维方法,具有较强的组织管理能力,并具有开展护理教育和护理科研的能力。

4. 身体心理素质 具有健康的身体素质,有较强的适应能力及自我控制力;具有良好的心理素质,乐观、开朗,同事间能相互尊重,团结协作;具有强烈的进取心,不断求取知识,丰富和完善自己;要善于与小儿及其家长沟通,具有与小儿成为好朋友、与家长建立良好人际关系的能力;同事间相互尊重,团结协作。

第四节　我国儿科护理的发展与展望

祖国医学在小儿疾病的防治与护理方面有丰富的经验。从祖国医学发展史和丰富的医学典籍及历代名医传记中,经常可见到有关小儿保健、疾病预防等方面的记载,如我国现存最早的医学经典著作《黄帝内经》中对儿科病症已有记录;唐代杰出医学家孙思邈所著的《备急千金要方》中,比较系统地解释了小儿的发育过程,提出了小儿喂养和清洁等方面的护理原则。

19世纪下半叶,西方医学传入并逐渐在我国发展。各国传教士在我国开办了教会医院并附设了护士学校,医院中设立了产科、儿科门诊及病房,护理工作重点放在对住院患儿的生活照顾和护理上,逐渐形成了我国的儿科护理事业。

新中国成立以后,党和政府对儿童健康十分重视,宪法和农业发展纲要都特别提出了保护母亲和儿童的条款。儿科护理工作不断发展,从推广新法接生、实行计划免疫、建立各级儿童医疗保健机构、提倡科学育儿,直至形成和发展了儿科监护中心等专科护理。儿科护理范围、护理水平也有了很大的扩展和提高。小儿传染病发病率大幅度下降,小儿常见病、多发病的发病率、病死率亦迅速降低,小儿体质普遍增强。20世纪80年代初,我国恢复了中断30余年的高等护理教育,90年代始又发展了护理硕士研究生教育,培养了一大批高级儿科护理专业人才,使儿科护理队伍向高层次、高素质方向发展。

21世纪是生命科学的时代,随着小儿疾病预防和治疗工作的发展,我国小儿的健康状况有了显著的改善。2011年,在完成了《2001—2010年中国小儿发展纲要》基本目标的基础上,国务院又颁发了《中国儿童发展纲要(2011—2020 年)》,进一步提出了改善小儿卫生保健服务,提高小儿身心健康水平的总目标。社会政策的变化使卫生保健领域得以扩展,儿科护理的重点已不再是"为小儿及家庭做什么",而是"和小儿及家庭一起做什么"。因此,以家庭为中心的照护和社区保健已成为一种必然趋势。卫生保健场所的扩展,要求护理人员的工作具备更多的艺术性。为此,儿科护理工作者要不断学习先进的科学技术和最新的护理手段,弘扬求实创新精神、拼搏奉献精神、团结协作精神,为提高儿童健康水平和中华民族的整体素质作出更大贡献。

(马宁生)

思考题

1. 简述儿科护理的任务。
2. 简述儿科护理的特点。
3. 简述儿科护士角色所包含的内容。
4. 简述小儿年龄分期的划分标准及各期的特点。

第二章 生 长 发 育

第一节　生长发育规律及影响因素

　　生长发育是小儿不同于成人的重要特点，它包含着机体的质和量的动态变化。生长（growth）是指小儿各器官、系统的长大和形态变化，可测出其量的改变；发育（development）是指细胞、组织、器官的分化完善和功能上的成熟，为质方面的改变。生长与发育紧密相连，不可分割。熟悉小儿生长发育的规律，有助于儿科工作者正确评价小儿生长发育状况，并针对性地给予干预，促进小儿健康成长。

一、生长发育的一般规律

　　1. 连续性和阶段性　小儿生长发育是一个从量变到质变的连续不断的过程，但其速度具有阶段性。生后 6 个月内生长最快，尤其是头 3 个月，出现生后第一个生长高峰，后半年生长速度逐渐减慢，至青春期又迅速加快，出现第二个生长高峰。

　　2. 不平衡性　各系统的发育快慢不同，各有先后。神经系统发育最早，生殖系统发育最晚，淋巴系统发育则先快而后回缩，皮下脂肪发育在年幼时较发达，肌肉组织发育到学龄期才开始加速（图 2-1）。

　　3. 顺序性　小儿生长发育遵循由上到下、由近

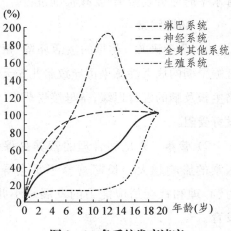

图 2-1　各系统发育速度

到远、由粗到细、由低级到高级、由简单到复杂的顺序规律。如婴儿先会抬头,后会抬胸,再会坐、站和走(由上到下);先会抬肩和伸臂,再会控制双手的活动(由近到远);先会用全掌握持物品,再发展到能以手指端来捏取(由粗到细);先会画直线后会画圆、画人,先学会咿呀发音,而后学会说单字和句子(由简单到复杂);先学会感觉、认识事物,再发展到记忆、思维、分析和判断(由低级到高级)。

4. 个体差异性 小儿生长发育由于受机体内、外因素的影响,存在着显著的个体差异。因此,生长发育的正常值不是绝对的,而是有一定的正常范围。在判断小儿发育是否正常时必须考虑各种因素对个体的影响,并作连续动态的观察,才能对小儿发育情况做出正确的判断和评价。

二、影响生长发育的因素

影响小儿生长发育的两个最基本因素是遗传因素和外界环境因素。遗传决定了机体生长发育的潜力,外界环境因素影响着这个潜力,双方相互作用,决定了小儿个体的生长发育水平。

1. 遗传因素 父母双方的遗传因素会影响小儿生长发育的特征、潜力、趋向。皮肤、头发的颜色、脸形特征、身材高矮、性成熟的迟早以及对疾病的易感性等都与遗传有关。一些遗传性代谢性缺陷病、内分泌障碍、染色体畸变等更可严重影响小儿生长发育。因此,应重视遗传因素及遗传咨询。

性别也影响小儿的生长发育。女孩的语言、运动发育略早于男孩;女孩的青春期也早于男孩,而男孩由于青春期延续时间较长,最终的体格发育明显超越女孩。因此,评估小儿生长发育水平时应分别按男、女孩标准进行。

2. 环境因素

1) **孕母状况** 孕母的生活环境、营养、情绪、疾病等各种因素均会影响胎儿的宫内发育。妊娠早期的病毒性感染可导致胎儿先天性畸形;母患严重营养不良可引起流产、早产和胎儿体格生长及脑的发育迟缓;孕母接受药物、放射线照射、环境毒物污染和精神创伤等,均可使胎儿发育受阻。

2) **营养** 充足和合理的营养是保证小儿健康成长极为重要的因素,年龄越小受营养因素的影响越大。长期营养不足会导致体重下降、身高不增以及器官功能低下,影响智力、心理和社会适应能力的发展。小儿摄入过多热量所致的肥胖也会影响其正常的生长发育。

3) **生活环境** 良好的居住环境、卫生条件,如阳光充足、空气新鲜、水源清洁等能促进小儿生长发育。健康的生活方式、科学的护理、正确的教养、和谐的家庭气氛、父母的爱抚、良好的学校和社会环境、适宜的锻炼和完善的医疗保健服务等,都是保证小儿生长发育达到最佳状态的重要因素。反之,将产生不良影响。

4) **疾病** 疾病往往会阻碍小儿的生长发育。急性感染常使体重减轻,慢性疾病可影响其身高和体重的增长;内分泌疾病常引起骨骼生长和神经系统发育迟缓;先天性疾病可影响小儿的体格和心理的发育。因此预防各种疾病的发生非常重要。

第二节 体格生长发育及评价

一、体格发育常用指标及测量方法

1. 体重 体重为各器官、组织和体液的总重量。

1) **增长规律** 小儿年龄越小,体重增长越快。新生儿出生时体重平均为 3 kg,出生后第 1 个月增加 1~1.5 kg,3 个月时体重是出生时的 2 倍(6 kg);1 周岁时增至出生时的 3 倍(9 kg),呈现第 1 个生长高峰;2 岁时体重约为出生时的 4 倍(12 kg),2 岁后到青春前期体重增长减慢,每年增长约 2 kg。

2) **估算公式** 为便于计算小儿药量和补液量,可按以下公式估算小儿体重:

1~6 月:体重(kg)＝出生体重(kg)＋月龄×0.7

7~12 月:体重(kg)＝6＋月龄×0.25

2~12 岁:体重(kg)＝年龄×2＋8

12 岁以后为青春发育阶段,体格增长再次加快,呈现第 2 个生长高峰。受内分泌影响,这一时期体重增长较快,不能按上述公式推算。

正常同年龄、同性别儿童的体重增长存在个体差异,其波动范围不超过正常值的 10% 左右。

3) **临床意义** 体重是评价小儿体格生长,尤其是营养状况的重要指标,也是临床计算药量、输液量的重要依据。

4) **测量方法** 在晨起空腹排尿后或进食 2 小时后测量,脱去衣、帽、鞋、袜,只剩单衣、裤。小婴儿用盘式杆秤测量(图 2-2),准确读数至 10 g;1~3 岁小儿用坐式杠秤测量(图 2-3),准确读数至 50 g;3 岁以上用载重 100 kg 的站式杠秤测量(图 2-4),准确读数至 100 g。测量过程中需注意保暖及安全。

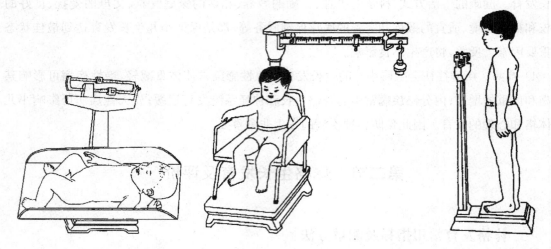

图2-2　盘式杠杆秤测体重　　　图2-3　坐式杠杆秤测体重　　　图2-4　站式杠杆秤测体重

2. 身高（长）　身高（长）指从头顶到足底的全身长度。3岁以下小儿采用仰卧位测量，称为身长；3岁以后立位测量，称为身高。

1）增长规律　身高（长）的增长规律与体重增长相似，年龄越小增长越快，也出现婴儿期和青春期两个生长高峰。新生儿出生时平均身长约为50 cm，6个月时达65 cm，1周岁时75 cm，2周岁时85 cm。2岁以后身高（长）稳步增长，平均每年增长5～7 cm。

2）估算公式　2～12岁小儿身高（长）可按下列公式估算：

$$2～12岁小儿身高（长）（cm）＝年龄×7＋70$$

青春期出现身高增长的第2个高峰期，12岁以后不能再按上式推算。

同年龄、同性别儿童的身长增长存在个体差异，其波动范围不超过正常值的30%左右。

3）临床意义　身高（长）是反映骨骼发育的重要指标。

身高（长）可分为上部量及下部量。从头顶至耻骨联合上缘的长度为上部量；从耻骨联合上缘至足底的长度为下部量。新生儿的上部量占身长的60%，下部量占身长的40%，中点在脐以上。2岁时中点在脐下，6岁时中点移至脐与耻骨联合上缘之间，12岁时上、下部量相等，中点在耻骨联合上缘（图2-5）。某些疾病可使身体各部分比例失常，因此，临床上需要分别测量上部量和下部量，以检查其比例关系。

4）测量方法　3岁以内小儿测量时，脱去鞋帽，仰卧于测量板，头顶贴测量板顶端，测量者左手按住小儿两膝，使双下肢伸直，右手推动滑板贴至足底，读出身长厘米数（图2-6）。儿童立位测量时，脱去鞋帽，站在立位测量器上，取立正姿势，头部保持正直姿势，测量者移动量板

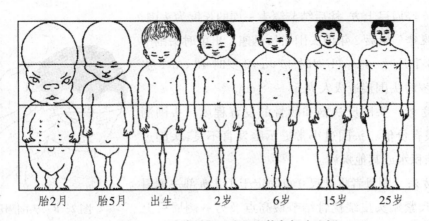

胎2月　　胎5月　　出生　　2岁　　6岁　　15岁　　25岁

图 2－5　胎儿时期至成人身体各部分比例

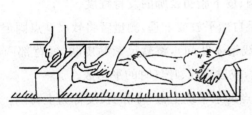

图 2－6　身长测量

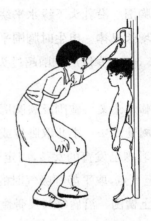

图 2－7　身高测量

贴紧头顶,读出身高厘米数(图 2－7)。

3. 坐高　由头顶至坐骨结节的长度称为坐高。3 岁以下小儿仰卧位测量,称为顶臀长。

1)**增长规律**　出生时坐高占身长的 66%,以后下肢增长比躯干快,坐高占身长的百分数逐渐下降,4 岁时为 60%,6～7 岁时小于 60%。此百分数显示了身体上、下部比例的改变,反映了身材的均匀性,比坐高绝对值更有意义。

2)**临床意义**　坐高主要反映头颅与脊柱的生长情况。

3)**测量方法**　小儿平卧于量板上,测量者一手提起小儿两腿,膝关节屈曲,使大腿与底板垂直,骶骨紧贴底板,一手移动足板紧压臀部,读出顶臀长厘米数。3 岁以上小儿测量时,坐于坐高计凳上,身体先前倾,使骶部紧靠量板,再挺身坐直,大腿靠拢紧贴凳面与躯干成直角,膝关节屈曲成直角,两脚平放,移下头板与头顶接触,读出坐高厘米数。

4. 头围 经眉弓上方、枕后结节绕头一周的长度为头围。

1) **增长规律** 生后 2 年内头围增长迅速。出生时头围平均为 34 cm,6 个月时 44 cm,1 岁时 46 cm,2 岁时 48 cm,5 岁时 50 cm,15 岁时头围接近成人为 54~58 cm。

2) **临床意义** 头围反映脑和颅骨的发育程度。头围测量在 2 岁前最有价值。头围过小常提示脑发育不良,头围过大可能提示脑积水或其他疾病。

3) **测量方法** 测量者将软尺 0 点固定于小儿头部一侧眉弓上缘,使软尺紧贴头皮绕枕骨结节最高点及另一侧眉弓上缘回至 0 点,读出头围厘米数(图 2-8)。

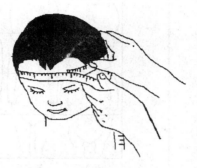

图 2-8 头围测量

5. 胸围 沿乳头下缘水平绕胸一周的长度称为胸围。

1) **增长规律** 出生时胸围平均为 32 cm,比头围小 1~2 cm。1 岁时胸围与头围大致相等,约 46 cm,1 岁以后胸围超过头围,1 岁后至 12 岁,胸围超过头围的厘米数约等于小儿岁数减 1。

2) **临床意义** 胸围反映胸廓、胸背肌肉、皮下脂肪及肺的发育程度。

3) **测量方法** 小儿取卧位或立位,两手自然平放或下垂,测量者将软尺 0 点固定于一侧乳头下缘(乳腺已发育的女孩,固定于胸骨中线第 4 肋间),将软尺紧贴皮肤,经背部两侧肩胛骨下缘回至 0 点,取平静呼吸气时的中间读数,或取吸气、呼气时的平均数。

6. 上臂围 沿肩峰与尺骨鹰嘴连线中点的水平绕上臂一周的长度称为上臂围。

1) **增长规律** 生后第一年内上臂围增长迅速,尤其前半年很快。1~5 岁间增长则相对缓慢。在测量体重、身高不方便的地区,可测量上臂围以普查年龄<5 岁小儿的营养状况。

2) **临床意义** 上臂围反映上臂骨骼、肌肉、皮下脂肪和皮肤的发育水平。常用以评估小儿营养状况。评估标准为:上臂围大于 13.5 cm 为营养良好;12.5~13.5 cm 为营养中等;小于 12.5 cm 为营养不良。

3) **测量方法** 小儿取立位、坐位或仰卧位,两手自然平放或下垂。软尺 0 点固定于肩峰与尺骨鹰嘴连线中点,沿该点水平紧贴皮肤绕上臂一周,回至 0 点,读数记录至 0.1 cm。

7. 囟门 小儿囟门分前囟和后囟。前囟为顶骨和额骨边缘形成的菱形间隙(图 2-9),后囟由顶骨与枕骨缝构成,呈三角形。

1) **增长规律** 出生时前囟 1.5~2.0 cm,6 个月开始逐渐变小,1~1.5 岁闭合。后囟于出生时很小或已闭合,最迟于生后 6～8 周闭合。颅骨缝出生时尚分离,于 3～4 个月时闭合。

2) **临床意义**　囟门的闭合反映颅骨骨化的程度。前囟早闭或过小见于小头畸形;晚闭或过大见于佝偻病、先天性甲状腺功能减低症或脑积水;前囟饱满常提示颅内压增高,多见于脑炎、脑膜炎、脑肿瘤、脑积水;前囟凹陷见于脱水或极度消瘦。

3) **测量方法**　测量菱形对边中点连线的长度(图 2-9)。

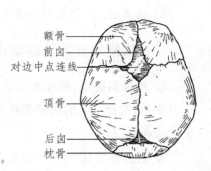

图 2-9　小儿囟门

8. 牙齿　人一生中有两副牙,即乳牙和恒牙。

1) **增长规律**　小儿 4～10 个月(平均 6 个月)开始萌出乳牙,12 个月尚未出牙为乳牙萌出延迟。2.5 岁时乳牙出齐,共 20 个。出牙顺序一般为从下到上、自前向后(图 2-10)。6 岁左右开始出恒牙即第一磨牙,7～8 岁开始,乳牙按萌出顺序逐个脱落换之以恒牙。12 岁左右出第二磨牙,18 岁以后出第三磨牙(智齿),但也有人终身不出此牙。恒牙一般 20～30 岁出齐,共 32 个。

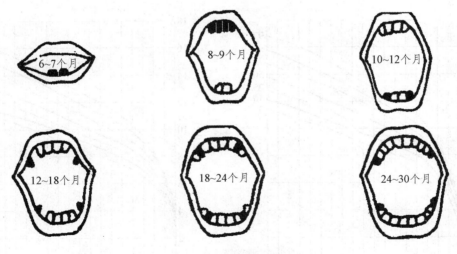

图 2-10　乳牙萌出顺序

2) **临床意义**　牙齿的发育与骨骼发育有一定的关系。出牙为生理现象,出牙时个别小儿可出现低热、流涎、睡眠不安、烦躁等反应。某些疾病如较严重的营养不良、佝偻病、甲状腺功能减低症、先天愚型等患儿出牙延迟,牙釉质变差。医护人员要定期进行小儿口腔保健,开展口腔卫生的健康教育。

3)估算公式　2岁以内乳牙数目＝月龄一(4～6)

二、体格发育评价的常用方法

1. 均值离差法(标准差法)　为最常见的统计学方法之一。以平均值加减标准差来表示。一般认为,被检小儿的测量值在平均值加减2个标准差(含95.4%的总体)的范围内,则是生长正常的小儿。

2. 百分位数法　将一组变量值按从小到大的顺序排列成100份,每份即代表一个百分位数。被检小儿的测量数值如在3～97百分位范围内(含95%的总体),则被视为正常。

3. 生长曲线图　是近年WHO向许多国家推荐的方法。将同性别、各年龄组某项体格生长指标(体重、身高等)制成正常曲线图,对个体儿童从出生至青春期进行全程动态监测,将连续的测量结果每月或每年标记于曲线图上进行比较,可看出小儿的生长趋势及生长速度为向下(下降)、向上(增长)和平坦(不增),了解该小儿目前所处发育水平,及时发现偏差,分析原因并给予干预(图2-11至图2-14)。

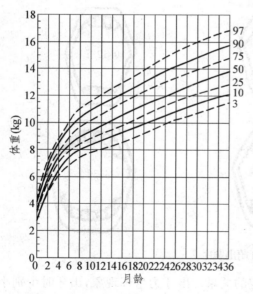

图2-11　2至3岁男童体重百分位图

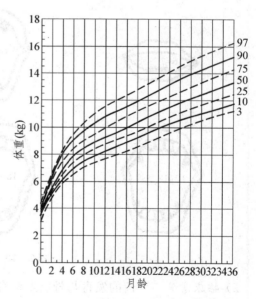

图2-12　2至4岁女童体重百分位图

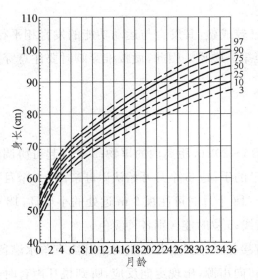

图 2-13 2 至 5 岁男童身高(长)百分位图

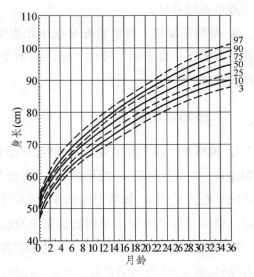

图 2-14 2 至 6 岁女童身高(长)百分位图

第三节 神经心理发育及评价

　　小儿的神经心理发育主要是指感知、运动、语言的发育以及记忆、思维、情感、性格等一些心理活动的发展。它直接关系到智力发育,是儿童健康成长的一个极其重要的方面。小儿的神经心理发育大量反映为日常的行为,因此也称为行为发育。

一、神经系统的发育

　　1. 脑的发育　小儿神经心理发育的基础是脑的发育。生后两年内,脑的发育是最快的。小儿出生时大脑在结构上已接近成人。出生时脑重 350～400 g,占体重的 1/8～1/9,约为成人脑重量的 25%,6 个月时已达 700～800 g,12 个月时达 800～900 g,2 岁时达 900～1 000 g,7 岁时脑重量已接近成人水平。小儿脑形态的发展,为其脑机能发育提供了物质基础,并促进了整个心理的发展。

　　出生后大脑皮质神经细胞的数目不再增加,脑重量的增加主要为神经细胞体积的增大、突触的数量及神经纤维长度的增加及神经的逐步形成,至 4 岁时神经纤维的髓鞘完全形成。婴儿期,由于大脑皮质发育尚不完善,皮质下中枢的兴奋性较高,神经髓鞘形成不全,当外界刺激通过神经传入大脑时,在皮质不易形成一个明确的兴奋灶,兴奋与刺激容易扩散。因此,小儿的神经活动不稳定,反应较迟缓,患病时(特别是高热或中毒时)容易发生烦躁、嗜睡、惊厥或昏迷等神经系统症状。

2. 脊髓的发育　脊髓的发育在小儿出生时已较成熟,其发育与运动功能的发育相平行。胎儿的脊髓下端位于第二腰椎下缘,4 岁时上升至第一腰椎。因此,做腰椎穿刺时要注意穿刺部位的选择。

二、感知觉的发育

1. 视感觉　新生儿的视觉不敏锐,只能看清 15～20 cm 距离内的事物;2 个月起可协调注视物体;3～4 个月时头、眼的协调较好,喜欢看自己的手;4～5 个月开始认识母亲;5～6 个月可以注视远距离的物体,如街上的汽车、行人等;12～18 个月时可注视 3 m 远处的小玩具,18 个月时已能区别各种形状;2 岁时能区别垂直线与横线;5 岁时能区别各种颜色。

2. 听感觉　听感觉发育与小儿的语言发育直接相关。新生儿出生时中耳内有羊水潴留,听力差;生后 3～7 日听觉良好;3～4 个月时头可转向声源,出现定向反应,听到悦耳声音时会微笑;6 个月时能区别父母的声音;7～9 个月时能确定声源,区别语气及言语的意义;1 岁时能听懂自己的名字;2 岁时可区别不同高低的声音;4 岁时听觉发育完善。

3. 味觉和嗅觉　新生儿味觉和嗅觉已发育成熟,能辨别酸、甜、苦、咸等味道,闻到乳香会寻找乳头,3～4 个月时能区别好闻与难闻的气味;4～5 个月的婴儿对食物的微小改变已很敏感,是味觉发育的关键期,此时应合理添加各类辅食,以适应多种不同味道的食物。

4. 皮肤感觉　皮肤感觉包括触觉、痛觉、温度觉和深感觉。新生儿触觉很灵敏,其敏感部位是眼、唇、口周、手掌及足底等,触之可有眨眼、张口、缩回手足等动作,而前臂、大腿、躯干部触觉则较迟钝;6 个月左右皮肤有定位能力。新生儿已有痛觉,但反应迟钝,2 个月后才逐渐完善。新生儿温度觉很灵敏,环境温度骤降时即啼哭,在温暖环境中则安静。2～3 岁时能通过皮肤与手眼协调一致的活动区分物体的大小、软硬和冷热等属性。5 岁时能辨别体积相同、重量不同的物体。

5. 知觉　知觉主要有物体知觉、空间知觉、时间知觉和运动知觉等。小儿在 6 个月以前,主要是通过感觉认识事物,6 个月后,通过看、咬、摸、闻、敲击等活动,对物体的形状、大小、质地及颜色等产生初步的综合性知觉。1 岁小儿开始有空间和时间知觉;3 岁能辨上下;4 岁能辨前、后;5 岁能辨左、右。4～5 岁时有早上、晚上、白天、明天、昨天的时间概念;5～6 岁时能区别前天、后天、大后天;一般 10 岁时能掌握秒、分、时、月、年等概念。

三、运动功能的发育

运动功能发育是视、听、感知及情感发育的综合反应,可分为大运动和细运动两大类。大运动包括颈肌和腰肌的平衡性活动,细运动指手的精细捏弄动作。

小儿动作发育遵循一定规律:①由上到下(如先会抬头,后会坐、站立);②由近到远(如先会抬肩、伸臂,后会手指动作的控制能力);③由不协调到协调;④由粗动作到细动作(如先会全掌握持物品,后会手指端捏取);⑤先有正向动作后有反向动作(如先抓后放,先向前走,后倒退走)。

1. 大运动发育

1) **抬头** 新生儿俯卧位时能抬头 1～2 秒,3 个月时抬头较稳,4 个月时抬头很稳并能自由转动。

2) **翻身** 婴儿 5 个月时能从仰卧位翻至俯卧位,6 个月时能从俯卧位翻至仰卧位。

3) **坐** 婴儿 6 个月时能双手向前撑住独坐,8 个月时能坐稳并能左、右转身。

4) **爬** 婴儿 7～8 个月时已能用手支撑胸腹,使上身离开床面或桌面,有时能在原地转动身体;8～9 个月时可用上肢向前爬;12 个月左右爬时可手、膝并用;18 个月时可爬上台阶。

5) **站、走、跳** 婴儿 5～6 个月扶立时双下肢可负重,并上、下跳动;9 个月时可扶物站立;11 个月时可独自站立片刻;15 个月可独自走稳;18 个月时能跑及倒退行走;2 岁时能双足跳;3 岁时能双足交替上下楼梯。

大运动发展的过程可归纳为"二抬四翻六会坐,七滚八爬周会走"(数字代表月龄,"周"表示周岁)。

2. 细运动发育 新生儿两手握拳不易松开,婴儿 3～4 个月时可自行玩手,开始有意识地用双手取物;6～7 个月时能用单手抓物,出现换手及捏、敲等探索性动作;9～10 个月时可用拇指、示指取物;12～15 个月时学会用匙,乱涂画;18 个月时能叠 2～3 块方积木;2 岁时可逐页翻书;3 岁时在成人的帮助下会穿衣服,能画圆圈及直线;4 岁时能独自穿、脱简单的衣服。

四、语言的发育

语言是表达思维、观念等心理过程,与智能有直接关系。小儿语言的发育除受语言中枢控制外,还需要正常的听觉和发音器官,同时,周围人群经常与儿童的语言交流是促进言语发育的重要条件。语言发育经过发音、理解和表达三个阶段。

1. 发音阶段 新生儿已会哭叫,婴儿 2 个月能发喉音,3 个月能发"啊"、"伊"、"呜"等元音,6 个月时能发辅音,7～8 个月能发"爸爸、妈妈"等语音,10 个月时有意识叫"爸爸、妈妈"。

2. 理解阶段 婴儿在发音过程中逐渐理解言语,通过视觉、触觉与听觉的联系,逐步理解一些日常用品,如"奶瓶、电灯"等物品。

3. 语言表达阶段 在理解基础上,小儿学会表达语言。1 岁开始会说单词,以后可组成句子;先会用名词,后会用代词、动词、形容词、介词等;从讲简单句发展为复杂句。

语言的发育对小儿神经、心理的发展起着重要作用。应有目的地对小儿进行语言训练,提供适合语言发展的环境,鼓励家长与小儿进行交流,以促进小儿的语言发育。小儿动作、语言、适应性能力的发育过程见表2-1。

表 2-1　　　　　　　　　　小儿动作、语言和适应性能力的发育过程

年 龄	粗 细 动 作	语 言	适应周围人物的能力与行为
新生儿	无规律,不协调动作,紧握拳	能哭叫	铃声使全身活动减少
2个月	直立位及俯卧位时能抬头	发出和谐的喉音	能微笑,有面部表情,眼随物转动
3个月	仰卧位时转为侧卧位,用手摸东西	咿呀发音	头可随看到的物品或听到的声音转动180°,注意自己的手
4个月	扶着髋部时能坐,或在俯卧位时用两手支持抬起胸部,手能握持玩具	笑出声	抓面前物体,自己玩手,见食物表示喜悦。较有意识地哭和笑
5个月	扶腋下能站得直,两手能各握玩具	能喃喃地发出单调音节	伸手取物,能辨别人声,望镜中人笑
6个月	能独坐一会儿,用手摇玩具	发"b、n"等辅音	能辨别熟人和陌生人,自拉衣服,自握玩具玩
7个月	会翻身,自己独坐很久,将玩具从一手换到另一手	能发出"爸爸""妈妈"等语音,但无意识	能听懂自己的名字,自握饼干吃
8个月	会爬,会自己坐起来和躺下去,会扶栏杆站起来,会拍手	能重复大人所发简单音节	注意观察大人的行为,开始认识物体,两手会传递玩具
9个月	试着独站,会从抽屉中取出玩具	能懂几个较复杂的词句,如"再见"等	看到熟人会手伸出来要人抱,能与人合作游戏
10~11个月	能独站片刻,扶椅或推车能走几步,能用拇、示指对指拿东西	开始用单词,能用一个单词表示很多意义	能模仿成人的动作,招手说"再见",抱奶瓶自食
12个月	能独走,弯腰拾东西,会将圆圈套在木棍上	能说出物品的名字,如灯、碗等,指出自己的手、眼等主要部位	对人和事物有喜憎之分,穿衣能合作,自己用杯喝水
15个月	走得好,能蹲着玩,能叠一块方木	能说出几个词和自己的名字	能表示同意或不同意
18个月	能爬台阶,有目标地扔皮球	能认识并指出自己身体的各个部位	会表示大、小便,懂命令,会自己进食
2岁	能双脚跳,手的动作更准确,会用勺子吃饭	能说出2~3个字构成的句子	能完成简单的动作,如拾起地上的物品,能表达懂、喜、怒、怕

续 表

年 龄	粗细动作	语 言	适应周围人物的能力与行为
3 岁	能跑,会骑三轮车,会洗手、洗脸,穿、脱简单衣服	能说短歌谣,数几个数	能认识画上的东西,认识男女,自称"我",表现自尊心、同情心,怕羞
4 岁	能爬梯子,会穿鞋	能唱歌	能画人像,初步思考问题,记忆力强,好发问
5 岁	能单腿跳,会系鞋带	开始识字	能分辨颜色,数 10 个数,知道物品用途及性能
6~7 岁	参加简单劳动,如扫地、擦桌子、剪纸、泥塑、结绳等	能讲故事,开始写字	能数几十个数,可简单加、减运算,喜欢独立自主,形成性格

五、心理活动的发展

心理的发展过程是人对客观现实的反映活动的不断扩大、改善和充实的过程。人的心理活动包括感觉、记忆、思维、想象、情绪、性格等方面。小儿出生时不具有心理现象,当形成条件反射时即标志着心理活动的开始发育,且随年龄增长而逐步发展。

1. 注意的发展 注意是人的心理活动对一定事物的指向和集中,是认知过程的开始。注意可分有意注意和无意注意,前者为自然发生的,不需要任何努力;后者为自觉的、有目的行为。新生儿已有非条件性的定向反射,如大声说话能使其停止活动。婴儿以无意注意为主,3个月开始能短暂地集中注意人脸和声音,强烈的刺激能成为小儿无意注意的对象。随年龄增长、活动范围扩大及动作语言的发育,小儿逐渐出现有意注意,但幼儿时期注意的稳定性差,易分散和转移;5~6 岁后小儿才能很好地控制自己的注意力;11~12 岁后儿童注意力集中性和稳定性提高,注意的范围也不断扩大。

2. 记忆的发展 记忆是一个复杂的心理活动过程。包括识记、保持和回忆。回忆又可分再认和重现。5~6 个月婴儿虽能再认母亲,但直到 1 岁后才有重现。婴幼儿时期的记忆特点是以机械记忆为主,记忆的时间短、内容少,精确性差,较易记忆带有欢乐、愤怒、恐惧等情绪的事情;学龄前儿童对有兴趣并能激起强烈情绪体验的事物较易记忆且保持持久;学龄期儿童的有意记忆能力增强,记忆的内容拓宽,复杂性增加。

3. 思维的发展 思维是人应用理解、记忆和综合分析能力来认识事物的本质和掌握其发展规律的一种精神活动,是心理活动的高级形式。1 岁以后的小儿开始产生思维。婴幼儿的思维为知觉活动思维,如拿着玩具汽车边推边说"汽车来了",当玩具汽车被拿走时,游戏活动则停止。学龄前儿童则以具体现象思维为主;学龄儿童逐渐学会了综合、分析、分类、比较等抽象思维方法,使思维具有目的性、灵活性和判断性,独立思考的能力有了进一步的提高。

4. 想象的发展 想象是人在感知客观事物后,在大脑中创造出以往未遇到过或将来可能实现的事物形象的思维活动。常常通过讲述、画图、写作、唱歌等表达出来。新生儿无想象能力;1~2岁仅有想象萌芽;3岁后想象内容逐渐增多;学龄前儿童想象力有所发展,但想象的主题易变;学龄儿童有意现象和创造性想象迅速发展。

5. 情绪、情感的发展 情绪是活动时的兴奋心理状态,是人们对事物情景或观念所产生的主观体验和表达。新生儿因不适应宫外环境,常表现为不安、啼哭等消极情绪,而抚摸、搂抱、哺乳等则可使其情绪愉快;6个月后能辨认亲人,易产生对亲人的依恋及分离性焦虑情绪,9~12个月时依恋达高峰。婴幼儿情绪表现特点为时间短暂,反应强烈,易变化,易冲动,外显而真实。随年龄增长和与周围人交往的增加,小儿逐渐能有意识地控制自己的情绪,情绪反应渐趋稳定,情感也日益分化,产生信任感、安全感、荣誉感、责任感和道德感。

6. 意志的发展 意志是自觉地、有目的地调节自己的行为,克服困难以达到预期目的或完成任务的心理过程。新生儿无意志,随着年龄的增长,语言、思维能力的不断提高,社会交往的增多,在成人教育的影响下,小儿的意志逐步形成和发展。在日常生活、游戏和学习过程中,应注意培养小儿的"自觉、坚持、果断、自制"等积极意志品质,增强其自制能力、责任感和独立性。

7. 性格的发展 性格是个体在客观现实中形成的稳定态度和习惯化了的行为方式。性格是重要的个性心理特征,由于每个人都有特定的生活环境和自己的心理特点,因此表现在兴趣、能力、性格、气质等方面的个性各不相同。婴儿期由于一切需要均依赖成人,逐渐建立对亲人的依赖性和信赖感。幼儿时期小儿已能独立行走,说出自己的需要,自我控制大小便,故有一定自主感,但又未脱离对亲人的依赖,常出现违拗言行与依赖行为交替现象。学龄前期小儿生活基本能自理,主动性增强,但主动行为失败时易出现失望和内疚。学龄期小儿开始正规学习生活,重视自己勤奋学习的成就,如不能发现自己学习潜力将产生自卑。青春期少年体格生长和性发育开始成熟,社交增多,心理适应能力加强但容易波动,在感情问题、伙伴问题、职业选择、道德评价和人生观等问题上,如处理不当易发生性格变化。

六、神经心理发育的评价

小儿神经心理发育的水平表现在感知、运动、语言和心理过程等各种能力及性格方面,对这些能力和特征的检查称为心理测验。测验的方法是通过被试者回答问题或完成某些作业,来揭示被试者的某些心理状态。心理测试只能检测出小儿在生长发育过程中神经心理发育障碍的程度,而无诊断疾病的作用,不能替代其他临床学科的检查。目前国内外采用的心理测验方法主要有筛查性测验和诊断性测验两种。

1. 筛查性测验

1) 丹佛发育筛查测验(DDST)　DDST筛查测验是测量小儿心理发育最常用的方法,主要用于6岁以下小儿发育筛查,实际应用时对4.5岁以下的小儿较为适用。共104个项目(原著有105项),各以横条代表,分布于个人-社会、精细动作-适应性、语言、大运动4个能区,检查时逐项检测并评定其及格或失败,最后评定结果为正常、可疑、异常、无法判断。对可疑或异常者应进一步作诊断性测验。

2) 图片词汇测验(PPVT)　适用于4~9岁小儿。共有120张图片,每张有黑白线条画四幅。检查时测试者讲一个词汇,要求小儿指出其中相应的一幅画。该法可测试小儿听觉、视觉、知识、推理、综合分析、语言词汇、注意力、记忆力等,方法简便,测试时间短,尤其适用于语言或运动障碍者。

3) 绘人测验　要求小儿根据自己的想象在一张白纸上用铅笔画一全身正面人像,然后根据人像身体部位、各部比例和表达方式的合理性等进行评分,方法简便,10~15分钟可完成,不需语言交往,可运用于各种不同的语言。本测验能反映被试者的视觉、听觉、动作协调、观察思维、理解记忆、空间能力、运筹、认知发育等方面的情况。适用于5~9.5岁的儿童,一般10~15分钟内完成。

2. 诊断性测验

1) 贝莉婴儿发育量表　适用于2~30个月的婴幼儿。包括精神发育量表(163项)、运动量表(81项)和婴儿行为记录(24项),顺利完成测试需45~60分钟。精神发育量表测试小儿感知、记忆、学习、语言等能力;运动量表测试小儿控制自己身体的程度、大肌肉协调和手指精细动作;行为记录包括小儿情绪、社会性行为、注意力、坚持性、目的性等性格特点。其结果分别得出精神发育指数和运动发育指数。

2) 盖瑟尔发育量表　适用于4周至3岁的婴幼儿,对大运动、精细动作、个人-社会、语言能力及适应性行为5个方面进行测试,测得结果以发育商数(DQ)表示。每次检查约需60分钟。

3. 斯坦福-比奈智能量表　适用于2.5~18岁的小儿及青少年,测试内容包括幼儿的具体智能如感知、认知和记忆,以及年长儿的抽象智能如思维、逻辑、数量和词汇等,用以评价小儿学习能力和对智能迟滞者进行诊断及程度分类,结果以智商(IQ)表示。年幼者测试时间为30~40分钟,年长儿约需1.5小时。

4. 韦茨勒学前及初小儿童智能量表(WPPSI)　适用于4~6.5岁小儿,测试内容包括词语类及操作类两大部分,得分综合后可提示小儿的全面智力水平,客观反映学前儿童的智能水平。每次测试需 40～50 分钟。

5. 韦茨勒儿童智能量表修订版(WISC‐R)   适用于 6～16 岁小儿,内容与评分方法同 WPPSI。每次测试需 1～1.5 小时。

第四节 生长发育中的常见问题

一、体格生长偏移

1. 低体重   小儿体重低于同年龄、同性别正常小儿体重平均数减 2 个标准差(或第 3 百分位)。常见原因有喂养不当、偏食挑食、神经心理压抑等。干预原则是积极治疗原发病,去除有关心理因素,培养良好的饮食习惯,补充营养物质。

2. 矮身材   小儿身高(长)低于同年龄、同性别正常小儿身高平均数减 2 个标准差(或第 3 百分位)。原因有遗传、喂养不当、疾病等。在纵向生长检测中必须随访身高,及早发现矮身材,分析原因早期干预。

3. 消瘦   小儿体重低于同性别、同身高正常小儿体重平均数减 2 个标准差(或第 3 百分位)。原因与低体重大致相同。

4. 体重过重   小儿体重超过同年龄、同性别正常小儿体重平均数加 2 个标准差(或第 97 百分位)。原因有营养素摄入过多、活动量减少等。干预原则是减少热能性食物的摄入和增加机体对能量的消耗。

二、心理行为异常

1. 屏气发作   为呼吸运动暂停的一种异常行为,多见于 6～18 月的婴幼儿,常在发怒、恐惧、悲伤、剧痛、剧烈叫喊等情绪急剧变化时出现。表现为过度换气,哭喊时屏气;因脑血管扩张、缺氧,出现昏厥、意识丧失、口唇发绀、躯干及四肢挺直,甚至四肢抽动,持续 0.5～1 分钟后呼吸恢复,症状缓解,口唇返红,全身肌肉松弛而入睡。一日可发作数次。这种婴幼儿性格多暴躁、任性、好发脾气。因此,应耐心说服解释,尽量不让孩子有哭闹、发脾气的机会,避免粗暴打骂。

2. 吮拇指、咬指甲癖   3～4 个月后的婴儿生理上有吸吮要求,常自吮手指尤其是拇指以安定自己,这种行为多在寂寞、饥饿,疲乏和睡前出现,多随年龄增长而消失。有时在小儿心理需要得不到满足如精神紧张、恐惧、焦虑,或未获得父母充分的爱,又缺少玩具、音乐、图片等视听觉刺激时,便吮指或咬指甲自娱,渐成习惯。长期吸吮手指可影响牙齿、牙龈及下颌发育,致下颌前突、齿列不齐,妨碍咀嚼。学龄前期和学龄期小儿还有咬指甲癖,与情绪紧张、心理需求得不到满足有关。因此,应多关爱这类孩子,消除其孤单、抑郁心理,鼓励小儿建立改正坏习惯的信心,大多数孩子入学后受同学影响会自然放弃此不良习惯。

3. 儿童擦腿综合征 这是小儿通过摩擦动作引起兴奋的一种运动行为障碍,亦称习惯性会阴部摩擦动作,女孩与幼儿多见。发作时小儿两腿伸直交叉夹紧,手握拳或抓住东西使劲,有时依床角、墙角或骑跨栏杆进行,多在入睡前、睡醒后或在独自玩耍时发生,大多因外阴局部受刺激反复发作渐成习惯。因此,要注意会阴部的清洁卫生,尽早穿封裆裤,衣裤、被褥不宜太厚、太紧;合理安排小儿睡前与醒后的活动。鼓励小儿参加各种游戏,使其生活轻松愉快,随年龄增长此习惯动作逐渐自行缓解。

4. 遗尿症 正常小儿在2～3岁时已能控制排尿,若5岁后仍发生不随意排尿即为遗尿症。大多数遗尿发生在夜间熟睡时称夜间遗尿症。遗尿症可分为原发性和继发性两类:原发性遗尿症多因控制排尿的能力迟滞所致,无器质性病变。健康欠佳、劳累、过度兴奋、紧张、情绪波动时可使症状加重,有时症状自动减轻或消失,亦可复发。部分患儿持续遗尿至青春期,往往造成严重心理负担,影响正常生活和学习;继发性遗尿症大多由于全身性疾病或泌尿系统疾病如糖尿病、尿崩症等引起,其他如智力低下、神经精神创伤、泌尿道畸形、感染,尤其是膀胱炎、尿道炎、会阴部炎症、蛲虫刺激等也可引起继发性遗尿现象。继发性遗尿症在处理原发疾病后症状即可消失。因此,应帮助小儿树立信心,避免加重小儿心理负担,合理安排小儿的生活并坚持排尿训练。

5. 学习困难 临床上常把由于各种原因如智力低下、多动、情绪和行为问题等所引起的学业失败统称学习困难,或称学习障碍。学习障碍属特殊发育障碍,是由于儿童在精神心理发育过程中某种心理功能发生障碍,如认识、理解、记忆、语言、动作、阅读、书写、表达、计算等能力有明显困难,使学习成绩明显落后。小学2～3年级为发病高峰,男孩多于女孩。可表现为学习能力的偏异,如操作、理解和语言表达能力差;听觉辨别能力弱,分不清近似音,交流困难。眼手协调运动障碍;知觉转换和视觉-空间知觉障碍,辨别形状能力不够。其原因有先天遗传因素、产伤、窒息、大脑发育不全和周围环境缺乏有利刺激或心理问题等造成。但小儿不一定智力低下。因此,应分析其原因,加强教育训练,进行重点矫治,同时还须取得家长的理解和配合。

6. 攻击性行为 有些小儿在游戏时会表现出攻击性行为,他们屡次咬、抓或打伤别人。出现攻击性行为的原因较复杂,可受成人行为的影响;或遭受挫折如生病住院,通过伤害兄弟姊妹或其他小朋友以获得父母或老师的关注。因此,应引导并教育孩子学会控制自己;应理解并尊重孩子,帮助孩子使用适当的社会能接受的方式发泄情绪,并帮助他们获得团体的认同。

7. 破坏性行为　小儿因好奇、取乐、显示自己的能力或精力旺盛,无意中破坏东西;有的小儿则由于无法控制自己的愤怒、嫉妒或无助的情绪而采取破坏行动。对这类孩子应仔细分析原因,给予正确引导,避免斥责和体罚。

（欧少玲）

思考题

1. 护理病例:男婴,营养发育良好,能坐,会用手摇玩具,能认识熟人和陌生人。体重 7.2 kg,身长 65 cm,头围 44 cm,出乳牙 2 颗。请推测该男婴的可能年龄是多少?

2. 护理病例:女孩,2 岁,体重 12.5 kg,身高 83 cm,头围 48 cm,胸围 49 cm,能双脚跳,能说出 2～3 个字构成的句子。请判断该小儿的发育是否正常?

3. 小儿生长发育有哪些规律?

4. 如何监测与评价小儿的体格生长?

第三章　儿 童 保 健

　　儿童保健(child health care)主要研究儿童各年龄期生长发育的规律及其影响因素,根据各年龄期小儿具有的解剖生理和生长发育特点,有重点地采取保健措施,加强有利条件,防止不利因素,促进和保证儿童健康成长。儿童保健的主要服务对象是0～7岁儿童,重点是0～3岁婴幼儿。

第一节　各年龄期小儿的保健重点

一、新生儿期保健

　　新生儿期特点:各脏器功能发育不完善,生活能力低下;发病率高,死亡率高。尤其是生后1周内的新生儿发病率与死亡率极高,故新生儿保健是儿童保健的重点。

　　新生儿期保健重点:注意保暖;细心喂哺;预防感染;做好新生儿访视工作。

　　1. 提供适宜的环境温度　　由于体温调节和解剖方面的特点,新生儿的体温易受外界气温影响,尤其是低体重儿和早产儿。所以,为新生儿创建一个适宜的环境温度或中性温度非常重要。

　　中性温度(neutral temperature)又称适中温度,是指能维持新生儿正常体温,使机体耗氧量最少、新陈代谢最低、蒸发散热也少的一种适宜的环境温度。

　　新生儿居室应安置在阳光充足、空气流通的朝南居室。备有空调及空气净化装置。足月新生儿室内温度应保持在22℃～24℃,湿度在55%～65%为宜。新生儿尤其低体重儿在寒冷季节更应注意保暖。

　　家庭中常用的保暖方法还有暖气、电热取暖器和"蜡烛包"、新生儿睡袋、母亲怀抱、热水袋等。有些地区让婴儿睡在母亲胸前贴身的布袋中,利用母亲的体温为新生儿保暖,又称"袋鼠保暖法",很适合于早产儿的家庭保暖。"蜡烛包"保暖是我国民间传统的保暖方法,这种方法存在的缺陷是包裹过紧,限制了新生儿手足活动,使产热减少,不利于保暖。

必要时,医疗保健机构可采用新生儿恒温培养箱保暖。

2. 细心喂哺 提倡母乳喂养,及早开奶、按需哺乳。新生儿断脐后即可吮吸母亲双侧乳房,吮吸刺激可使母乳分泌提早。目前,提倡的产后母婴同室制度是保证母乳喂养的一项重要措施。母乳哺喂可按新生儿需要,不必定时。哺乳后新生儿安静入睡、大小便正常、体重增长正常是母乳充足的表现。如确系乳汁不足或无法进行母乳喂养者,应指导采取混合喂养与科学的人工喂养方法,首选配方奶粉。足月新生儿2周后应补充维生素 D 400 IU/d。

3. 加强护理,预防感染 新生儿免疫功能弱,皮肤、黏膜娇嫩,脐带未脱落前又是一个感染的门户,故预防感染十分重要。护理重点:注意脐部、皮肤、口腔黏膜护理;保持居室空气清新;用具煮沸消毒;防止护理人员交叉感染;指导卡介苗和乙肝疫苗的及时接种。

新生儿应每日洗澡,保持皮肤清洁。脐带未脱落前采用擦浴法,脐带脱落后采用盆浴法。新生儿的衣服宜选用柔软的棉布制作,包裹应宽松,使新生儿手足能活动。及时更换尿布,尿布应取材于柔软、吸水性好的棉布,每次大便后要用温水清洗臀部,预防尿布皮炎(红臀)的发生。新生儿脐带未脱落前要保持脐部清洁干燥,防止弄湿和污染脐带包布。脐带脱落后仍要无菌包扎3～4天。如果脐底有渗液、脐周发红是脐部感染的征象,要及时处理。

新生儿"马牙"、"上皮珠"、"乳房增大"、新生儿红斑、粟粒疹等不需要特别处理。

4. 新生儿访视 在新生儿期内,医务人员应根据新生儿的生理特点进行家庭访视3～4次。即生后1～2天的初访,生后5～7天的周访,生后10～14天半月访和生后27～28天的月访。每次访视应有重点,根据新生儿和家庭、家长的具体情况进行有针对性的指导。对于有异常情况的新生儿要及时、正确诊断,作出决策(转院或家庭处理),并作详细记录。

二、婴儿期保健

婴儿期特点:生长发育最快;营养需求高;消化道功能发育不成熟,易患各种营养障碍性疾病和消化紊乱性疾病;易感染。

婴儿期保健重点:合理喂养,预防营养障碍与消化紊乱性疾病;增强体质,预防感染;促进情感、感知觉、语言、运动发育;定期健康检查,做好生长发育监测。

1. 合理喂养,预防营养障碍与消化紊乱性疾病 婴儿期是一生中体格发育速度最快的时期,此时期对营养的需要量高,食物逐渐由流质转变为半固体、固体,并有一个断奶过渡时间。但此期小儿的胃肠道消化、吸收功能尚未完全发育成熟,出生时铁贮备在生后4～6个月耗竭,所以,容易发生佝偻病、缺铁性贫血、营养不良等营养障碍性疾病和腹泻。此期应提供合理、科学的喂养方法、合理的断乳方法、合理的添加辅食方法,是预防上述疾病的关键。

2. 增强体质,预防感染　此期婴儿在6个月后从母体中获得的天然被动免疫逐渐消失,自身后天获得的免疫力开始增长,但仍很弱,因此易患感染性疾病。所以,婴儿期的感染性疾病的发病率和死亡率仍较高。此期的护理应通过坚持空气浴、日光浴、水浴和被动婴儿操锻炼,合理地安排日常生活制度(见表3-1)、保证充足的睡眠等来增强婴儿体质,同时指导完成1岁以内的计划免疫实施,从而预防感染性疾病的发生(参阅本章第三节"传染病管理与计划免疫")。

表3-1　　　　　　　　　　　7岁以内小儿一天生活活动时间分配

年　龄	活动时间安排 (h)	白天睡眠次数	白天睡眠持续时间 (h/次)	夜间睡眠时间 (h)	总计睡眠时间 (h/d)
2个月～	1～1.5	4	1.5～2	10～11	17～18
3个月～	1.5～2	3	2～2.5	10	17～18
6个月～	2～3	2～3	2～2.5	10	17～18
1岁～	3～4	2	1.5～2	10	17～18
1.5岁～	4～5	2	2～2.5	10	17～18
3～7岁	5～6	1	2～2.5	10	17～18

3. 促进情感、感知觉、语言、运动发育　婴儿期是感知觉、行为发育的快速期,也是情感、言语发育的关键期,其发展有赖于良好的条件刺激和合理的训练。应该根据婴儿神经精神的发育规律,结合日常生活照料,有计划、有目的地进行教养训练,如可通过对婴儿抚触、哺喂、怀抱、逗引等方法建立和增进母婴感情,按月龄结合婴儿能力训练,从而促进感知觉、行为发育,提高婴儿神经心理的发育水平(参阅本章第二节"体格锻炼及游戏发展")。

4. 定期健康检查,做好生长发育监测

1) **生长发育监测**(growth monitoring)　是一种适合于家庭和基层儿童保健人员使用的婴幼儿保健措施。它是利用一张绘有0～2岁正常儿童体重曲线的生长发育监测卡,基层儿保人员定期为小儿称量体重,把历次的体重值标记在监测卡上,观察儿童的体重曲线的增长趋向,从而判断儿童的营养状况,使家长和卫生保健人员在生长监测过程中早期发现儿童营养状况的异常,早期采取干预措施,达到预防营养不良、增强儿童体质的目的。生长发育监测方法:定期测量体重,一般是生后6个月内每个月测1次,6～12个月每2个月测1次,1～2岁每3个月测1次。

2) **定期健康检查**　根据婴幼儿生长发育的特点,实行儿童定期体格检查,可以系统地了解生长发育和健康状况,早期发现发育缺陷和疾病,早期进行矫正和治疗。定期体格检查的时间和次数应根据小儿生长发育的规律执行,体格检查时间为:1岁以内的婴儿在3、6、9、12个月时各检查1次,共4次;1～2岁小儿每半年检查1次,每年2次;3～6岁小儿每年检查1次。这种定期检查简称"四二一"体检。

三、幼儿期保健

幼儿期特点:中枢神经系统发育加快;体格发育减慢;饮食发生改变(断奶);易感染。

幼儿期保健重点:适合该年龄的早期教育(生活习惯与能力、语言、性格、社交);注意断奶后的合理喂养;继续做好定期健康检查,预防感染性疾病。

此期小儿的神经系统发育迅速,体格发育相对第一年减慢,是个性形成,语言表达的关键时期,尤其是自我意识的形成,出现第一个心里违拗期。由于感知能力与自我意识的发展,使幼儿能主动观察、认知、进行社交活动,对周围环境产生好奇,乐于模仿。但也易被成人过分呵护而抑制其独立能力的发展。故需要在良好的教育环境下才能得到发展。

1. 适合该年龄的早期教育

1) 促进幼儿语言发育、培养良好的情绪与个性 该时期应重视与幼儿的语言交流,吐字要清晰,节奏要缓慢、语言要规范。要认真听幼儿说话,试图理解幼儿的语言,这样可以激发幼儿说话的积极性。鼓励幼儿与人对话,指导幼儿使用正确的语言与人交流。也可通过游戏、讲故事、亲子活动等方式学习语言,学习社会交往能力,增加爱抚和情感交流机会,使幼儿保持良好的情绪,促进身心的健康发展。

2) 培养自我生活能力 安排规律的生活方式,培养幼儿良好的生活习惯,如睡眠、进食、大小便、卫生习惯。

(1)**睡眠习惯** ①训练定时而有规律的主动入睡习惯;②逐步养成正确的睡眠姿势及独立睡眠的能力;③幼儿睡前(0.5～1小时)避免剧烈活动,不宜过度兴奋;居室安静,温度适宜,空气清新,光线柔和;④宜用木板床,被褥柔软舒适;⑤不要蒙着被睡,或抱着、拍打着、摇晃着睡,或口含着乳或吮着手指入睡。

(2)**饮食习惯** ①培养对食物的兴趣,做好餐前准备,如洗手、系围嘴、固定坐位,引起对进食的注意;②营造良好的进餐氛围,适时地鼓励,不要在进餐时责怪和打骂孩子;③逐步养成独立进食的能力,不要边玩耍边喂食;④做到饮食定时、定量、不偏食、不挑食,少吃零食,特别是不要在进餐前吃零食,以免影响正餐进食;⑤尊重孩子对食物的爱好和兴趣,不强迫、哄骗幼儿进食。

(3)**大小便习惯** 养成主动坐盆、不随地大小便的习惯,小儿于1岁左右即能主动表示要大、小便。生活中利用条件反射的方法,如6～8个月时可训练定时在固定地方坐盆,形成时间性条件反射,同时再配以一定的声音,以强化条件反射。坐盆时要注意时间不宜过长,通常为5～10分钟,要求小儿坐盆时不吃东西或玩耍。在训练中家长应注意多采用赞赏和鼓励的方法。

(4)**卫生习惯** 通过洗漱训练,教育小儿养成良好的卫生习惯,如饭后漱口,饭前、便后洗手,睡前洗脸、洗脚等清洁卫生习惯。不随地捡脏东西、不吸吮手指、不咬衣巾。小儿在3岁时可以在父母的指导下正确地自己刷牙。

3)注意安全教育、消除安全隐患 此期小儿已经具备独立的活动能力,且凡事都喜欢探究竟,故易发生意外的事故。应注意异物的吸入、烫伤、跌伤的预防与教育。同时给小儿营造舒适、安全的活动环境、消除安全隐患。

2. 注意断奶后的合理喂养 此期小儿乳牙逐渐长齐,断奶后饮食逐步变为普通饮食。仍应注意供给足够的能量和优质蛋白。食物应细、烂、软、碎。烹调应多样化,注意色、香、味。

四、学龄前儿童的保健

学龄前期儿童特点:智力发育加快,是性格形成的关键时期;抗病能力增强,但变态反应性疾病发病增加。

学龄前期儿童保健重点:加强学前教育;预防意外事故的发生。

1. 加强学前教育,培养良好的品德和性格 该期小儿中枢神经系统功能已趋成熟,动作协调,精细动作发育也逐渐成熟,有较大的自由活动和模仿能力,好奇心强。经常提出"是什么?""为什么?""怎么变出来的?"等问题,对于儿童的好奇心应该给以满足和诱导,帮助儿童想象力、思考力的发展。此期儿童一般以自我为中心,情绪波动较大,爱发脾气,容易形成任性、娇纵的坏习惯。成人要耐心教育,循循诱导,在儿童性格形成的初期就给以明确的是非观念的教育,以培养良好的品德和性格。

2. 简单文化科学知识学习 此期儿童的记忆基本上是无意识的、散漫的,其特点是在不知不觉中记住他们感兴趣的东西,相反,家长花费很大气力去教的东西不一定能记住。到5～6岁时开始有意识记忆,可以学习认字、算术,为进入小学打下基础。因此,对学龄前儿童记忆和思维的训练要注意结合日常生活和观察进行,多利用图画、橡皮泥、积木等游戏进行训练,以提高兴趣,而简单的、强制性的记忆(如背诵诗歌等)并不恰当。

3. 预防意外事故的发生 学龄前儿童独立活动大、好奇心强,意外事故发生率高,常引起伤残或死亡,不论是家庭还是托幼机构都应把预防意外事故的宣传教育和防范措施当作大事来抓。重在教育和防范。家庭和幼儿园要经常检查玩具、家具是否坚固,刀剪、火柴、电器插座、药品等要使小儿不易拿到,农村要防止农药中毒。

五、学龄期儿童的保健

学龄期儿童的特点:除生殖系统外其他系统发育接近成人;乳牙开始更换恒牙。
学龄期儿童的保健重点:注意营养、保护视力、预防龋齿;促进德、智、体全面发展。

该期小儿除生殖系统外,各系统的功能发育已渐接近成人,此期小儿已能对自己的欲望和情感进行自我克制,分析和综合能力加强,能进行复杂的联想、推理、概括、归纳等抽象思维活动,通过系统学习知识,词汇大量增加,理解力、注意力和记忆力变得更有意识。情绪渐趋稳定,意志力增强,自觉性开始发展,不再是幼时那种"以我为中心",但还保持着好动、好问的倾向。他们开始关心周围世界,有了一批同性别的小伙伴,喜欢集体活动,从中培养了初步的社交能力。因此,学龄期是培养和巩固良好的心理、行为和道德品质的大好时期,也是获取知识的关键时期。

6岁儿童恒牙开始萌出,渐与乳牙交换。换牙期间常常出现暂时性的牙排列不齐,容易嵌塞食物、刺伤牙龈而发炎。4～8岁是儿童龋齿的高发时期,应注意龋齿的防治。学龄儿童的脑力和体力消耗多,营养需要量也大,骨骼还处于生长发育过程中,应保证足够的营养摄入,培养良好的学习习惯,养成正确的坐、立、行和读书、写字的姿势,预防脊柱异常弯曲等畸形发生。要注意用眼卫生,预防近视。

六、青春期保健

青春期特点:生殖系统迅速发育;体格生长骤快,出现第二性征。

青春期保健重点:注意青春期的营养;正确的性教育。

青春期是从童年过渡到成人的阶段,又是生长发育的第二个高峰时期。特征表现为一系列的形态、生理、生化、内分泌及心理、智力、行为上的突变。身体各系统也经历着一个巨大的变化,尤其是生殖系统,出现了第二性征。由于此期体格发育迅速,运动量大,脑力劳动和体力运动消耗大,必须供给足够的营养,尤其是热量和蛋白质的供给。

在青春发育过程中可能遇到各种短暂的困难和问题,如不及时进行保护和早期预防、早期纠正,很可能造成损伤或危害,甚至影响他们一生的健康和心理、行为的发展以及学习和工作能力。应进行正确的性教育以使其在生理上、心理上有正确的认识。

第二节 体格锻炼及游戏发展

一、体格锻炼的意义

儿童体格锻炼是指利用日光、空气、水等自然因素,结合日常生活护理,以促进生长发育的一系列促进性措施。锻炼活动可培养儿童坚强的意志和互相帮助、遵守纪律、服从指挥等良好的道德品质,从而促进小儿德、智、体、美、劳的全面发展。

二、体格锻炼的原则

1. 从小开始 体格锻炼的目的是使小儿逐渐适应环境,增加身体对疾病的抵抗力,提高心理素质。因此,锻炼应该从小开始。

2. 循序渐进 根据小儿的生理特点和生长发育规律,有计划、有步骤地进行体格锻炼,合理安排运动的复杂程度、锻炼的强度与时间。通常采取由易到难,由简到繁,由小运动量到大运动量,由短时间到长时间,循序渐进逐步提高。使小儿机体有一个逐渐适应及提高的过程。

3. 持之以恒 脑神经活动主要是在皮质中枢进行的,必须经过多次反复和经常的刺激,才能在大脑皮质建立起条件反射。体格锻炼时,小儿要完成一个动作,从不会到会,再从会到技巧熟练,必须多次反复练习才能实现。当动作逐步熟练时,就在大脑皮质建立了条件反射并不断得以巩固和提高。无论何种体格锻炼方法,只要持之以恒才能达到效果。

4. 注意个体差异 个体差异是指年龄、性别和健康状况等方面的不同。对不同的小儿,选择的锻炼方法应有所不同。年龄小的锻炼项目不宜过多,锻炼时间不宜过长。对身体基本情况相同的小儿,由于他们存在体质上、性情上和对外界刺激反应上的个体差异,在安排锻炼时也要根据各人的具体情况,有一定的灵活性。

5. 因地制宜多样化 体格锻炼的内容和方法,可根据具体的条件和设施因地制宜,采取多种方法进行。锻炼中不应只限于某一种游戏或运动项目,单调地重复某一种锻炼内容,这样不仅会使小儿对锻炼失去兴趣和积极性而影响锻炼的效果,而且还会因为反复进行某一部分或局部的锻炼影响身体全面的发展。

6. 合理的营养和生活制度 体格锻炼使机体新陈代谢增强,能量消耗增加。因此对参加锻炼的小儿应适当增加营养,才能达到增强体质的目的。另外,小儿容易疲劳,如锻炼强度太大,或没有充分的休息,身体各部分的生理功能往往不能迅速恢复。因此,应制定合理的生活制度,使小儿的生活有张有弛、动静结合,使锻炼、休息及其他活动有规律地交替进行,达到增强体质的目的。

三、体格锻炼的内容和方法

儿童体格锻炼的内容和方法有多种形式。可根据年龄特点和体质状况,从实际出发,因地、因时制宜地选择锻炼方法。

1. 结合日常生活进行体格锻炼

1) 衣着适宜 俗话说"若要小儿安,需有三分饥和寒",因此在照料小儿穿衣方面,应根据气候的变化增减衣着,避免穿衣过多、过热,使机体能更好地适应外界气温的变化。

2) **户外活动**　户外活动的目的是:①让小儿有更多的机会认识环境;②通过阳光、空气的刺激,增强机体对外界环境突然变化的适应能力,增加机体的新陈代谢;③对婴幼儿还可以促进生长发育并预防佝偻病。

户外活动应根据年龄、身体状况和季节的特点具体安排。新生儿满月后即可抱到户外接触新鲜空气,在夏季出生的新生儿生后2周即可开始。户外活动每天1~2次。6个月以内的小儿,每次户外活动的时间从10~15分钟开始,逐渐增加到2小时;6个月到1岁的小儿可延长到3小时。1岁以后户外活动的时间应更长,次数也可增加。一般情况下,进行户外活动时室外气温应在零度以上,如室外气温降至零度以下,较大儿童虽仍可进行户外活动,但时间宜缩短。

3) **开窗睡眠**　开窗睡眠可使小儿吸收新鲜空气,同时温度较低的微弱气流刺激面部皮肤及上呼吸道黏膜,能达到促进血液循环和新陈代谢、增强体温调节功能的目的。此外,低气温和微气流还可使小儿入睡快,睡眠加深。

开窗睡眠自夏天开始,应常年坚持,不要任意中断。冬天可只打开气窗或把窗户开得小一些,遇小儿有病及大风、大雨时不宜进行。开窗应在小儿上床之后,开始时使室温保持在18℃~20℃,逐渐随气温下降坚持进行,最后使室温不低于15℃,起床前应将窗户关好。

开窗睡眠时要注意避免对流风(俗称过堂风),随时盖好被褥,同时要细心照料、观察小儿反应,以手脚不凉为宜,如小儿发冷、发抖、口唇青紫等情况时应立即停止。

4) **冷水洗手、洗脸**　一般从夏季开始,习惯后一直坚持到冬天,不应间断。冷水洗手洗脸次数依生活习惯而定,冷水温度一般在25℃~28℃。洗后用干毛巾擦干,可反复擦至皮肤发红,这样可以预防呼吸道感染和冬季冻疮的发生。

2. 三浴锻炼　三浴锻炼是指有系统、有步骤地利用自然因素,如空气、阳光、水给小儿进行空气浴、日光浴和水浴锻炼的方法。其效果较好,一般在进行过户外活动、开窗睡眠、冷水洗手、洗脸的基础上逐步开展。

1) **空气浴**　空气浴锻炼主要是利用空气与人体皮肤之间的温差刺激机体,通过神经系统的反射作用,促进机体新陈代谢,增强小儿对外界环境冷热的适应、调节的能力,减少呼吸道疾病的发生。

进行空气浴锻炼应从夏季开始,逐渐过渡到冬季。这样气温由热到冷逐渐下降,使机体有个逐步适应的过程。空气浴锻炼先自室内开始,适应后可转到室外进行。开始气温一般为20℃,4~5天下降1℃,渐下降直至最低温度婴幼儿14℃~16℃,学龄前期小儿12℃~14℃,体弱儿不能低于15℃。锻炼的时间自2~3分钟开始,逐渐延长到30分钟。空气浴可与其他锻炼方法结合进行,如夏季结合冲洗和淋浴,冬季结合游戏及体操。

利用空气进行锻炼,开始时产生冷的感觉属正常反应,锻炼过程中要仔细观察小儿的反应,一旦发现有面色苍白、寒战反应时应停止进行。

2) 日光浴　日光中的紫外线可使皮肤中的 7 - 脱氢胆固醇转变为维生素 D_3,可预防佝偻病的发生。适当的日光照射可扩张血管,加速血液循环刺激骨髓的造血功能,增强机体的新陈代谢,促进儿童的生长发育。

1 岁以上的小儿即可进行日光浴。日光浴最好是选择在清洁、平坦、干燥、空气流畅又避开强风的地方。一般朝南或朝东南方向。日光浴应尽量在裸体状态下进行。头部可带上宽边凉帽和有色的护目镜,避免日光直射。日光浴的时间在夏季可安排在上午 8:00～9:00,春、秋季在上午 11:00～12:00,日光浴不宜在空腹或饭后 1 小时内进行。日光照射时间开始每次持续时间为 3～5 分钟,逐渐延长至 15～20 分钟。日光浴每天 1 次,连续 6 天后休息 1 天,一般锻炼满 4 周为一阶段。日光浴锻炼后应及时补充水分,不要立即进餐。

3) 水浴　主要是利用水的温度和水的机械作用给人以刺激,促进血液循环和新陈代谢,提高体温的调节功能。水浴锻炼的方法比其他利用自然因素锻炼的方法容易控制强度,便于照顾个体的特点,一年四季均可进行。

水浴锻炼的方式很多,有浸浴、擦浴、冲淋浴以及天然浴场游泳等。

(1) 温水浸浴　婴儿体温调节功能尚不完善,体表面积相对较大,故较适宜于温水浸浴。用一较大的盆盛水,水量以婴儿半卧位时锁骨以下全浸入水中为宜。浸浴锻炼时室温应保持在 20℃～21℃,水温为 33℃～35℃,每次浸泡时间不超过 5 分钟,浸浴结束后随即擦干,用温暖毛巾包裹。浸浴锻炼每天 1 次,应常年坚持,不宜中断。

(2) 冷水擦浴　是冷水锻炼中刺激作用比较温和的一种方法。适合 6 个月以上婴儿,操作简单。用湿毛巾擦至皮肤潮红为止。擦浴的顺序按上肢、下肢、胸腹部、背部顺序依次进行,擦四肢时应向心性进行,即由手臂部向肩部,由足部向腹股沟部。每次擦浴持续时间 5～6 分钟。

(3) 冷水冲淋　适用 3 岁以上的小儿。冲淋的顺序是先冲淋背部,后冲淋两侧,再冲淋胸腹部,但不能冲淋小儿头部。冲淋的时间为 20～40 秒,冲淋完毕后用干毛巾擦干全身皮肤,在寒冷季节应进一步摩擦至全身皮肤稍发红后穿衣。

冲淋时室温应在 20℃以上。开始进行冲淋锻炼时水温 35℃左右,以后逐渐下降,一般每隔 2～3 天下降 1℃,逐渐下降至 26℃～28℃。

(4) 游泳　游泳综合了水、空气、日光和全身活动的锻炼作用,对儿童体格发育和健康极为有利。然而游泳需要一定的条件,即具备有水质清洁、附近无污染源、活水、水底平坦、水深适宜的沙质浴场或者有清洁水源的儿童游泳池。游泳应从夏季开始,学龄前儿童下水时气温不应低于 24℃～26℃，水温不低于 22℃。

3. 体操锻炼 应根据小儿不同时期的生长发育和生理特点采取不同的体操锻炼方法。

婴儿被动操和主被动操的主要目的是促进其动作发展，并能增强肌肉、骨骼的发育，加强血液循环和呼吸功能，促进新陈代谢。同时，做操时保育人员或家长对婴儿说话，有节奏的动作伴随着音乐节拍或口令能有意识地促进婴儿语言、意志、情绪和注意力的发展。

做婴儿操时最好安排在婴儿情绪最好的时间，一般是在哺乳前、后 0.5 小时到 1 小时进行，每天进行 1～2 次。可把婴儿置于一张铺有垫褥的床上，尽可能少穿衣服，并用温和的声音和婴儿说话，同时可播放一些轻音乐，使之心情舒畅。动作要轻柔、有节律。做操运动量要逐步增加，小儿患病期间应停止做操。

1) 2 个月婴幼儿健身操 ①屈腿运动：两手分别握住婴儿的两踝，使婴儿两腿伸直，然后同时屈曲，使膝关节尽量靠近腹部。连续重复 3 次。②俯卧运动：使婴儿呈俯卧姿态，两手臂朝前，不要压在身下，母亲站在婴儿前面，用玩具逗引孩子，使其自然将头抬起。俯卧不仅能锻炼颈肌、胸背部肌肉，还可增大肺活量，促进血液循环，有利于呼吸道疾病的预防，并能扩大孩子视野范围，从不同的角度视察到新的事物，有利于智力发育。

扩胸运动：婴儿仰卧，母亲握婴儿手腕，大拇指放在婴儿手心，让婴儿握住。首先让婴儿两臂左右分开，手心向上，然后两臂在胸前交叉，最后还原到开始姿势。连续做 3 次。

2) 3 个月婴幼儿健身操 除了前面学过的动作外，可以增加 2 个动作。①伸展运动：婴儿仰卧，母亲双手握住婴儿手腕，把婴儿两臂放在体侧。拉婴儿两臂在胸前呈前平举。掌心相对，然后使婴儿两臂向两侧斜上举，再拉婴儿两臂在胸前呈平举，掌心相对，最后还原。以上动作重复 2 遍。②两腿上举运动：婴儿仰卧，母亲拇指在下，其他 4 指在上，握住婴儿小腿，使两腿伸直。把婴儿两腿上举，与腹部成直角，然后还原，连续做两遍。

3) 4 个月婴幼儿健身操 4 个月的婴儿可以做后屈运动和仰卧起坐健身操了。①后屈运动：让婴儿俯卧，两手握住婴儿小腿将腿提起，然后放下，连续做 2 遍。②仰卧起坐：让婴儿仰卧，两手握住婴儿手腕，拉孩子坐起，然后还原，连续做 2 遍。

4) 5 个月婴幼儿健身操 除坚持上述的几套动作外，可以增加 1 个动作。两腿轮流屈伸运动：婴儿仰卧两腿伸直，母亲用两手轻轻握住婴儿脚踝，推左腿屈至腹部，然后还原，再推右腿屈至腹部，然后下放还原，连续做 2 遍。

5) 6 个月婴幼儿健身操 下肢放松运动：婴儿仰卧两腿伸直，母亲用两手轻轻握住婴儿脚踝，轻抬腿成 45 度，然后还原，连续做 2 遍。

6) 7 个月婴幼儿健身操 腰部运动：婴儿仰卧两腿伸直，家长右手托住孩子腰部，左手按住两踝部，右手用力将孩子腰部轻轻托起。托起腰部时，应注意孩子的头部不要离开床面，用力不要过猛。

7）8个月婴幼儿健身操　腿部运动：让宝宝成俯卧状态，家长在孩子后面，两手握住其手腕部，扶着宝宝跪起，然后再扶其站直。重复2遍。应该注意，当宝宝跪直后应该尽量让他自己用力站起来。

8）9个月婴幼儿健身操　提腿抬头运动：婴儿俯卧，两肘支撑身体，家长在其身后用双手握住他的两只小腿，双腿提起约30度。此时应让孩子双手用力支撑，并向上抬头。可锻炼臂力和颈肌。

9）10个月婴幼儿健身操　俯卧直立运动：让婴儿俯卧在床上，家长在其身后用双手握住孩子两臂肘部，轻轻扶着婴儿让他自己用力站立起来。反复几遍。

10）11个月婴幼儿健身操　弯腰运动：婴儿直立，家长在后面一手扶住婴儿腹部，另一只手扶住两膝，在孩子前方放一玩具，让孩子弯腰捡起玩具。反复几次。

11）12个月婴幼儿健身操　跳跃运动：婴儿直立，家长用双手扶住孩子腋下，让孩子跳跃。开始跳时，家长双手可稍用力向上托，逐渐过渡到孩子自己跳跃。

第三节　传染病管理与计划免疫

做好传染病管理和预防工作是减少小儿传染病发病率和病死率的重要措施。为有效地控制传染病的流行应抓好传染病的管理工作。

一、控制传染病流行的管理措施

1. 控制传染源

1）**隔离传染病患儿**　对传染病患儿必须做到早诊断、早隔离、早治疗。并按传染病报告制度迅速向卫生防疫机构报告，以及早控制传染源，防止疾病继续播散。

2）**接触儿童的检疫和保护**　对传染病患儿班级中的接触儿童应进行检疫和保护，检疫的目的是观察传染病的早期症状，以便早期发现续发患儿，一旦发现可及早隔离。

2. 切断传播途径

1）**呼吸道传染病**　要隔离患儿，防止飞沫传染，易感儿应避免与患儿接触，不要去公共场所，保持空气的新鲜，定期进行空气消毒。

2）**消化道传染病**　注意饮食卫生，加强水源、粪便及污染物的处理工作，消灭苍蝇，防止病从口入。

3）**接触性传染病**　对皮肤传染病、沙眼、结膜炎等，应避免接触患儿，防止交叉感染。

4) **虫媒传染病** 如黑热病及疟疾等,应消灭蚊虫、白蛉及老鼠。

3. 保护易感儿

从出生后5～6个月开始,婴儿从母体内获得的先天性免疫力逐渐消失,而后天免疫力尚未产生,易患感染性疾病。因此对婴儿和接触传染病的易感儿童采取积极的预防保护措施非常重要。后天获得的免疫分为主动免疫和被动免疫两种:

1) **主动免疫** 病愈后的患儿,可获得对该病的免疫力,称为天然免疫。利用感染病原微生物或其毒素制成的生物制品,人体接种后获得免疫能力称为人工主动免疫。目前,我国实施的计划免疫在这环节中发挥重要作用。

2) **被动免疫** 对易感儿或接触过患儿的体弱儿,进行抗毒素或丙种球蛋白注射,可以提高机体免疫能力,称为被动免疫。

二、计划免疫

计划免疫是根据小儿免疫特点和传染病的疫情监测情况所制定的免疫程序,通过有计划地使用生物制品进行人群预防接种,以提高人群的免疫水平,达到控制以至最终消灭相应传染病的目的。

我国卫生部规定,儿童必须在1周岁以内完成卡介苗、脊髓灰质炎疫苗、百白破混合制剂、麻疹减毒活疫苗4种制品的全程接种,近年来乙型肝炎疫苗也已在全国推广接种(见表3-2我国卫生部规定的计划免疫程序)。

根据流行地区和季节,或根据家长自己的意愿,有时也进行乙型脑炎疫苗、流行性脑脊髓膜炎疫苗、风疹疫苗、流感疫苗、腮腺炎疫苗、甲型肝炎病毒疫苗等的接种。

表3-2 我国卫生部规定的计划免疫程序

年 龄	接 种 疫 苗		
出 生	卡介苗		乙型肝炎疫苗
1个月			乙型肝炎疫苗
2个月	脊髓灰质炎疫苗		
3个月	脊髓灰质炎疫苗	百白破混合制剂	
4个月	脊髓灰质炎疫苗	百白破混合制剂	
5个月		百白破混合制剂	
6个月			乙型肝炎疫苗
8个月	麻疹减毒活疫苗		

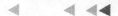

续 表

年　龄	接　种　疫　苗		
1.5～2 岁		百白破混合制剂复种	
4 岁	脊髓灰质炎疫苗复种		
7 岁	麻疹减毒活疫苗复种	百白破混合制剂复种	
12 岁			乙型肝炎疫苗复种

（李美珍）

思考题

1. 简述新生儿、婴儿期、幼儿期的保健重点。

2. 列出我国卫生部规定的计划免疫程序。

3. 护理病例:8 个月的婴儿,混合喂养,平时体质较差,反复"感冒"。请运用所学的知识,为其拟订一个具体的保健护理方案。

第四章　住院患儿的护理

学习指导

　　学习目标:掌握儿科病房管理中预防交叉感染的方法、住院患儿护理评估的主要内容及注意事项、小儿用药的特点及护理。熟悉与患儿沟通的方法与技巧、住院护理常规。了解儿童医疗机构的设置及护理管理要点、不同年龄阶段住院患儿的心理护理要点。

　　学习重点:与患儿沟通的方法与技巧;儿科预防交叉感染的方法;住院患儿护理评估的主要内容及注意事项;小儿药物剂量的计算。

第一节　儿科医疗机构的设置及护理管理

　　小儿处在生长发育的动态变化过程中,生理、心理特点因不同年龄阶段而异,所患的疾病及患病过程也有不同特点,抵抗力弱,易患传染病,易发生交叉感染,也容易发生意外,所以,儿科医疗机构应根据上述特点,合理安排,促使患儿尽快恢复健康。儿科医疗机构应设儿科门诊、急诊及病房三大部分。

一、儿科门诊

1. 儿科门诊的设置

　　1) **预诊处**　是儿童医疗机构特有的部门。预诊的主要目的是及时发现传染病患儿,并与其他患儿隔离,减少交互感染。预诊还可根据病情的轻、重、缓、急给予适当安排,减少就诊的时间。同时,预诊过程中发现危重患儿可立即护送急诊室抢救。

　　预诊处应设在儿童医院的大门口或综合性医院儿科门诊的入口处,使患儿在就诊前首先到达此处,内设检查台、手电筒、洗手设备等。患儿随来随时做检查,不应长时间停留。预诊处应设两个出口,一个通向门诊候诊室内,另一个通向传染病隔离室。隔离室作为专门诊治可疑传染病患儿时使用,室内备有消毒、隔离设备,如紫外线灯、隔离衣等。如有条件,应多设几间隔离室,以便消毒诊室时交替使用。

　　预诊检查方法主要为问诊、望诊及简要的体检。力求抓住关键,在较短的时间内迅速作出判断,避免患儿在此停留过久而发生交互感染。对明确诊断的传染病患儿,立即转到传染病门诊,未明确诊断者,送隔离室,由医生处理,并及时进行疫情报告。遇危重患儿时,应由预诊护士立即护送至抢救室。因此,预诊护士要有经验丰富、决断力强、动作迅速的较高年资护士担任。

2)门诊部　门诊部设体温测量处、候诊室、诊查室、注射室、治疗室和饮水处等。

(1)体温测量处:发热小儿在就诊前需先测试体温(腋温),该处设有候诊椅。如体温高达39℃以上者,应酌情先退热处理,预防高热惊厥。

(2)候诊室:由于小儿看病时均有家长陪护,故候诊室要空气流通,宽敞、明亮,备有足够的候诊椅,设1～2张小床供包裹患儿、换尿布时使用。室内可利用墙报、黑板、实物模型等向家长和患儿进行卫生宣教。

(3)诊查室:诊查室应设多个,最好设单间诊室,减少就诊患儿相互干扰。室内设有诊查台,以便诊查。应留有机动诊室,作为其他诊室遇有传染病患儿需关闭消毒时备用。就诊前护士要准备好各种用品(如文具纸张、压舌板、手电筒等),就诊时要做好组织工作,每个患儿只允许一位家长陪同进入诊室,以保持环境的安静。

(4)注射室:护理人员要认真执行无菌操作规程和查对制度(对小儿尤为重要),防止发生差错事故和注射感染。态度和蔼可亲,减少患儿的恐惧心理。

(5)治疗室:应备有治疗所需的各种设备、器械和药物,以便随时进行各种必要的治疗,如各种穿刺术、灌肠等。

(6)饮水处:多数患儿病后需多饮水,门诊应有专人负责供应饮用水、消毒杯等,以便患儿饮水、服药、家长为患儿热奶等。

各室的布置应符合儿童心理特点,如在墙壁上张贴图画等,营造使患儿欢乐的气氛,消除患儿的紧张与不安。

2. 儿科门诊的护理管理

1)组织管理　儿科门诊的特点是人员流动量较大,陪伴患儿就诊的家属多。护理人员要做好就诊前的准备、诊查中的协助及诊后向家属的解释工作,保证就诊秩序有条不紊。

2)病情观察　小儿病情变化快,在候诊过程中,护士要经常巡视,注意观察患儿的面色、呼吸、神态等变化,发现异常情况及时处理。

3)预防院内感染　严格执行消毒隔离制度,遵守无菌技术操作规程。及时发现传染病的可疑征象,并予以处理,消除可能使患儿院内感染的各种机会。

4)杜绝事故差错　儿科门诊由于时间和季节的特点,就诊患儿往往比较集中,应根据患儿就诊量合理安排人力,缩短候诊时间。护士的班次应合理安排,同时,严格执行核对制度,在给药、注射、测量等各项工作中一丝不苟,防止因忙乱而发生差错。

5) **卫生宣教** 根据季节、疾病情况及儿科护理热点问题等,候诊时向患儿家长进行科普宣传。宣教形式可采用集体指导、个别讲解或咨询等方式,使患儿家长能在短时间内获得保健及护理常识。

二、儿科急诊

小儿起病急,病情变化快,意外事故较多,如误服毒物、吞食异物等,而有些疾病在典型症状尚未出现之前,即可危及生命,如中毒性痢疾等。因此,急诊儿科的护士应有敏锐的观察力和判断力,根据病情,对危重患儿就诊应先抢救后挂号,先用药后交费,争取时间;候诊中病情有变化的患儿,护士可让其提前诊治。急诊室应 24 小时开放,接诊。

1. 急诊部的设置 儿科急诊部应设有诊查室、抢救室、治疗室、观察室、隔离观察室。儿童医院内的急诊科应设有各科急诊室,小手术室、药房、化验室、收费处等,形成一个独立的单位,以保证 24 小时工作的连续进行。

2. 仪器设备 小儿急诊是抢救患儿生命的第一线。许多需要住院的危重患儿须经急诊抢救,待病情稳定后才能移至病房。为保证抢救工作顺利完成,急诊各诊室均需配备必要的仪器设备。

抢救室内设病床 2~3 张,配有人工呼吸机、心电监护仪、气管插管、供氧设备、吸引装置、雾化吸入器等,必要的治疗用具包括各种穿刺包、切开包、导尿包等。室内放置抢救车一台,车上备有常用的急救药品、物品、记录本及笔,以满足抢救危重患儿时的需要。

观察室的设备与病房相似,除床单位用品外,应备有医嘱本、护理记录单及病历记录等。有条件者可配备监护仪器。

小手术室除一般手术室的基本设备外,应准备清创缝合小手术、大面积烧伤初步处理、骨折固定、紧急胸腹部手术等的器械用具及抢救药品。

3. 儿科急诊的护理管理

1) **重视五要素,确保急诊抢救质量** 急诊抢救的五个重要因素为人、医疗技术、药品、仪器设备及时间,其中人起最主要的作用。急诊护士应有高度的责任心,良好的医德修养,敏锐的观察力和坚定的抢救意志,决不轻易放弃抢救希望。抢救技术精湛,药品种类齐全,仪器设备先进,时间争分夺秒都是保证抢救成功缺一不可的重要环节。

2) **执行急诊岗位责任制度** 坚守岗位,随时做好抢救准备,随时巡视,及时发现病情变化。对抢救设备的使用、保管、补充、维护等应有明确的分工及交接班制度,以争取时间,高质量地完成各种抢救任务。

3）建立小儿各科常见急诊的抢救护理常规　儿科急诊的护理人员应熟练掌握常见疾病的抢救程序、护理要点,加强平时训练,提高抢救成功率。

4）加强急诊文件管理　急诊应有完整的病历,记录患儿就诊时间、诊治过程等。紧急抢救中遇有口头医嘱时,必须当面复述确保无误后方可执行,执行时须经他人核对药物,用过的安瓿保留备查,待抢救工作告一段落后督促医生开处方并补记于病历上,使抢救工作保持连续性,为进一步治疗、护理提供依据,也便于追踪分析、总结。

三、儿科病房

1. 儿科病房的设置

1）**病室**　分大、小两种。每间大病室内放 4～6 张床;小病室放 1～2 张床,以便隔离、观察及较重患儿的使用。床与床之间距离为 1 m,一张床单位占地 2 m²,床与窗台的距离为 1 m,病床应有床档,窗外设有护栏;各病室以玻璃隔断隔开,便于医护人员观察病情,患儿也能隔玻璃观望,减少寂寞。病室内设有洗漱及照明设备以方便患儿使用。墙壁、窗帘、卧具、患儿衣服等均采用明快的颜色,并用图画或玩具进行装饰,使病室内气氛欢快、活泼,以适应儿童心理,减少患儿的恐惧感。

病房内应设有危重病室,室内放有各种抢救设备,以收治病情危重、需要观察及抢救者。待患儿病情稳定后可转入一般病室,留出床位准备接收新的危重症患儿。

2）**护士站与医生办公室**　设在病房中间,靠近危重病室,以便随时观察和抢救患儿。

3）**治疗室**　分为内、外两小间,中间有门相通。各种注射及输液的准备工作在一间进行,另一间则进行各种穿刺,以利于无菌操作,同时也可减少其他患儿的恐惧。

4）**配膳(奶)室**　配膳(奶)室最好设在病房的入口处。内设配奶用具、消毒设备、冰箱、配膳桌、碗柜及分发膳食用的餐车等,由配膳员将营养室配好的膳食按医嘱分发到患儿床前。病房负责配奶时应在配膳室进行,如为营养部门集中配奶,每次送到病房的奶,应立即放入冰箱,另备有加热奶的用具。

5）**游戏室**　供住院患儿游戏、活动时使用。室内应摆放有与患儿高度相适应的桌椅,可清洁的玩具及图书等,有条件可放置电视机。室内阳光充足,地面采用木板或塑料等防滑材料。游戏室应设置在病房一端,以免喧哗声影响其他患儿。游戏室可兼作饭厅,供较大患儿进餐时使用。

6）**厕所与浴室**　厕所便池及浴室浴池的设置要适合患儿年龄特点。幼儿专用厕所可不设门,学龄儿童用的可有门,但不加锁,以防意外发生。浴室要稍宽敞,便于护士协助小儿沐浴。

此外,病房需设有库房、值班室、仪器室等;一般儿科病房收住 30～40 名患儿,应按此数量配备所有仪器设备。

2. 儿科病房的护理管理

1) **环境管理** 病房环境要适合儿童心理、生理特点,墙壁用卡通画等装饰,以动物形象作为病房标记;病室窗帘及患儿被服采用颜色鲜艳、图案活泼的布料制作。新生儿、未成熟儿、危重病室一定要光线充足,便于观察;较大儿童病室夜间灯光宜较暗,以免影响睡眠。室内温、湿度依患儿年龄大小而定,新生儿适宜的室温为 22℃～24℃,婴幼儿为 20℃～22℃,相对湿度为 55%～65%。儿童病室的温度略低,为 18℃～20℃,相对湿度为 50%～60%。病房内平日也要保持安静,工作人员要做到四轻,走路轻、说话轻、关门轻和操作轻,尽量减少患儿的哭闹,不适宜的玩具不应带入病房,避免产生噪声。

2) **生活管理** 患儿的饮食既要符合疾病治疗的需要,又要满足其生长发育的要求。对个别患儿的特殊饮食习惯,护士应与家长及营养部门取得联系给予相应的调整。食具应由医院供给,做到每次用餐后都进行消毒。医院负责提供式样简单、布料柔软舒适的患儿衣裤,经常洗换、消毒,保持整洁卫生。根据患儿的不同年龄,合理安排作息时间;根据不同疾病与病情决定患儿的活动与休息。通过建立规律的生活制度,帮助患儿消除或减轻因住院而出现的心理问题,尤其对长期住院的患儿更为重要。

3) **安全管理** 好奇心强、好动且无防范意识是小儿的共同特点。小儿病房无论设施设备还是日常护理的操作,都要考虑患儿的安全问题,如药柜要上锁、电源应放在小儿不能接触之处、暖气应有防护罩、禁止玩刀剪、不让小儿自己取用热水等,防止出现意外,防止跌伤、烫伤,防止误饮误服等。给患儿做治疗时,要用一定的约束固定技巧,以防脱针、断针等意外发生;治疗与护理完毕后应清点用品,防止针头、玻璃瓶等遗留床上,造成损伤患儿。病房中用于特殊情况的消防、照明器材,应有固定位置,出口要保持通畅。

4) **预防感染** 小儿患病期间身体抵抗力较低,易发生各种感染,护理人员应给予高度重视,积极预防。如根据季节、气候情况每日定时通风;按时进行空气、地面的消毒;保持手的清洁;严格执行消毒隔离制度;做好陪伴家属及探视的管理工作。

5) **传染病管理** 患儿住院期间发生传染病,应及时转院或转入传染病室;病情不允许转院者,应立即将患儿转移至单间病室,由专人护理,并严格执行消毒隔离制度。对同病房的其他患儿隔离检疫,采取相应的被动免疫(注射抗体)或预防性服药等措施,保护易感儿免于发病或减轻症状。同时加强管理,立即报告疫情,使防疫机构及时掌握疫情并进行必要的处理,防止传染病在病房中蔓延。

第二节　儿科住院患儿的护理

一、住院护理常规

（1）迎接新患儿。接到新患儿住院通知后,立即安置床位,危重患儿安排在抢救室。同时,准备病历1份,填写有关项目和卡片。测体温、脉搏、呼吸、血压、体重等,并作记录。通知医生,请家长暂留以便医生询问病史。

（2）按医嘱及时对患儿进行"分级护理"。若病情允许可进行清洁护理,24小时内完成小便送检,72小时内完成大便送检。

（3）介绍病区环境、作息时间与探视制度,以取得患儿及家长的合作。

（4）按医嘱正确发放饮食,记录进餐情况,同时告知家长,凡家中带来的食物须经医务人员允许后方可进食。

（5）按医嘱正确给药。对静脉给药患儿要加强巡视,发现问题及时处理。同时注意安全,防止患儿坠床、烫伤等。

（6）测体温、脉搏、呼吸。新入院患儿3天内1日测3次;一般患儿1日测2次,危重、发热、低体温者每4小时测1次;给予退热处理后半小时再测1次。

（7）保持皮肤黏膜清洁,防止口腔炎、尿布皮炎的发生。一般患儿每日晨间护理1次,危重患儿1日2次。臀部清洁护理1日2次,做到定期洗澡。

（8）室内定时通风换气,1日3次,每次半小时,并根据患儿不同的年龄,保持病室内适宜的温度和湿度。

（9）一般患儿每周称体重、修剪指甲一次。

（10）病室内定期消毒。一般的病室,每周紫外线照射消毒1次,新生儿室、危重症病室每日1次,治疗室每日2次。每周消毒台面、床栏杆及地面2次(用1%苯酚喷洒等)。对出院或死亡患儿的床单位应进行终末消毒。

（11）患儿病危及死亡者,应及时通知家属。

二、沟通与交流

人与人之间信息交流的过程称为沟通,它可以通过语言、表情、手势等方式来进行。与患儿沟通的目的是为患儿提供信息,取得患儿的信任,帮助患儿尽快适应环境,解决患儿的健康问题。小儿处在生长发育阶段,心理发展尚不成熟,与患儿的沟通需采用特殊的技巧。

1. 小儿沟通特点

1）**语言表达能力差** 不同年龄阶段的小儿表达个人需要的方式不同。1岁以内的婴儿语言发育不成熟，多以哭声表示需要，如需饮水、更换尿布、被爱抚等；1～2岁小儿开始学习语言，常有吐字不清楚、用词不准确，也使对方难以理解。3岁以上小儿，可通过语言并借助肢体动作表达情感，但容易夸大事实，掺杂个人想象，缺乏条理性、准确性。因此，婴幼儿尚不能或不能完全通过语言进行沟通。护士必须取得患儿的信任，很好地理解患儿的表达方式，并依据患儿的反应来调整沟通的方法。

2）**分析、认识问题的能力差** 在小儿出生后的前几年内，以具体形象思维为主，对事物的认识、问题的理解有一定的局限性；随年龄增长逐步过渡到抽象逻辑思维，但小儿生活经验少，想象、推理能力仍差，对语言的理解能力有限。因此，在小儿抽象思维能力尚未完全成熟时，与小儿沟通需要特殊的形式和方法，如身体语言、游戏及绘画等。

2. 与患儿沟通的方法和技巧

1）**语言沟通**

（1）**重视与患儿的初次见面** 第一次接触患儿及家长时，护士要做适当自我介绍，并询问小儿的乳名、年龄、学校等小儿熟悉的事情，缩短患儿及其家长与护士间的距离。尤其是4～5岁以上小儿，利用他们的好奇心，鼓励他们自己表达。

（2）**使用小儿能理解的方式** 不同年龄的小儿，语言表达和理解能力不同，护士在与小儿交谈中，应根据其年龄使用小儿常用的语句，熟悉的词句，这不仅有助于患儿的理解，也能促进其主动配合。谈话中稍加停顿，给患儿理顺思路的时间；稍慢的速度，适当的音量，亲切的语气能引起患儿的注意与反应。说话的速度过快，易使小儿感到不坦诚。在谈话中，护士尽量不用"是不是"、"要不要"的模棱两可的语言，不用否定方式，如患儿对"拿笔画画"的建议能愉快地接受，而对"不能咬笔"的劝告则可能持反抗态度。使用肯定的谈话方式，如检查胸部需解开衣服，可向患儿解释："我来听听你的胸部，要你解开衣扣，需要我帮忙吗？"避免说："我来查体，你要不要解开衣扣？"

（3）**体会并分析交谈的含义** 小儿表达时，护士要认真倾听，仔细理解、分析其中的含义，表示接受和了解，不要随意打断，更不能取笑小儿或敷衍了事，以免使小儿失去安全感和对护士的不信任；如不能很好理解，可让小儿重述一遍，同时适当修正小儿的语句，使其表达得更明确。

2）**非语言沟通** 又称为身体语言。包括面部表情、姿态、手势、动作、抚摸等。护士亲切的微笑，轻柔的抚摸，都能给患儿带来心灵上的慰藉，使患儿感到安全与舒适。对婴幼儿来说，抚摸是更有利于情感交流的形式，护士利用怀抱、抚摸向患儿传递"爱"的信息，患儿也从中感受到护士的和蔼可亲，得到情绪上的满足。

3) **游戏**　游戏是儿童生活中不可缺少的重要活动。儿童可以从游戏中获得快乐和知识,使身心得到满足。适当的游戏可很快缩短护士与患儿间的距离,促进相互了解。如在游戏开始时对规则、程序的制订,游戏结束后对结果的议论等,护士都能参与其中,使患儿在不知不觉中消除陌生、拘束感,将护士作为朋友对待。通过游戏可以反映他们在住院中的感受,流露出他们的心理需求,发泄自己的情感。同时,病情允许时患儿专心致志地玩耍,还可以暂时忘却病痛、减轻恐惧和焦虑。游戏也是一种促进疾病康复的功能锻炼。

4) **绘画**　小儿的图画能表示许多有意思的资料,多与个人熟悉的、体验到的事情有关。护士可通过绘画与患儿进行交流,了解和发现存在的问题。如画面多处涂擦、重叠,与患儿矛盾、焦虑的心理有关。较大的形象反映在患儿心目中重要的、有力的、权威的人或事等。

5) **与患儿家长的沟通**　与患儿的沟通多需其家长协助完成。与患儿家长的沟通,一方面可借助家长促进与患儿的交流,另一方面则有助于家长减轻紧张、焦虑情绪。针对家长的不安情绪,与家长的谈话最好以询问普遍性问题开始,如:"孩子现在怎么样?"使家长能在轻松的气氛下谈论各方面的内容,使护士获得较多的信息。

三、住院患儿的健康评估

小儿处在生长发育的动态变化过程中,无论心理,还是生理方面均不成熟,在评估小儿健康状况时,要掌握小儿身心特点,运用多学科的知识,获得全面、正确的主、客观资料,为制订护理方案打下良好的基础。同时,还需要根据快速变化的病情,及时采取相应的护理措施,并不断地评估其效果,以制定进一步的护理方案。

1. 健康史的采集　健康史可由患儿、家长、其他照顾者及医生的叙述获得,对护理计划的正确制订起着重要的作用。

1) **内容**

(1) **一般情况**　包括患儿姓名、乳名、性别、年龄、入院日期、病史叙述者、父母或抚养人姓名、通讯地址、联系电话等。年龄一项,患儿越小越应询问确切,新生儿要求记录天数,婴儿记录月龄,年长儿记录到几岁几个月。

(2) **现病史**　指到医院就诊的主要原因。按症状出现的先后顺序,了解发病的时间、经过、症状特点、检查治疗情况等。

(3) **既往健康状况**　①出生情况:新生儿及小婴儿应重点询问,包括第几胎,第几产,是否足月,母孕期情况及生产方式,出生时体重、身长、有无窒息等。②喂养情况:婴幼儿尤其是有营养缺乏症或消化功能紊乱者,应重点询问,包括喂奶的种类、添加辅食的情况、断奶的时间等;年长儿应注意询问有无偏食、吃零食等不良饮食习惯。③生长发育情况:常规了解患儿的体格、语言、动作、认知及神经精神方面的发育情况,在幼儿园或学校的学习状况、与同伴间的关系等。④预防接种情况:各种疫苗是否按时接种,接种后有无不良反应等。⑤基本生活习惯:包括饮食、睡眠、排泄、清洁卫生习惯及自理情况。

(4)对住院的反应　是否了解住院的原因,对医院环境能否适应、对治疗能否主动配合、对医护人员是否信任及住院对家庭的影响等。

2)注意事项　收集健康史的护士态度要和蔼,取得对方的信任。采取耐心听取与重点提问相结合的方法,注意倾听,不轻易打断家长的诉说,根据需要给予必要的提示和引导,对年长儿可让其补充叙述病情,以获得准确的、完整的资料,为护理提供可靠的依据。病情危重时,边重点简要询问边检查抢救,以免耽误救治,详细的询问可在病情稳定后进行。

2. 体格检查

1)内容

(1)一般情况　发育及营养状况,面容、神态,对外界刺激的反应,体位,步态,哭声,语言的流畅、清晰程度及患病后的情绪反应等。

(2)一般测量　包括体温、脉搏、呼吸、血压、身高、体重,必要时测量头围等。

(3)皮肤及毛发　皮肤颜色、弹性、温度、湿润度,有无皮疹、瘀点、色素沉着;毛发颜色、光泽,有无干枯等。

(4)淋巴结　常规检查枕部、颈部、耳前后、颌下、腋窝、腹股沟等部位的浅表淋巴结。注意大小、数目、软硬度,有无粘连及压痛。

(5)头部　头颅大小、形状、囟门情况;眼睑有无水肿、结膜有无充血、巩膜有无黄染、瞳孔大小及对光反射;鼻腔有无分泌物、鼻翼有无扇动、鼻窦有无压痛、呼吸是否通畅;口腔黏膜有无溃疡或麻疹黏膜斑、扁桃体及咽后壁有无充血;外耳道有无分泌物、乳突有无红肿及压痛等。

(6)颈部　外观是否正常,有无斜颈,活动是否自如,气管位置是否居中,颈静脉有无怒张,甲状腺的大小情况。

(7)胸部　胸廓是否对称;肺部:呼吸频率及节律、有无呼吸困难、触觉语颤有无改变、叩诊有无异常浊音或鼓音等;心前区有无隆起、心尖搏动位置、心界大小、有无震颤、心率、心律、心音强度、有无杂音。

(8)腹部　腹壁有无静脉曲张,有无脐疝,能否见到蠕动波或肠型;触诊腹壁紧张程度如何,有无压痛或肿块;叩诊有无移动性浊音;听诊肠鸣音是否正常;新生儿注意脐部有无出血、分泌物等。

(9)外生殖器与肛门　外生殖器有无畸形,男孩有无隐睾、鞘膜积液、包茎、疝气,女孩阴道有无异常分泌物;肛门有无畸形、肛裂及直肠脱垂。

（10）脊柱与四肢 有无畸形、压痛，活动有无障碍；肌张力有无改变；有无反甲等。

（11）神经反射 生理反射是否正常存在，如腹壁反射、提睾反射等，有无病理反射；新生儿需另外检查，如拥抱反射、吸吮反射等一些先天性反射。

2）**注意事项** 根据小儿年龄及所需检查部位决定应采取的体位姿势，较小婴儿可由父母抱于胸前，横坐在父母腿上等；护士手要温暖，态度和蔼、动作轻柔，避免过强的刺激造成小儿哭闹；检查前可先让小儿熟悉一些检查用品，以解除其防御、惧怕甚至抗拒的心理；根据小儿年龄特点及耐受程度，视具体情况适当调整检查顺序，如检查小婴儿时，先检查心肺，最后检查咽部；对重症病例，先重点检查生命体征及与疾病有关的部位，边检查边抢救，全面的体检待病情稳定后进行，以免耽误救治。

四、住院患儿的心理护理

患病住院无论对小儿生理还是心理都会造成很大的影响。疾病的痛苦、陌生的环境和人、有限的活动空间与时间、服药注射等一系列的治疗，使小儿处于生理、心理、社会的应激状态，这种影响的大小、强弱，与所患疾病的严重程度及所处的生活环境有密切的关系。护理人员要了解每个住院患儿的心理反应，有的放矢地进行护理，帮助小儿尽快适应医院生活。

1. 不同年龄阶段住院小儿的心理护理 小儿住院后的心理反应，与其个人的年龄、所患的疾病及生活经历（散居、入托或上学等）都有密切的关系。现将住院患儿的心理特点及护理，按不同年龄期分述如下：

1）**婴儿期** 婴儿期是小儿身心发育最快的时期，对住院的心理反应随月龄的增加而有明显的差别。

5个月以前的患儿，如能够及时满足其生理需要，入院后一般比较平静，较少哭闹，即使与母亲分离，心理反应也不太明显，但容易因缺乏外界有益的刺激而使感知觉和动作方面的发育受到一定影响。护理人员应尽其可能多与患儿接触，给予抚摸、怀抱、微笑，在护理中与患儿建立感情。同时多提供适当的颜色、声音等感知觉的刺激，协助患儿进行全身或局部的动作训练，维持患儿正常的发育。

6个月后婴儿开始认生，对抚育者尤其对母亲的依恋性越来越强。住院后反应强烈，对陌生环境与人持拒绝态度，多以哭闹表示与亲人分离的痛苦。护士应特别注意给患儿留下较好的初次印象，使小儿产生安全感。向家长了解患儿住院前的生活习惯，把患儿喜爱的玩具或物品放在床旁，同时呼唤其乳名，使患儿感到熟悉和亲切。通过耐心、细致的护理，使其对护士由逐渐熟悉到产生好感，在日常的护理中注意耐心、主动，增加小儿的信任，逐渐使小儿对护理人员表示友好。

2）**幼儿期** 幼儿对父母及其他亲人的爱护与照顾有着亲身的体验，住院后的心理变化比婴儿更加强烈。如为无陪伴或父母因故不能陪伴患儿,幼儿常常认为住院是父母对自己的惩罚,因而产生疑虑;对医院的陌生环境感到害怕;对住院限制自己的活动产生不满情绪;同时受语言表达与理解能力的限制,在表达需要、与他人交往上出现困难,感到苦恼;担心自身安全受到威胁;担心遭到父母的抛弃等。各种心理反应,使患儿拒绝接触医护人员。具体表现为以下三个阶段。

（1）反抗(protest)　哭闹,采用打、踢、咬等各种反抗行为,拒绝护士的照顾,企图逃跑,寻找父母。

（2）失望(despair)　对回家或找到父母感到没有希望,情绪抑郁,不愿说话,对周围的一切事物不感兴趣。常以吮手指、抱紧自己的用物以得到慰藉,这是患儿逃避压力常用的一种行为方式——退行性行为。

（3）否认(denial)　住院时间长的患儿可进入此阶段。把对父母的思念压抑下来,克制自己的情感,无可奈何地遵守医院的日程安排和治疗护理等要求,能与周围人交往,能接受护士对自己的照顾,以满不在乎的态度对待父母来院探望或离去。

有人陪护的小儿,以上三个阶段的心理反应不突出,主要表现为拒绝医护人员,刚到床前就搂住母亲大哭不止,使查体、注射等治疗、护理难以进行。

护士应采取的心理护理措施是:

（1）有责任心地护理患儿　了解患儿表达需要和要求的特殊方式,护理中尽可能接近患儿原有的生活习惯,使其感到亲切。以患儿能够理解的语言讲解医院的环境、生活安排。

（2）有意识地多与患儿沟通　运用沟通技巧,多与患儿交谈,鼓励其谈论自己喜欢的事情,并注意倾听,以促进患儿语言能力的发展,防止因住院使小儿在语言方面的发育迟缓,同时也使小儿获得情感上的满足。

（3）注意对患儿行为方面的护理　允许患儿以哭闹的方式发泄自己的不满情绪,对患儿入院后出现的反抗予以理解;不要当众指责患儿的退行性行为,而是在病情允许时努力帮助其恢复;为患儿创造表现其自主性的机会,如自己洗手、吃饭等,满足其独立行动的愿望。

3）**学龄前期**　学龄前患儿智能发展更趋完善,思维能力进一步提高,主动控制和调节自己行为的能力逐渐增强。他们住院时存在的主要心理问题仍然是:分离性焦虑,惧怕陌生环境,怀疑被父母遗弃,担心身体的完整性因疾病或治疗受到破坏,但表现较温和,如悄悄哭泣、难以入睡、不能按时按量吃饭等。应注意引导患儿把情感和注意更多地转移到游戏、绘画等活动中,以此控制和调节自己的行为。

心理护理的重点是:

（1）重视患儿入院时的介绍　介绍病房环境及同病室的其他小病友,使之尽快熟悉环境、同伴,帮助其减轻陌生感。以患儿容易理解的语言,解释所患的疾病、治疗护理的简要过程及

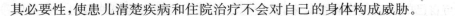

其必要性,使患儿清楚疾病和住院治疗不会对自己的身体构成威胁。

(2)根据患儿的病情组织适当的游戏活动 用讲故事、做游戏、看电视、绘画等方法,使患儿参与愉快的活动,忘记痛苦烦恼,发泄恐惧心理,减少焦虑情绪。也可组织一些治疗性的游戏,分别扮演医护的不同角色,模拟打针、手术等操作,在游戏中较好地理解治疗护理,表达、发泄情感,并促进患儿主动遵守各项制度,配合医护工作。

(3)鼓励患儿参加一些力所能及的工作 在病情允许时,鼓励患儿适当的自我照顾,使患儿看到自己的作用,帮助其树立自信心。

4)**学龄期** 此阶段小儿的日常生活已从游戏为主转为学校学习为主,学校生活在他们心目中占有相当的位置。接触的范围更广,能更好地控制自己,住院与父母暂时分离并不是焦虑的主要原因,入院后的焦虑与不安主要来自与学校分离。主要的心理反应为:与同学分离,感到孤独;耽误了学习,担心会落后;对疾病缺乏了解、害怕病情恶化、自己会残疾或死亡;比较注意医护人员查房时的表情、动作、讨论等,以此作为对自己病情的估计;因怕羞而不愿配合体格检查;惟恐因自己住院给家庭造成严重的经济负担而感到内疚。由于此阶段患儿自尊心较强、独立性增加,尽管心理活动很多,但表现比较隐匿,努力做出若无其事的样子来掩盖内心的恐慌,所以更需要关怀。

心理护理应注意:

(1)和患儿交谈 要与患儿开诚布公地交谈,介绍有关病情、治疗和住院的目的,解除患儿疑虑,取得患儿信任,密切护患关系。

(2)帮助患儿与学校保持联系 鼓励患儿给同学打电话等,允许同学来医院探视,交流学习情况,使之感觉到自己仍是集体的一员,仍属于学校的学生。

(3)组织学习活动,增强战胜疾病的信心 在与患儿共同计划一日生活安排时,一定要包括学习,鼓励患儿每日定时坚持学习,使其保持信心。这意味着疾病可以"治疗",并可回到学校,不因住院而荒废学业。

(4)关心患儿 注意听取患儿的意见,并尽量满足他们合理的要求,对患儿进行体格检查及各项操作时,要采取必要的措施维护患儿的自尊。提供自我护理的机会,发挥他们独立自主的能力,引导他们情绪稳定地接受治疗。

2. 住院临终患儿的心理护理 临终患儿心理反应与其对死亡的认识有关。影响因素包括:对疾病的理解、家长的情绪和举动、目前身体痛苦的程度、年龄、性格等。

婴幼儿尚不能理解死亡,因此,应允许其家长守护在身边做一些力所能及的护理、适当的照顾,使患儿在濒死时,其父母和最喜爱的玩具能陪伴在身边。

学龄前小儿对死亡的概念仍不清楚,他们认为死亡是暂时的,像睡觉一样,不知道死后不能复生,还会把死亡与自己的不良行为联系起来,认为死亡是对不良行为的一种惩罚。而呼吸困难、疼痛等疾病带来的痛苦使他们难以忍受,护理人员应采取措施尽量减少临终患儿的痛苦,操作时稳、准、轻、快;应及时满足其心理、生理需要,如父母的陪伴、搂抱等,以耐心、细致的护理服务支持患儿。

学龄期小儿开始认识死亡,但10岁前的小儿并不理解死亡的真正意义,不能将死亡与自己直接联系起来。病痛的折磨及与亲人的分离使他们难以忍受。10岁以后,小儿对死亡有了和成人相似的概念,逐渐懂得死亡是生命的终结,是普遍存在且不可逆转的,自己也不例外,并把死亡和痛苦联系起来,因此,惧怕死亡。心理护理时要认真面对患儿提出的死亡问题并给予回答,但因小儿性格的不同,避免给与预期死亡的时间,随时观察患儿情绪的变化,使其从最爱的人那里得到支持与鼓励,帮助其平静地死去。

患儿死后,护士要理解、同情家长的痛苦心情,在劝解、安慰家长的同时,尽量满足家长在患儿身边多停留一些时间等要求;医院应安排僻静的场所,让家长发泄内心的悲痛。

第三节　小儿用药护理

药物治疗是疾病综合治疗中的重要组成部分,合理及时的用药可促进患儿康复,但药物的不良反应亦会同时给患儿带来不良影响。小儿正处于生长发育阶段,肝、肾功能不成熟,不同年龄小儿药物在体内的吸收、分布、代谢及排泄过程各有差异,因此,小儿用药须慎重、准确、针对性强,做到合理用药。

一、小儿用药特点

神经系统发育尚未成熟,氨茶碱易引起神经系统的过度兴奋;新生儿应用吗啡可有明显的呼吸中枢抑制作用;对巴比妥类的耐受性较高,其用量按体重计算较成人偏大。

小儿肝脏解毒功能尚未发育成熟,尤其新生儿、早产儿时期,肝脏酶缺乏延长了药物的半衰期,新生儿因葡萄糖醛酸转移酶不足,应用氯霉素可引起"灰婴综合征"。

新生儿特别是未成熟儿的肾脏排泄功能不成熟,磺胺、卡那霉素等从肾脏排泄的药物,排出慢、易蓄积中毒,故不宜使用或减量使用。

乳儿可受母亲用药的影响。乳母用药后,有些药物在乳汁中含量较大,可以影响到乳儿,放射性药物、抗癌药、抗甲状腺激素药物,在乳汁中浓度较高,哺乳期应禁用。

氯霉素可抑制造血功能,链霉素能损害听神经等。较长时间应用抗生素,易造成肠道菌群失调。肾上腺皮质激素长期使用,可抑制骨骼生长,降低机体免疫力,应严格掌握使用指征,在诊断未明确时避免滥用，以免掩盖病情；患水痘时用此药可使病情加重，应禁止使用。

二、小儿给药方法

根据患儿的年龄、疾病种类、病情轻重，选择给药剂型、给药途径、给药时间、给药次数。

1. 口服法　口服法是最常用的给药方法，对患儿身心的不良影响小，条件许可时应尽量采用口服给药。对儿童应鼓励其自己服药；对婴幼儿，可将药片捣碎加水调匀，抱起小儿或抬高其头部后喂服，以防呛咳。

2. 注射法　此法给药比口服法起效快，急重症及呕吐的患儿多用。常用肌内注射、静脉推注及静脉滴注法。其特点是对小儿精神刺激较大，易造成患儿恐惧，宜在注射前作适当解释，注射中给予鼓励。肌内注射次数过多易造成臀肌损害，使下肢活动受影响；静脉推注多用于抢救，在推注时速度要慢，并密切观察，勿使药液外渗；静脉滴注不仅用于给药，还可补充水分及营养，供给热量等，在临床应用广泛，需根据患儿年龄、病情调控滴速，避免进入液体过多。

3. 外用药　以软膏为多，也有水剂、混悬剂、粉剂等，使用时应注意勿使药物误入眼、口而发生意外。

4. 其他方法　雾化吸入较常应用，鼻饲法一般用于昏迷的患儿用胃管灌入只能口服的药物，灌肠给药、含剂、漱剂在小儿时期使用不便，应用较少。

三、药物剂量计算

1. 按体重计算　这是最常用、最基本的计算方法，计算公式为：

$$每日（次）剂量＝每日（次）每千克体重所需药量×患儿体重（kg）$$

体重应按患儿实际所测结果，使药物剂量更加准确。若计算结果超出成人剂量，则以成人量为限。

2. 按体表面积计算　由于许多生理过程（如基础代谢、肾小球滤过率等）与体表面积关系密切，按体表面积计算药物剂量较其他方法更为准确，但计算过程相对复杂。计算公式为：

$$每日（次）剂量＝每日（次）每平方米体表面积所需药量×患儿体表面积（m^2）$$

小儿体表面积可按下列公式计算，也可按"小儿体表面积图或表"求得。

$$体重＜30\,kg\ 小儿体表面积（m^2）＝体重（kg）×0.035＋0.1$$
$$体重＞30\,kg\ 小儿体表面积（m^2）＝[体重（kg）－30]×0.02＋1.05$$

3. 按年龄计算　用于剂量幅度大，不需精确计算的药物，如止咳药、营养药等。

4. 以成人剂量折算 不作为常规使用的计算方法,仅用于某些未提供小儿剂量的药物,剂量多偏小。计算公式为:

$$小儿剂量＝成人剂量×小儿体重(kg)/50$$

采用以上各种方法计算的结果,要结合小儿的具体情况,定出较为确切的药物用量。新生儿肾功能不足,一般用药剂量应偏小。同一种药在治疗不同疾病时的剂量可有较大差异,如用青霉素治疗化脓性脑膜炎时其剂量较一般感染时的用量要大几倍。

（关雪茹）

第四节 儿科常用护理技术操作

一、更换尿布法

【目的】

(1) 保持小儿臀部皮肤的清洁、干燥,使小儿感到舒适。

(2) 预防尿布皮炎发生或使原有的尿布皮炎逐步痊愈。

【用物准备】

尿布、尿布带,尿布桶,小盆及温水(有尿布皮炎时备 1∶5 000 高锰酸钾溶液)、小毛巾,按臀部皮肤情况准备治疗药物(如油类、软膏、抗生素)及棉签、红外线灯等。

【操作方法】

(1) 患儿评估 患儿病情及臀部皮肤情况。

(2) 准备工作 调节病室环境温度适宜,避免对流风。护士着装整洁,戴口罩,根据患儿情况,备齐所需用物,调节水温至温热,携用物放至床旁,放下床栏,揭开盖被。

(3) 除去尿布 解开尿布带,露出臀部,以原尿布上端两角洁净处轻拭会阴部及臀部,并以此盖上污湿部分垫在臀部下面。

(4) 局部清洗 如沾有大便,用温水洗净,轻轻吸干臀部。

(5) 更换尿布 用一手轻轻提起双足,使臀部略抬高,另一手取下污尿布,再将清洁尿布垫于腰下,放下双足,尿布的底边两角折到腹部。系好尿布带,结带松紧适宜,拉平衣服,盖好被子,整理床单位。

(6) 检查尿布 打开污湿尿布,观察大便性质(必要时留取标本送检)后放入尿布桶内。

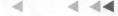

（7）整理记录　操作结束后洗手，做好记录。

【注意事项】

（1）尿布选择　选择质地柔软、透气性好、吸水性强的棉质品做尿布，或采用一次性尿布，以减少对臀部皮肤的刺激。

（2）动作轻快　更换尿布时动作应轻快，避免过度暴露，以免受凉。

（3）松紧适宜　尿布包扎应松紧合适，防止因过紧而影响患儿活动或过松造成大便外溢。

【操作流程及评价标准】（表4-1）

表4-1　　　　　　　　　　更换尿布法操作流程及评价标准

操作步骤		评价要求	分值	得分
准备20分	护士	衣帽整洁，仪表端庄，态度和蔼	5	
	用物	准备齐全，水温适宜	10	
	环境	温度适宜，避免对流风	5	
操作过程 60分	解释	解释清楚到位，患儿家属能配合	5	
	除去尿布	解开尿布带，正确除去污湿尿布	10	
	局部处理	如有大便，用温水洗净，轻轻吸干	10	
	更换尿布	更换清洁尿布，方法正确	10	
	观察尿布	打开污湿尿布，观察大便性质	10	
	整理记录	用物处理正确，洗手并做好记录	10	
质量控制 20分	护患沟通	操作过程中能做好与患儿及家长沟通	5	
	整体操作	整体操作熟练、敏捷、有序	10	
	患儿舒适	不哭闹，尿布整齐美观	5	
合计		100		100

二、婴儿沐浴法

【目的】

（1）保持小儿皮肤清洁，使之感到舒适。

（2）协助患儿皮肤的排泄和散热，促进全身血液循环。

（3）活动患儿肢体，并可观察全身皮肤情况。

【用物准备】

婴儿尿布及衣服、大毛巾、小面巾、浴巾；浴盆、热水、婴儿皂；护理托盘内放液状石蜡、50%

乙醇、爽身粉、小剪刀、棉签及皮肤护理用物等；必要时准备床单、被套、枕套、磅秤等。

【操作方法】

（1）患儿评估　了解患儿病情，测量体温，检查全身皮肤情况，估计患儿常见的护理问题；患儿喂奶时间（应在喂奶前或喂奶后1小时进行，以防止呕吐和溢奶）。

（2）准备工作　关闭门窗，调节室温于25℃～28℃为宜。备齐用物携至床旁，并按顺序摆好。

（3）调节水温　浴盆内盛半盆热水，温度维持在39℃～41℃（以手臂内侧试水温，以热而不烫为宜）。

（4）约束患儿　将盖被三折至床尾，抱患儿至沐浴处，脱衣，用大毛巾包裹患儿全身，按护理常规要求测体重并记录。

（5）擦洗面部　用小面巾从外眦向内眦擦拭眼睛，然后擦拭耳郭、鼻（有分泌物可用清水棉捻清洗鼻孔），最后擦面部，顺序依次为额部、鼻翼、面部、下颏，擦时禁用肥皂。

（6）擦洗头部　抱起患儿，用左手掌托住头颈部，左拇指与中指分别将患儿双耳廓折向前方，并轻轻按住，堵住外耳道口，左臂及腋下夹住患儿臀部及下肢（图4-1）；将头移近盆边，右手搓皂洗头、颈、耳后，然后用清水冲洗干净，并用大毛巾擦干头发。

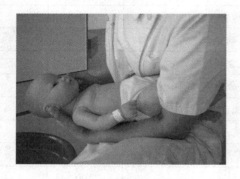
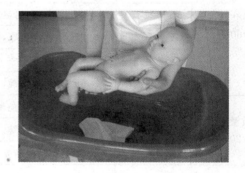

图4-1　擦洗头部的托姿　　　　　　　图4-2　轻放小儿于浴盆

（7）固定身体　解开大毛巾及尿布，以左手握住患儿左肩及腋窝处，使其头颈部枕于操作者前臂，用右手握住患儿左大腿，使其臀部位托于操作者右手掌上，轻放小儿于水中（图4-2）。

（8）清洗身体　松开右手，取小浴巾湿水，淋湿患儿全身，擦肥皂、冲洗、边洗边冲净，依次为颈下、胸、腹、腋下、臂、手、会阴、臀部、腿、脚。同时，观察皮肤有无异常情况。

（9）包裹身体　洗毕，迅速将患儿依照放入水中的方法抱出，用大毛巾包裹全身并将水分吸干。必要时用棉签蘸清水或石蜡油擦净女婴大阴唇及男婴包皮处污垢。

（10）穿衣整理　为小儿穿衣垫尿布，更换床单，必要时修剪指甲。

（11）整理记录　清理用物，操作后洗手，做好记录。

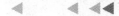

【注意事项】

（1）严格规程　整个操作过程动作轻快，减少暴露，注意保暖。

（2）注意眼耳　水或肥皂沫不得进入眼、耳内。

（3）皮脂清洗　对患儿头顶部的皮脂结痂不可用力清洗，可涂液体石蜡，待次日予以清洗。

（4）密切观察　全过程注意观察全身、四肢活动情况及皮肤有无红肿、糜烂感染灶。若有异常应及时报告医生并处理。

【操作流程及评价标准】（表 4 - 2）

表 4 - 2　　　　　　　　　　　　婴儿沐浴法操作流程及评价标准

操作步骤		评价要求	分值	得分
准备 20 分	护士	衣帽整洁，仪表端庄，态度和蔼	5	
	用物	准备齐全，放置合理，水温合适	8	
	环境	符合沐浴的要求，室温适宜，无对流风	2	
	患儿	做好沐浴的准备（喂奶前或喂奶后 1 小时）	5	
操作过程 60 分	解释	解释清楚到位，患儿家属能配合	5	
	患儿约束	用大毛巾正确包裹患儿全身	5	
	抱姿	抱起小儿，姿势正确	5	
	擦洗面部	动作轻柔，按顺序操作	5	
	清洗头部	方法正确，并用清水冲洗干净	5	
	清洗身体	清洗方法正确，操作熟练并注意保暖	15	
	密切观察	清洗中注意观察患儿全身皮肤有无异常情况	5	
	包裹身体	洗毕将患儿抱离水面，用大毛巾包裹全身并吸干水分	5	
	穿衣整理	穿衣、垫尿布，必要时修剪指甲	5	
	整理交待	更换床单，清理用物，操作后洗手，做好记录	5	
质量控制 20 分	护患沟通	操作过程中能与患儿及家长沟通	5	
	整体操作	整体操作熟练、顺序正确	10	
	患儿舒适	患儿清洁舒适	5	
合计			100	100

三、小儿约束保护法

【目的】

（1）限制小儿活动，以利于治疗护理操作的顺利进行。

（2）防止因患儿不合作而导致碰伤、抓伤或坠床等意外，以保证患儿的安全。

【用物准备】

根据患儿约束的部位准备物品。

（1）全身约束　大毛巾或床单。

（2）手足约束　手足约束带或用棉垫与绷带。

（3）沙袋约束　2.5 kg 沙袋（用便于消毒的橡皮布缝制）、布套。

【操作方法】

1）**患儿评估**　了解患儿的病情；适宜的约束方法；家长对约束小儿的态度。

2）**全身约束法**

方法一

（1）将大毛巾（或床单）折成自患儿肩至踝的长度。

（2）抱患儿置于大毛巾中间，将大毛巾一边紧包小儿一侧上肢、躯干和下肢，至对侧腋窝处整齐地塞于其后背。

（3）大毛巾另一边紧裹患儿另侧手臂，经胸压于背下（图4-3A、B）。若患儿过于躁动，可外加布带固定。

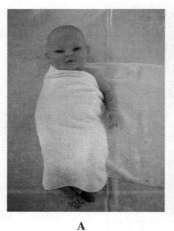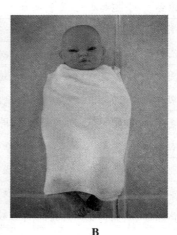

A　　　　　　　　　　　　　　B

图4-3　毛巾全身约束法

方法二

（1）折叠大毛巾（或床单）使宽度能的盖住小儿由肩至脚跟部。

（2）将小儿放在大毛巾中央，将大毛巾一边紧紧包裹小儿手臂并从腋下经后背到达对侧腋下拉出，再包裹对侧手臂，多余部分压至身下。

（3）大毛巾另一边包裹小儿，经胸压于背下。

3) **手或足约束法**

（1）置小儿手或足于约束带甲端中间，将乙丙两端绕手腕或踝部对折后系好，松紧度以手或足不易脱出且不影响血液循环为宜。

（2）将丁端系于床缘上（图4-4）。

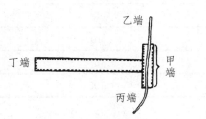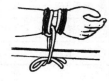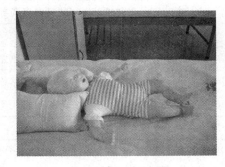

图4-4　手或足约束法　　　　　　　　图4-5　头侧沙袋约束法

4) **沙袋约束法**　根据需约束固定的部位不同，决定沙袋的摆放位置。

（1）需固定头部、防止其转动时，用两个沙袋呈摆放在头部两侧（图4-5）。

（2）需保暖、防止患儿将被子踢开，可将两个沙袋分别放在患儿两肩旁，压在棉被上。

（3）需侧卧，为避免其翻身，可将沙袋放于患儿背后。

【注意事项】

（1）**松紧适宜**　约束带捆扎松紧要适宜，定时松解，避免过紧损伤患儿皮肤、影响血运，而过松则失去约束意义。

（2）**密切观察**　约束期间，随时观察局部皮肤血液循环状况。

（3）**姿势舒适**　保持患儿姿势舒适，定时给予短时的姿势改变，减少疲劳。

【操作流程及评价标准】（表4-3）

表4-3　　　　　　　　　　　　　小儿约束法操作流程及评价标准

操作步骤		评价要求	分值	得分
准备20分	护士	衣帽整洁，仪表端庄	5	
	用物	准备齐全	8	
	环境	符合具体的要求	2	
	患儿	做好约束的准备	5	
操作过程60分	解释	解释清楚到位，患儿家长愿意接受	5	
	全身约束	方法正确、操作熟练、约束效果好	15	

续　表

操作步骤		评价要求	分值	得分
操作过程 60分	手足约束	方法正确、操作熟练、约束效果好	10	
	沙袋约束	方法正确、操作熟练、约束效果好	10	
	密切观察	随时观察局部皮肤血液循环状况	10	
	整理交待	整理用物,交待患儿家长注意事项完整	10	
质量控制 20分	护患沟通	操作过程中能做好与患儿及家长沟通	5	
	整体操作	整体操作熟练,约束效果好	10	
	患儿舒适	约束后患儿无明显不舒适现象	5	
合计		100	100	

四、臀红护理法

臀红是婴儿臀部皮肤长期受尿液、粪便以及不净尿布等因素刺激或局部湿热(用塑料膜、橡皮布等),引起皮肤潮红、溃破、甚至糜烂及表皮剥脱的现象,又称尿布皮炎。臀红多发生于外生殖器、会阴及臀部。临床根据皮肤受损的程度,可分为轻度(表皮潮红)和重度;重度又分为三度,即重Ⅰ度(局部皮肤潮红,伴有皮疹),重Ⅱ度(除以上表现外,并有皮肤溃破、脱皮),重Ⅲ度(局部大片糜烂或表皮剥脱,有时可继发细菌或真菌感染)。

【目的】

(1) 保持臀部皮肤完整,预防尿布疹发生。

(2) 减轻患儿疼痛,促进受损皮肤康复。

【用物准备】

(1) 清洁尿布、盛温开水的面盆、小毛巾、棉签、弯盘、尿布桶。

(2) 药物:0.02%高锰酸钾溶液、紫草油、3%～5%鞣酸软膏、氧化锌软膏、鱼肝油软膏、1%龙胆紫、康复新溶液、硝酸咪康唑霜等。

(3) 红外线灯或鹅颈灯。

【操作方法】

(1) 患儿评估　患儿臀部皮肤受损情况,进行分度;患儿有无躁动不安。

(2) 准备工作　病室环境温度适宜(24℃～28℃),避免对流风。备齐用物,按操作顺序将用物放于治疗车上,推至床旁。

(3) 洗净臀部　轻轻掀开患儿下半身被褥,解开污湿尿布;若有大便,用温水将臀部洗干净,并用小毛巾吸干水分。

（4）垫尿布　用清洁尿布垫于臀下，使臀部暴露于空气或阳光下 10～20 分钟。

（5）照射臀部　若臀红严重者可用红外线灯或鹅颈灯照射臀部，灯泡 25～40 W，灯泡距臀部患处 30～40 cm，照射 10～15 分钟。

（6）均匀涂药　将蘸有油类或药膏的棉签贴在皮肤上轻轻滚动，均匀涂药。

（7）更换尿布　给患儿更换尿布，拉平衣服、盖好被褥。

（8）整理记录　整理用物，洗手，做好记录。

【注意事项】

（1）注意保暖　暴露时应注意保暖，避免受凉，一般每日 2～3 次；照射时应有护士守护患儿，避免烫伤。

（2）清洗臀部　臀部皮肤溃破或糜烂时禁用肥皂水，清洗时用手蘸水冲洗，避免用小毛巾直接擦洗。

（3）正确选药　根据臀部皮肤受损程度选择油类或药膏：轻度臀红，涂紫草油或鞣酸软膏；重 I、II 度臀红，涂鱼肝油软膏及 1% 龙胆紫；重 III 度臀红，涂鱼肝油软膏或康复新溶液（中药），每日 3～4 次。继发细菌或真菌感染时，可用 0.02% 高锰酸钾溶液冲洗吸干，然后涂 1%～2% 龙胆紫或硝酸咪康唑霜（达克宁霜），每日 2 次，用至局部感染控制。

（4）正确涂药　涂抹油类或药膏时不可上下涂刷，以免加剧疼痛和导致脱皮。

（5）尿布选择　保持臀部清洁干燥，重度臀红者所用尿布应煮沸、消毒液浸泡或阳光下暴晒。

【操作流程及评价标准】（表 4－4）

表4－4　　　　　　　　　　　臀红护理法操作流程及评价标准

操作步骤		评价要求	分值	得分
准备20分	护士	衣帽整洁，仪表端庄	5	
	用物	准备齐全、放置合理	8	
	环境	温度适宜，避免对流风	2	
	患儿	做好护理前的准备	5	
操作过程 60分	解释	解释清楚到位，患儿家长知道如何配合	5	
	除去尿布	正确除去污湿尿布	10	
	局部护理	护理方法正确，并能区别轻、重度臀红的不同护理方法	20	
	更换尿布	更换清洁尿布、方法正确	10	

续　表

操作步骤		评价要求	分值	得分
操作过程 60分	密切观察	观察臀部皮肤受损的程度	10	
	整理交待	用物处理正确,交待患儿家长注意事项完整	5	
质量控制 20分	护患沟通	操作过程中能与患者家长做好沟通	5	
	整体操作	整体操作熟练、敏捷	10	
	患儿舒适	患儿有舒适的感觉	5	
合计		100	100	

五、股静脉穿刺法

【目的】

采血做化验检查,为诊断及治疗疾病提供依据。

【用物准备】

治疗盘内备检验单,一次性 5 ml 无菌干燥注射器 1～2 副,碘伏、75%酒精、棉签、污物杯。根据需要准备干燥试管、抗凝试管、血培养瓶等。

【操作方法】

(1)患儿评估　患儿病情、年龄及心理状态;患儿抽血局部皮肤状况。

(2)准备工作　护士着装整洁,戴口罩、洗手。备齐用物,携至床边。

(3)核对解释　核对并向患儿及家长的解释,消除恐惧心理,以取得合作。

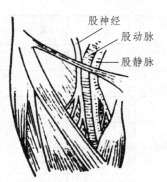

股神经
股动脉
股静脉

图 4-6　股静脉的解剖位置

(4)安放体位　患儿取仰卧位,脱去一侧裤腿,于穿刺侧臀下垫一小枕,充分暴露局部,用尿布覆盖会阴,以免患儿排尿污染穿刺部位(图 4-6)。助手站在患儿头端,用双肘及前臂约束患儿躯干及上肢,双手分别固定患儿双腿,使大腿稍外展、外旋,小腿弯曲 90°角呈蛙状。

(5)常规消毒　操作者站在患儿足端,常规消毒穿刺部位皮肤及操作者左手示指。

(6)正确穿刺　采用垂直穿刺法时,操作者左手示指在腹股沟中 1/3 与内 1/3 交界处触到股动脉搏动点,再次消毒穿刺点及术者手指,右手持注射器沿股动脉搏动点内侧 0.5 cm 处垂直刺入,然后逐渐提针,边退针边抽吸,见回血后固定针头,抽取所需血量。

（7）斜刺方法　采用斜刺法时,在腹股沟下约1～3 cm处,针头与皮肤呈45°角向股动脉搏动点内侧0.3～0.5 cm处呈向心方向刺入,其余操作同垂直穿刺法(图4－7)。

（8）拔针固定　拔针,用消毒干棉签按压5分钟左右至血止,胶布固定。

（9）留取标本　取下针头,将血液沿标本管壁缓慢注入试管,送检。

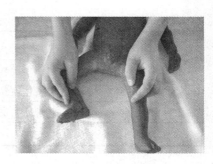

图4－7　股静脉穿刺法

（10）整理记录　安抚患儿,平整衣服,整理用物。

四、注意事项

（1）严格无菌　严格无菌操作规程,防止交互感染。

（2）严密观察　操作中注意观察患儿反应。

（3）穿刺禁忌　有出血倾向或凝血功能障碍者不宜用此法,以免引起内出血。

（4）进针角度　进出针时,勿摇动或转动方向,以减少损伤。

【操作流程及评价标准】(表4－5)

表4－5　小儿股静脉穿刺操作流程及评价标准

操作步骤		评价要求	分值	得分
准备20分	护士	衣帽整洁,仪表端庄,洗手、戴口罩	5	
	用物	准备齐全	8	
	环境	符合静脉采血的要求	2	
	患儿	做好静脉采血前的准备	5	
操作过程 60分	解释	根据患儿的年龄做好解释工作	5	
	患儿约束	依据采血的方式不同,做好患儿的约束固定	5	
	部位	选择穿刺部位正确,局部无不适宜穿刺状况	5	
	消毒	进行常规消毒,消毒方法、范围正确	5	
	穿刺方法	正确选择垂直穿刺法或斜刺穿刺法,定位准确,动作熟练	15	
	拔针	方法正确,及时按压,时间适当,局部无出血	10	
	标本留取	能按化验要求正确留取送检标本	5	
	密切观察	密切观察采血中患儿的反应	5	
	整理交待	安抚患儿,平整衣服,整理用物	5	

续 表

操作步骤		评价要求	分值	得分
质量控制 20 分	护患沟通	操作过程中做好与患儿家长的沟通工作	5	
	整体操作	整体操作有序、熟练	10	
	患儿舒适	患儿无明显不良反应	5	
合计		100	100	

六、温箱使用法

【目的】

(1) 用于早产儿、体重<2 000 g 的新生儿及体温不升患儿的保暖。

(2) 以科学的方法,创造一个温度和湿度相适宜的环境。

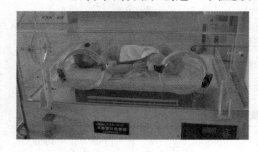

图 4-8　婴儿温箱

(3) 使患儿体温保持稳定,以提高未成熟儿的成活率。

【用物准备】

婴儿温箱(图 4-8),应检查其性能完好,保证安全,使用前做好清洁消毒工作。

【操作方法】

1) 患儿评估　患儿的孕周、出生体重、日龄;生命体征、有无并发症等。

2) 准备工作　调节室温(高于 23℃),以减少辐射散热。温箱避免放置在阳光直射、有对流风或取暖设备附近,以免影响箱内温度。

3) 入箱前准备　使用前应将温箱预热,以达到所需的温、湿度。然后根据表中小儿体重及出生日龄调节适中温度后入箱(表 4-6)。若为新生儿硬肿症、体温低于 33℃者,则必须遵循逐渐复温原则,并应加蒸馏水到湿化器水箱中,以达到所需的相对湿度。

表 4-6　　　　　　　　　不同出生体重早产儿温箱温湿度参数

出生体重(g)	暖箱温度				相对湿度
	35℃	34℃	33℃	32℃	
1 000	初生 10 天内	10 天以后	3 周后	5 周以后	55%~65%
1 500	—	初生 10 天内	10 天以后	4 周以后	
2 000	—	初生 2 天内	2 天以后	3 周以后	
2 500	—	—	初生 2 天内	2 天以后	

4）入箱后护理

（1）患儿可穿单衣，裹尿布。

（2）一切护理操作应尽量在箱内进行，如喂奶、换尿布、清洁皮肤、观察病情及检查等操作可从边门或袖孔伸入进行，尽量少打开箱门，以免箱内温度波动。

（3）定时测量体温，根据体温调节箱温，并做好记录，在患儿体温未升至正常之前，应每小时监测1次，升至正常后可每4小时测1次，注意保持体温在36℃～37℃之间，并维持相对湿度在55%～65%。

5）**出温箱条件**

（1）患儿体重达2000g或以上，体温正常。

（2）室温维持在24℃～26℃的情况下，患儿穿衣在不加热的温箱内能保持正常体温。

（3）患儿在温箱中生活1个月以上，体重虽不到2000g，但一般情况良好。

【注意事项】

（1）**严格规程** 掌握温箱性能，严格执行操作规程，定期检查有无故障、失灵等现象，保证绝对安全使用。

（2）**严密观察** 随时观察使用效果，如暖箱发出报警信号，应及时查找原因，妥善处理。

（3）**防止交叉感染** 工作人员入箱操作、检查、接触患儿前必须洗手，防止交叉感染。

（4）**保持温箱清洁** ①温箱使用期间应每天用消毒液将温箱内外擦拭，然后用清水再擦拭一遍，若遇奶迹、葡萄糖液等沾污应随时将污迹擦去；②每周更换温箱1次，以便清洁、消毒，定期细菌培养，以检查清洁消毒的质量；③湿化器水箱用水每天更换1次，以免细菌滋生；④机箱下面的空气净化垫应每月清洗1次，若已破损则须更换；⑤患儿出箱后，温箱应进行终末清洁消毒处理。

【操作流程及评价标准】（表4-7）

表4-7　　　　　　　　　　　保温箱使用的操作流程及评价标准

操作步骤		评价要求	分值	得分
准备20分	护士	衣帽整洁，仪表端庄，并了解患儿的情况	5	
	用物	准备齐全、性能完好、保证安全	8	
	保温箱	检查性能完好	2	
	患儿	做好入温箱的准备，穿单衣、裹尿布	5	
操作过程60分	解释	做好患儿家长的解释工作	5	
	入箱前准备	根据患儿的体重与日龄调节好温箱的参数	10	

续 表

操作步骤		评价要求	分值	得分
操作过程 60分	入温箱	将患儿正确移入温箱	5	
	入箱后护理	一切护理操作应尽量在箱内进行,操作规范、有序,符合要求	15	
	出温箱条件	明确出温箱的条件	10	
	密切观察	观察患儿的反应,并注意温箱的运行状况	10	
	整理交待	整理用物,保持温箱清洁	5	
质量控制 20分	护患沟通	操作过程中与患儿家长沟通良好	5	
	整体操作	整体操作有序、熟练	10	
	患儿	温箱内患儿无意外发生	5	
合计		100	100	

七、光照疗法

【目的】

(1)光照治疗是一种通过荧光灯照射治疗新生儿高胆红素血症的辅助疗法。主要作用是使血中未结合胆红素经光照后转变成水溶性异构体,易于从胆汁和尿液中排出体外。

(2)轻度溶血性疾病、胆红素代谢先天性缺陷的辅助治疗。

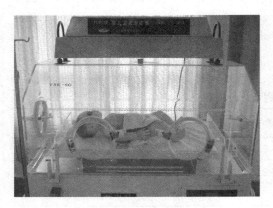

图4-9 光疗箱内光照治疗

【用物准备】

(1)光疗箱 一般以波长420~470 nm蓝色荧光灯最为有效,光亮度以160~320 W为宜。分单面和双面光疗箱两种,双面光优于单面光,灯管与患儿皮肤距离为33~50 cm(图4-9)。

(2)遮光眼罩 用不透光的黑布或纸制成。

(3)其他用物 长条尿布、尿布带、胶布等。

【操作方法】

1)患儿评估 患儿诊断、日龄、体重;黄疸的范围和程度、胆红素检查结果、生命体征、精神反应等资料。

2)准备工作

(1)患儿准备 患儿入箱前须进行皮肤清洁,禁忌在皮肤上涂粉或油类;剪短指甲、防止抓破皮肤；双眼佩戴遮光眼罩，避免光线损伤视网膜；脱去患儿衣裤，全身裸露，只用长条尿布遮盖会阴部，男婴注意保护阴囊。

（2）**环境准备**　光疗最好在空调病室内进行。冬天注意保暖，夏天则要防止过热。

（3）**光疗箱准备**　①清洁光疗箱，特别注意清除灯管及反射板的灰尘，箱内湿化器水箱加水至2/3满。②接通电源，检查线路及灯管亮度。③使箱温升至患儿适中温度，相对湿度55%～65%。

3）**正确入箱**　将患儿全身裸露，用尿布遮盖会阴部，佩戴护眼罩，放入已预热好的光疗箱中，记录开始照射时间。

4）**正确光疗**　使患儿皮肤均匀受光，并尽量使身体广泛照射。若使用单面光疗箱一般每2小时更换体位1次，可以仰卧、侧卧、俯卧交替更换。俯卧照射时要有专人巡视，以免口鼻受压而影响呼吸。

5）**严密监测**　监测体温和箱温变化　光疗时应每2～4小时测体温1次或根据病情、体温情况随时测量，使体温保持在36℃～37℃为宜，根据体温调节箱温。若光疗时体温上升超过38.5℃，要暂停光疗，经处理体温恢复正常后再继续治疗。

6）**出箱要求**　一般采用光照12～24小时才能使血清胆红素下降，光疗总时间按医嘱执行，一般情况下，血清胆红素＜171 μmol/L（10 mg/dl）时可停止光疗。

7）**整理记录**　出箱时给患儿穿好衣服，除去眼罩，抱回病床，并做好各项记录。

【注意事项】

（1）**保证水分及营养供给**　光疗过程中，应按医嘱静脉输液，按需喂奶，因光疗时患儿不显性失水比正常小儿高2～3倍，故应在喂奶间期喂水，观察出入量。

（2）**严密观察病情**　光疗前后及期间要监测血清胆红素变化，以判断疗效。光疗过程要观察患儿精神反应及生命体征；注意黄疸的部位、程度及其变化；大小便颜色与性状；皮肤有无发红、干燥、皮疹；有无呼吸暂停、烦躁、嗜睡、发热、腹胀、呕吐、惊厥等；注意吸吮能力、哭声变化。若有异常须及时与医师联系，以便检查原因，及时进行处理。

（3）**维护灯管及反射管**　保持灯管及反射板清洁，并定时更换灯管。如有灰尘会影响照射效果，每天应清洁灯箱及反射板，灯管使用300小时后其灯光能量输出减弱20%，900小时后减弱35%，因此灯管使用1 000小时必须更换。

（4）**光疗箱维护保养**　光疗结束后，关好电源，拔出电源插座，将湿化器水箱内水倒尽，做好整机的清洗、消毒工作，有机玻璃制品忌用乙醇擦洗。光疗箱应放置在干净、温、湿度变化较小，无阳光直射的地方。

【操作流程及评价标准】（表4-8）

表4-8　　　　　　　　　　光疗箱使用操作流程及评价标准

操作步骤		评价要求	分值	得分
准备20分	护士	衣帽整洁,仪表端庄,并了解患儿的情况	6	
	光疗箱	性能完好、保证安全	10	
	环境	符合光疗箱运行的要求	2	
	患儿	做好入光疗箱的准备	2	
操作过程 60分	解释	做好患儿家长的解释工作	5	
	光疗前准备	清洁光疗箱、接通电源、调至适中温度	5	
	入箱	患儿全裸,保护会阴部及眼部	10	
	光疗	操作规范、有序,符合要求	20	
	密切观察	观察患儿反应,监测体温和箱温变化	10	
	出箱	明确出光疗箱的条件并做好记录	5	
	整理交待	整理用物,保持光疗箱清洁	5	
质量控制 20分	护患沟通	操作过程中与患儿家长沟通良好	5	
	整体操作	整体操作熟练、敏捷、准确、安全	10	
	患儿	光疗箱内患儿安全,无明显不适现象	5	
合计			100	100

（马宁生）

思考题

1. 儿科门诊中设置"预诊室"、"急诊室"有何意义?怎样才能胜任儿科急诊室护士工作?

2. 儿科病房设置有哪些特点?

3. 儿科病房管理中如何预防交叉感染?

4. 怎样对患儿进行心理护理?

5. 简述小儿用药特点。

6. 儿科病房如何预防小儿意外伤害?

7. 普通病房遇到传染病患儿时应如何处理?

第五章　营养与营养障碍疾病患儿的护理

学习指导

　　学习目标：掌握母乳喂养的优点及护理、婴儿辅食添加的原则及顺序、营养不良的护理措施及维生素 D 缺乏性佝偻病的健康宣教。熟悉配方奶的计算和维生素 D 缺乏性手足搐搦症的急救护理。了解维生素 D 缺乏症的病因、发病机制。

　　学习重点：母乳喂养的优点及辅食添加的顺序；人工喂养儿牛乳量的计算；营养不良并发自发性低血糖的护理；维生素 D 缺乏症的健康教育。

　　营养是保证小儿正常生长发育、身心健康的物质基础。营养不足可引起小儿生长发育障碍及各种营养素缺乏症；营养过剩，又易发生肥胖症等疾病。因此，在饮食护理中应注意小儿营养均衡，给予家长正确的健康宣教，促进小儿健康成长。

第一节　小儿的正常营养需要

　　人体营养素分为：宏量营养素（蛋白质、脂肪和糖类）、微量营养素（维生素、矿物质）和其他营养素（水、膳食纤维）。

一、能量的需要

　　能量是维持机体新陈代谢所必需的，主要依靠食物中蛋白质、脂肪和糖类三大宏量营养素供给。1 g 蛋白质产能 4 kcal（16.8 kJ），1 g 脂肪产能 9 kcal（37.8 kJ），1 g 糖类产能 4 kcal（16.8 kJ）。能量单位是大卡或千卡（kcal），1984 年，国家规定能量以千焦耳（kJ）为单位，两者换算关系：1 kcal＝4.18 kJ。

　　小儿摄入的能量有以下五个方面的分配：

　　（1）**基础代谢**　是指在清醒、安静、空腹、18℃～25℃环境下，维持人体体温、肌张力、循环、呼吸、胃肠蠕动及腺体分泌等生理活动所需的最低能量。小儿每日基础代谢需要能量随年龄增长、体表面积的增加而减少，如婴儿每日约需 55 kcal（230 kJ）/kg，7 岁时每日约需 44 kcal（184 kJ）/kg，12 岁时每日约需 30 kcal（126 kJ）/kg，接近成人。婴幼儿基础代谢所需能量占总能量的 50%～60%。

（2）**食物的特殊动力作用** 指摄入、消化、吸收及利用食物所需的能量。其能量的消耗与食物成分有关，如摄入的蛋白质、脂肪和糖类，可分别使代谢增加 30%、4% 和 6%。婴儿摄取的食物含蛋白质较多，其食物的特殊动力作用占总能量的 7%～8%，年长儿采用混合膳食，此项消耗仅占 5%。

（3）**活动所需** 主要为肌肉活动所需。不同的小儿差异较大，与其活动类型、活动量、活动强度、活动时间及年龄等有关。婴儿每日需 15～20 kcal(63～84 kJ)/kg，12～13 岁每日可达 30 kcal(126 kJ)/kg。当能量摄入不足时，小儿可表现活动减少。

（4）**生长所需** 生长发育所需能量为小儿所特有，其需要量与生长速度成正比。1 岁内婴儿生长最快，约占总能量的 20%～30%，周岁以后每日减少到 5 kcal(20 kJ)/kg，到青春期因体格发育再次加速而增加。

（5）**排泄所需** 指每日摄入的供能食物中不能被吸收而排出体外的部分所需要的能量。此项消耗不超过总能量的 10%。

以上五方面的总和为总需能量。总能量的需求存在个体差异，如年龄越小，总能量需要相对越大。常用能量的估算方法为：婴儿每日约需能量 100～110 kcal(418～460 kJ)/kg，以后每增加 3 岁减去 10 kcal(42 kJ)/kg，至 15 岁时每日约需 60 kcal(250 kJ)/kg。能量长期供给不足，可发生营养不良；长期供给过多，可发生肥胖症。

二、营养素的需要

1. 宏量营养素

（1）**蛋白质** 是构成人体细胞和组织的基本成分，也是保证生理功能的重要物质。蛋白质供能约占总能量的 10%～15%。小儿不仅需要蛋白质补充能量消耗，还要用于维持生长发育，故蛋白质的需要量相对比成人多，如人乳喂养儿每日需蛋白质 2 g/kg，牛乳喂养儿每日需 3.5 g/kg，植物蛋白喂养儿每日需 4 g/kg（因人乳蛋白质的生物价比牛乳高，动物蛋白的生物价比植物蛋白高），而成人每日需蛋白质 1.1 g/kg。含蛋白质丰富的食物有乳类、蛋、肉、鱼和豆类等。

蛋白质由 20 种氨基酸组成，其中 8 种体内不能合成，必须由食物供给，称为必需氨基酸。它包括缬氨酸、亮氨酸、异亮氨酸、苏氨酸、蛋氨酸、赖氨酸、苯丙氨酸、色氨酸。婴儿期组氨酸也是必需氨基酸；早产儿肝脏酶活性较低，胱氨酸、酪氨酸、精氨酸、牛磺酸可能也是必需的，牛磺酸能促进婴儿神经系统和视网膜的发育。含必需氨基酸的蛋白为优质蛋白（乳、蛋、鱼、瘦肉等）。食物的合理搭配可达到蛋白质互补，即可使必需氨基酸的种类和数量相互补充，使之更接近人体的需要，从而提高食物的生物价值，这就是蛋白质的互补作用。例如，小米、麦和玉米等植物蛋白缺乏赖氨酸,而豆类富含赖氨酸,故小米、麦和玉米配以大豆食用即可优化赖氨酸。

长期缺乏蛋白质,将导致蛋白质营养不良、生长发育迟缓、贫血、感染及水肿等;摄入过多,则通过肾脏排泄较多的含氮废物,使机体排出水分增加,出现慢性脱水,可发生便秘和消化不良等。

(2)脂肪 是供给能量的重要营养素,约占总能量的 45%(35%~50%)。它可提供必需脂肪酸,有助于脂溶性维生素的吸收,并有防止散热,保护脏器和关节等作用。婴幼儿每日需脂肪 4~6 g/kg。含脂肪丰富的食物有乳、肉、鱼及各种植物油等。

脂肪分解为甘油和脂肪酸,后者又分饱和脂肪酸和不饱和脂肪酸。不饱和脂肪酸如亚油酸、亚麻酸,在体内不能合成,称为必需脂肪酸。亚油酸在体内可转变成亚麻酸和花生四烯酸。亚麻酸分为 α-亚麻酸和 γ-亚麻酸,α-亚麻酸为 ω-3 脂肪酸。必需脂肪酸参与构成线粒体、细胞膜、体内磷脂和前列腺素的合成;参与胆固醇代谢;ω-3 脂肪酸与视力、认知发育有关。动物实验发现精子的形成也与必需脂肪酸有关。

脂肪长期缺乏,可引起营养不良和脂溶性维生素缺乏症;过多可引起腹泻及食欲不振。

(3)糖类 糖类是人体最主要的供能物质,占总能量的 50%~60%。婴儿每日需糖类 12 g/kg。糖类主要由谷类、根茎类食物以及食糖供给,蔬菜和水果中含量较少。

当糖类供应过多时,可转变成脂肪储存于体内,使小儿最初体重迅速增长,但因蛋白质摄入不足,易出现面色苍白、肌肉松软,呈泥膏样体质,有时还可出现水肿;反之供应不足,机体则动用脂肪供给能量,若动用过多,则可引起酮症酸中毒。

2. 微量营养素

(1)维生素 维生素是人体正常生理活动所必需的营养素。主要调节人体的新陈代谢,并不产生能量。虽然需要量不多,但大多数在体内不能合成,必须由食物供给。维生素分脂溶性(维生素 A、D、E、K)和水溶性(B 族维生素、维生素 C,叶酸、泛酸、烟酸、胆碱、生物素)两大类,其中脂溶性维生素可储存于体内,无须每日供给,但因排泄缓慢,缺乏时症状出现较迟,过量易中毒;水溶性维生素易溶于水,多余部分可迅速从尿中排泄,体内不能储存,需每日供给,缺乏后症状出现迅速,过量一般不发生中毒。

(2)矿物质 人体所需的矿物质有钙、磷、铁、铜、钾、碘、锌、氯、镁等 50 余种,不供给能量,但参与机体的构成。根据其在体内的含量分为常量元素和微量元素。每日膳食需要量在 100 mg 以上的元素称为常量元素,又称为宏量元素。体内除氢、氧、氮、碳四种基本元素外,钙、磷、镁、钠、钾、氯、硫亦为常量元素。铁、铜、锌及碘、硒、氟等均为微量元素,虽体内含量很少,但与小儿营养密切相关。婴幼儿最易缺乏的元素是钙、铁、锌和铜。各种维生素、主要矿物质的作用、来源和生理需要量见表5-1。

表5-1 维生素、主要矿物质的作用、来源和生理需要量

种类	作用	来源	生理需要量
脂溶性维生素			
维生素A	促进生长发育和维持上皮细胞的完整性，增加皮肤黏膜的抵抗力，为形成视紫质所必需的成分，促进免疫功能	肝、牛乳、鱼肝油、胡萝卜等	婴幼儿需维生素A 1 333 U/d
维生素D	调节钙磷代谢，促进肠道对钙磷的吸收，维持血液钙、磷浓度及骨骼、牙齿的正常发育	肝、鱼肝油、蛋黄、紫外线照射皮肤合成	婴幼儿需维生素D 400～800 U/d
维生素K	由肝脏利用、合成凝血酶原	肝、蛋、豆类、青菜，肠内细菌合成	
维生素E	促进细胞成熟与分化，是一种有效的抗氧化剂	麦胚油、豆类、蔬菜	
水溶性维生素			
维生素B₁	构成脱羧辅酶的主要成分，为糖代谢所必需，维持神经、心肌的活动机能，调节胃肠蠕动，促进生长发育	米糠、麦麸、豆、花生、酵母	
维生素B₂	为辅黄酶主要成分，参与机体氧化过程，维持皮肤、口腔和眼的健康	肝、蛋、鱼、乳类、蔬菜、酵母	
维生素B₆	为氨基转移酶和氨基酸脱羧酶的组成成分，参与神经、氨基酸及脂肪代谢	各种食物中，肠内细菌合成	
维生素B₁₂	参与核酸的合成，促进四氢叶酸的形成，促进细胞及细胞核的成熟，对生血和神经组织代谢有重要作用	肝、肾、肉等动物食品	
叶酸	其活动形式四氢叶酸参与核苷酸的合成，有生血作用；胎儿期缺乏可引起神经管畸形	肝、肾、酵母、绿叶蔬菜较丰富	
维生素C	参与人体的羟化和还原过程，对胶原蛋白、细胞间粘合质、神经递质的合成与类固醇的羟化、氨基酸代谢、抗体及红细胞的生成等均有重要作用。增强抵抗力，并有解毒作用	各种水果、新鲜蔬菜	
主要矿物质			
钙	为凝血因子，能降低神经肌肉的兴奋性，是构成骨骼、牙齿的主要成分	绿色蔬菜、乳类、蛋类	小儿需钙为0.5～0.8 g/d

续　表

种类	作　用	来　源	生理需要量
磷	是骨骼、牙齿、细胞核蛋白、各种酶的主要成分,协助蛋白质、脂肪和碳水化合物的代谢,参与缓冲系统,维持酸碱平衡	肉类、豆类、五谷、乳类	
铁	是血红蛋白、肌红蛋白、细胞色素及其他酶系统的主要成分,帮助氧的运输	肝、蛋黄、血、豆、肉类、绿色蔬菜	婴幼儿需铁 10～15 mg/d
铜	对制造红细胞,合成血红蛋白和铁的吸收起很大作用,与许多酶如细胞色素酶、氧化酶的关系密切,存在于人体红细胞、脑、肝等组织内。缺乏时引起贫血	肝、肉、鱼、豆类、全谷	
锌	为不少酶的组成部分,如与能量有关的碳酸酐酶、与核酸代谢有关的酶;调节 DNA 的复制转录,促进蛋白质的合成,还参与和免疫有关酶的作用	鱼、蛋、肉、禽、麦胚、全谷	婴幼儿需锌 3～10 mg/d
镁	构成骨骼及牙齿成分,激活糖代谢酶,与神经肌肉兴奋性有关,为细胞内阳离子,参与细胞代谢过程。常与钙同时缺乏,导致手足搐搦症	谷类、豆类、干果、肉、乳类	
碘	为甲状腺素 T_3、T_4 主要成分,缺乏时引起单纯性甲状腺肿及地方性呆小病	海带、紫菜、海鱼等	7 岁以下需碘约 40～80 μg/d
钾	构成细胞浆的要素,维持酸碱平衡,调节神经肌肉活动	果汁、蔬菜、乳、肉	
钠、氯	调节人体体液酸碱性,调节水分交换,保持渗透压平衡	食盐	

3. 其他营养素

（1）水　是构成人体体液的主要成分,参与体内所有物质代谢和生理活动。年龄越小,需水量相对越多。婴儿每日需水量为 150 ml/kg,以后每增加 3 岁减去 25 ml/kg,至成人每日为 50 ml/kg。

（2）膳食纤维　膳食纤维主要来自植物的细胞壁,为不被小肠酶消化的非淀粉多糖。具有生理功能的膳食纤维包括纤维素、半纤维素、木质素、果胶、树胶、海藻多糖等。纤维素能吸收大肠水分,软化大便,增加大便体积,促进肠蠕动;半纤维素可结合铁、锌、钙、磷,使其吸收减少;木质素可吸附酸性化合物,如胆酸;果胶在吸水后可形成凝胶,有降低食物中糖密度,减少食饵性胰岛素分泌的功用。年长儿、青少年膳食纤维的适宜摄入量为每日 20～35 g,婴幼儿可从谷类、新鲜蔬菜和水果中获得一定量的膳食纤维。

第二节　小儿喂养与膳食安排

小儿生长发育迅速，对营养素和能量的需要量相对较大，但由于其消化吸收功能尚未完善，容易发生消化紊乱和营养不良，故小儿喂养非常重要，尤其是婴儿。

一、婴儿喂养

婴儿喂养有母乳喂养、混合喂养及人工喂养三种。其中母乳喂养最为理想，应大力提倡。

1. 母乳喂养

1）母乳的成分

（1）蛋白质　含有较多的乳清蛋白，遇酸形成凝块较小，利于消化吸收；含有较多的必需氨基酸，如牛磺酸的含量达 425 mg/L，是牛乳的 10～30 倍。

（2）脂肪　含不饱和脂肪酸多（其中含丰富的亚油酸），脂肪颗粒小，含有脂肪酶，易于消化吸收。

（3）糖类　含乙型乳糖为主，可促进双歧杆菌和乳酸杆菌的生长，抑制大肠杆菌生长，减少腹泻。丰富的乳糖部分可转变成乳酸，使肠腔内 pH 值下降，使钙盐易于溶解和吸收。

（4）维生素　含维生素 C、维生素 D、维生素 K 较少，故应鼓励乳母合理膳食，适当补充；同时让婴儿尽早去户外活动，通过光照皮肤合成维生素 D。初乳含维生素 A、维生素 E 较多。

（5）矿物质　含量较少，易被婴儿吸收，且吸收率远高于牛乳，如钙、磷比例适宜，为 2∶1；铁、锌的吸收率分别为 50% 和 62%，高于牛乳 10% 和 40%。

（6）免疫因子　含有较多的免疫因子，如母乳尤其初乳中含 sIgA，能有效抵抗病原微生物的侵袭；初乳中的乳铁蛋白是重要的非特异性防御因子，对铁有强大的螯合能力，可夺走大肠杆菌、多数厌氧菌及白色念珠菌赖以生存的铁，从而抑制它们的生长；溶菌酶能水解、破坏革兰阳性菌细胞壁中的乙酰基多糖，增强机体的杀菌能力；双歧因子可促进双歧杆菌和乳酸杆菌的生长，使肠腔内 pH 值达 4～5，抑制大肠杆菌生长；巨噬细胞有抗白色念珠菌和大肠杆菌的能力；母乳中的催乳素可促进新生儿免疫功能的成熟。

由于母乳的成分有一定的个体差异，同一乳母在产后的不同阶段乳汁成分也有差别。按世界卫生组织（WHO）规定：产后 4～5 天内的乳汁为初乳；5～14 天的乳汁为过渡乳；14 天～9 个月的乳汁为成熟乳；10 个月以后的乳汁为晚乳。初乳量少，每日为 15～45 ml，深柠檬色，比重高（1.040～1.060），含脂肪较少而蛋白质较多（主要为免疫球蛋白），并含初乳小球（充满脂肪颗粒的巨噬细胞及其他免疫活性细胞）及丰富的维生素 A、牛磺酸和锌，有利于新生儿的生长发育及抗感染。过渡乳总量增多，含脂肪高，蛋白质及矿物质逐渐减少。成熟乳的总量达到

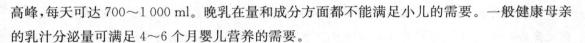

高峰，每天可达 700～1 000 ml。晚乳在量和成分方面都不能满足小儿的需要。一般健康母亲的乳汁分泌量可满足 4～6 个月婴儿营养的需要。

人乳与牛乳主要成分及能量比较见表 5-2。

表 5-2　　　　　　　　　　人乳与牛乳主要成分及能量比较（100 ml）

成　　分	人　　乳	牛　　乳
蛋白质(g)	1.2（乳清蛋白占 2/3）	3.5（酪蛋白占 4/5）
脂肪(g)	3.5（不饱和脂肪酸较多）	3.5（饱和脂肪酸较多）
糖类(g)	7.5（乙型乳糖为主）	4.8（甲型乳糖为主）
维生素 D(IU)	0.4～10.0	0.3～0.4
钙(mg)	33	125
磷(mg)	15	99
铁(mg)	0.05	0.05
能量(kcal 或 kJ)	68（或 285）	66（或 270）

2）母乳喂养的优点

（1）营养丰富，易于消化吸收，增强抗病能力，减少呼吸道、消化道等常见疾病的发生。

（2）能促进婴儿中枢神经系统及视网膜的发育，利于心理和智能发育。

（3）经济、方便、省时省力、温度适宜、不易污染。

（4）增进母婴感情。

（5）可刺激乳母分泌催乳素，促进子宫收缩，加速子宫复原；可使月经推迟，有利于计划生育；还能减少母亲乳腺癌和卵巢癌的发病率。

3）母乳喂养的护理

（1）鼓励母乳喂养，宣传母乳喂养的优点。

（2）重视乳母健康，促进乳汁分泌：乳母的营养、睡眠、情绪等均能影响乳汁的分泌，故应保证乳母营养合理、睡眠充足、精神愉快。

（3）指导正确哺乳：①哺乳时间：尽早开奶，使母亲乳汁早分泌、多分泌。正常分娩新生儿生后即可哺乳，可将新生儿裸体置于母亲胸前进行皮肤接触，同时吸吮乳头；剖宫产的母亲有应答反应后半小时内开始哺乳；②哺乳次数：生后 1～2 个月，提倡按需哺喂，以促进乳汁分泌。2 个月以后，随婴儿吸奶量逐渐增多，可每 2～3 小时喂 1 次，延长到 3～4 小时喂 1 次，夜间暂停 1 次，一昼夜 6～7 次。每次哺乳时间约为 15～20 分钟；③哺乳方法：喂哺前，先给婴儿更换尿布，洗手，而后清洁乳头。母亲最好取坐位，哺乳一侧的脚稍搁高，怀抱婴儿使其头、肩枕于母亲哺乳侧的肘弯,另一手的示指、中指轻夹乳晕两旁,用乳头刺激婴儿的下颌,使其张开嘴含住大部分乳晕及乳头,并能自由用鼻呼吸。当乳汁流速过快、婴儿有呛奶时,食、中指应轻夹乳晕两旁使流速减慢。一般先吸空一侧乳房再换另一侧,下次哺喂交替进行,以促进乳汁分泌。哺乳完毕后,用食指轻压婴儿下颏,将乳头轻轻拔出。切忌在口腔负压的情况下拉出乳头,否则易造成局部疼痛或皮肤破损。喂后将婴儿竖抱,头部靠在母亲肩上,用手掌轻拍其背部,使吞咽下的空气排出,然后再将婴儿右侧卧位,以防呕吐造成窒息。

(4)观察奶量是否充足:每次哺乳时能听到婴儿吞咽声;喂后能安静入睡或嬉戏自如;每天有1次量多或少量多次的软便和10余次小便;体重增加速度正常,则表示奶量充足。

(5)注意事项:①防止乳头、乳房疾患:如有乳头内陷,应按摩、牵拉乳头或用吸奶器吸出乳汁;如有乳头裂伤,应暂停直接哺喂,用吸奶器吸出乳汁,适当加温后用奶瓶哺喂,同时用鱼肝油软膏涂擦乳头,愈合后再直接喂哺;如因排奶不畅或每次哺喂未将乳汁排空,使乳汁淤积在乳房内引起乳房肿胀(局部小硬块,有胀痛感),应让婴儿勤吸吮,必要时用吸奶器将乳汁吸尽,局部热敷并轻轻按摩,使其软化。若1~2天后肿块仍不退并出现局部皮肤发红、疼痛,乳母体温升高等乳腺炎表现时,应使用抗生素;②哺乳禁忌证:凡是乳母患急慢性传染病如艾滋病、肝炎、结核病等,或心功能不全、慢性肾炎、糖尿病、恶性肿瘤、精神病、癫痫等严重疾病应停止哺乳。但乙型肝炎病毒携带者并非禁忌,因乙型肝炎病毒的母婴传播主要发生在临产或分娩时,是通过胎盘或血液传播的。

(6)指导断奶:随着婴儿的成长,母乳已不能满足其生长发育的需要,应在生后4~6个月开始添加辅食,为断奶作准备。断奶时间一般在生后10~12个月,若遇婴儿患病或夏季炎热,可推迟断奶,但最迟不超过1岁半。断母乳后每天仍应供给0.25~0.5 kg牛奶或豆浆。

2. 混合喂养

指母乳与动物乳或其他代乳品混合喂养的一种方法,分补授法和代授法。

(1)补授法　当母乳分泌量不足而无法改善时,每次先喂母乳(将乳房吸空,利于乳汁分泌),后补充动物乳或其他代乳品,称为补授法。补授乳量按小儿食欲及母乳量多少而定。

(2)代授法　母乳充足,但因故不能按时哺喂,完全用动物乳或其他代乳品代替一至数次母乳,称为代授法。

3. 人工喂养　指因各种原因致6个月内婴儿完全用动物乳或其他代乳品喂养的一种方法。牛乳是最常用的代乳品。

1)全牛乳　与人乳比较,其蛋白质含量高,以酪蛋白为主,遇酸形成凝块较大;脂肪含量相似,但以饱和脂肪酸为多,缺乏脂肪酶;碳水化合物含量少,以甲型乳糖为主,利于大肠杆菌生长;缺乏维生素;矿物质较多,钙、磷比例不适宜(<2∶1),可加重肾负担;缺乏各种免疫因子,

易被细菌污染,故牛乳喂养儿感染性疾病发病率比母乳喂养儿高。

为了能使牛乳更接近人乳,可通过加糖、加水和加热来矫正。

(1) 加糖 一般 100 ml 牛乳中可加糖 5~8 g(即 5%~8%)。这不仅可增加甜味,更重要的是改变牛乳中宏量营养素的比例,有利于吸收;促进肠蠕动,软化大便。

(2) 加水 牛乳中所含的蛋白质和矿物质比人乳多 2~3 倍,为了降低蛋白质和矿物质的浓度,减轻婴儿消化道和肾负荷,应将牛乳加以稀释。生后根据新生儿情况选用稀释奶,如月龄<2 周者可予 2:1 奶(即 2 份牛乳加 1 份水)喂养,以后逐渐过渡到 3:1 或 4:1 奶,满月后即可喂全奶。

(3) 加热 可达到无菌的要求,且能使牛乳中的蛋白质变性,使之在胃中不易凝成大块。但酶及维生素易遭破坏,即煮沸即可。

奶量计算(6 个月以内婴儿):可按婴儿每日所需的总能量和总液量来计算牛乳量,即婴儿每日需总能量为(100~110)kcal(418~460 kJ)/kg,需总液量(水)为 150 ml/kg;另外,每100 ml 牛乳产热 66 kcal,1 g 糖类产热 4 kcal,则加 8% 糖牛乳 100 ml,约产热 100 kcal(66 kcal+8 g×4 kcal≈100 kcal)。

例:4 月龄婴儿,体重 6 kg,计算 8% 糖牛乳量方法如下:

婴儿每日需总能量:(100 ~ 110)kcal/kg × 6 kg = (600 ~ 660)kcal

则需 8% 糖牛乳量为:100 ml:100 kcal = x:(600 ~ 660)kcal,x = (600 ~ 660)ml

婴儿每日需总液(水)量:150 ml/kg × 6 kg = 900 ml

即除牛乳外,需喂水量为:900 ml - (600 ~ 660)ml = (240 ~ 300)ml

则需 8% 糖量为:(600 ~ 660)ml × 8(g)% = (48.0 ~ 52.8)g

婴儿一昼夜哺喂 6~7 次,可将全天牛乳及水量平均分次哺喂。

2) **配方奶粉** 调整牛奶中酪蛋白,添加乳清蛋白、不饱和脂肪酸、乙型乳糖、维生素 A、维生素 D、β 胡萝卜素、铁和锌等营养素,使其营养素尽量接近母乳,可直接加水喂哺。不同月龄的婴儿应选择不同的配方奶粉。一般市售婴儿配方奶粉 100 g 供能约 500 kcal(2 029 kJ),婴儿能量每日需要量约为 100 kcal/kg(418 kJ/kg),故婴儿每天配方奶粉 20 g/kg 可满足需要。市售婴儿配方奶粉配有统一规格的专用小勺,如盛 4.4 g 奶粉的专用小勺,1 平勺(自然舀后刮平)宜加入 30 ml 温开水(即重量比为 1:7)。

(1) **低敏配方奶粉** 确诊牛乳过敏的婴儿,应首选氨基酸配方奶或深度水解蛋白质奶粉,部分水解蛋白质奶粉、大豆奶粉不宜用以治疗对牛乳过敏者。

(2) **无乳糖配方奶粉** 对有乳糖不耐受的婴儿,应使用无乳糖奶粉(蔗糖、葡萄糖聚合体、麦芽糖糊精、玉米糖浆为糖类来源)。

（3）低苯丙氨酸配方奶粉　确诊为苯丙酮尿症的婴儿,应使用低苯丙氨酸配方奶粉。

3）羊乳　营养成分与牛乳相似,但维生素B₁₂、叶酸含量较少,婴儿长期饮用易致巨幼红细胞性贫血。

4）其他代乳品　如豆浆、豆奶粉等。

5）人工喂养的护理

（1）乳汁的浓度和量应适宜,不可过稀、过浓或过少。

（2）奶嘴软硬度应适宜,奶嘴孔的大小以奶瓶盛水倒置时液体呈滴状连续滴出为宜;哺喂前先将乳汁滴在成人手背上无过热感为宜;乳汁应充满奶嘴,以免吸入空气。

（3）观察小儿食欲、睡眠、粪便性状及体重增加情况,随时调整奶量。

（4）无冷藏条件者,应分次配制,确保新鲜、安全。

（5）每次配乳所用的食具、用具等应洗净、消毒。

4. 辅助食品的添加

1）添加辅食的目的

（1）补充营养素:婴儿长到4～6个月后,母乳将不能完全满足其生长发育的需要,而且母乳的质和量随着时间推移逐渐下降,因此必须添加辅食。

（2）改变食物的性质,训练婴儿的咀嚼功能,为断奶作准备。

2）添加辅食的原则　循序渐进,从少到多,从稀到稠,从细到粗,从软到硬,由一种到多种,在婴儿健康、消化功能正常时添加。

3）添加辅食的顺序　见表5-3。

表5-3　　　　　　　　添加辅食的顺序及供给的营养素

月　龄	辅食种类	供给的营养素
1～3个月	菜汤、水果汁、维生素 AD 制剂	维生素 A、维生素 C、维生素 D
4～6个月	米汤、米糊、稀粥 蛋黄、鱼泥、豆腐、动物血 菜泥、水果泥	B 族维生素;糖类,供给热能 蛋白质、铁、维生素 矿物质、纤维素
7～9个月	粥、烂面、饼干、馒头片 蛋、鱼、肝泥、肉末、碎菜	B 族维生素;糖类,供给热能;训练咀嚼,利于牙齿发育 蛋白质、铁、锌、维生素、纤维素
10～12个月	稠粥、软饭、面条、面包、馒头 碎肉、碎菜、豆制品	B 族维生素;糖类,供给热能 蛋白质、维生素、矿物质、纤维素

注:母乳所含的维生素C、维生素D不足,故从出生后2周始即可逐步添加维生素C和浓缩鱼肝油,但两者均不作为辅食对待

4）添加辅食的护理

（1）辅食应在婴儿身体健康时添加。

（2）添加后要注意观察婴儿大便情况，如出现腹泻或消化不良，应暂停或少加辅食，待大便正常后慢慢添加。

（3）添加辅食应注意食品卫生，防止因污染引起疾病。

二、儿童、少年的膳食安排

儿童、少年的膳食安排应符合下列原则：满足生理需要，合理烹调制作，适合消化功能，保持良好食欲。

1. 幼儿膳食　食物的量应酌情增加，食物应细、软、碎，易于咀嚼，同时注意色、香、味、形，促进食欲；进食前避免剧烈活动；培养良好的饮食习惯，做到定时进食，不挑食、不偏食、不吃零食，尤忌餐前的糖果、饮料；食时细嚼慢咽，促进消化液分泌。

2. 学龄前儿童膳食　与成人相似，做到粗细、荤素搭配，使食品多样化，发挥蛋白质的互补作用，提高营养素的利用率。

3. 学龄儿童膳食　食物种类同成人，但因体格和智力发育加快、学习紧张、体力活动加大，对营养素和能量的需求比成人相对多。因此，供给充足的营养十分重要，特别是优质蛋白。学龄儿童的早餐一定要吃好，以满足上午脑力消耗多及体力活动量大的需求。提倡课间加餐。

4. 青春期少年膳食　青春期少年体格发育进入第二次高峰，尤其肌肉、骨骼的增长速度加快，对各种营养素和总能量的需要量增加。女孩因月经来潮，更应供给足够的铁剂。

第三节　蛋白质-能量营养障碍

一、蛋白质-能量营养不良

蛋白质-能量营养不良（protein-energy malnutrition，PEM）是由于缺乏能量和（或）蛋白质所致的一种营养缺乏症。多见于 3 岁以下婴幼儿。主要表现为体重下降，皮下脂肪减少和水肿，常伴有各器官系统的功能紊乱。临床常见三种类型：以能量供应不足为主的消瘦型；以蛋白质供应不足为主的浮肿型；介于两者之间的消瘦-浮肿型。

【病因】

（1）摄入不足　喂养不当是婴儿营养不良的主要病因，如婴儿母乳不足又未及时添加其他乳品，或骤然断奶后未及时添加辅食，人工喂养儿牛奶或奶粉配制过稀，长期供给单一淀粉类食品（如奶糕、粥）。较大小儿营养不良多为婴儿期营养不良的继续，或因不良的饮食习惯，如偏食、厌食、吃零食过多、早餐过于简单或午餐摄入不足等引起。

（2）消化吸收障碍　消化系统解剖或功能上的异常，如唇裂、腭裂、幽门梗阻、迁延性腹泻、过敏性肠炎、肠吸收不良综合征均可影响食物的消化和吸收。

（3）需要量增加　急慢性传染病（如麻疹、伤寒、肝炎、结核）的恢复期，早产、双胎、生长发育快速时期等均可因营养素需要量增多而造成相对不足。

（4）消耗量过大　大量蛋白尿、长期发热、糖尿病、烧伤、甲状腺功能亢进、恶性肿瘤等可使营养素消耗量增多而引起营养不良。

【病理生理】

由于长期能量、蛋白质供应不足，导致自身组织消耗，如糖原不足或消耗过多致低血糖；脂肪消耗致血清胆固醇下降、脂肪肝；蛋白质供给不足或消耗过多致血清蛋白下降而水肿；由于脂肪的大量消耗及低蛋白血症致细胞外液容量增加，故一般呈低渗状态，当呕吐、腹泻时易出现低渗性脱水，还可出现酸中毒、低钾血症、低钙血症和低镁血症。约有 3/4 患儿伴有缺锌。由于能量摄入不足，皮下脂肪较薄、散热快、血糖降低致体温偏低。同时还发生各器官系统（呼吸、消化、循环、泌尿、免疫和中枢神经系统等）功能低下，如患儿极易并发感染、做结核菌素试验可呈阴性反应。

【临床表现】

体重不增是最早出现的症状，随后皮下脂肪逐渐减少或消失，体重下降，久之身高也低于正常。皮下脂肪减少或消失的顺序是：腹部→躯干→臀部→四肢→面部，表现额部出现皱折，两颊下陷，颧骨突出，形如老人。皮肤干燥、苍白、松弛，肌肉萎缩、肌张力低下。体温低于正常、脉搏减慢、心音低钝、血压偏低。初期烦躁，以后变得冷漠。有血清蛋白降低时可出现营养不良性水肿。婴儿常有饥饿性便秘或腹泻。

营养不良患儿常因缺乏蛋白质、铁、维生素 B_{12}、叶酸等造血物质而并发营养性贫血，其中缺铁性贫血最常见；因缺乏维生素 A、维生素 B_1、B_2、B_6、维生素 C 而并发干眼症、脚气病、口腔炎、末梢神经炎、皮肤黏膜出血（如鼻出血），其中维生素 A 缺乏最常见；由于免疫功能低下，易并发各种感染，如上呼吸道感染、肺炎、鹅口疮、中耳炎、腹泻、尿路感染、皮肤感染、败血症、结核病等；重度营养不良患儿可在夜间或凌晨并发自发性低血糖，若不及时诊治，可因呼吸麻痹而死亡。

根据婴幼儿营养不良的程度，临床上分为三度，见表 5-4。

表 5 - 4　　　　　　　　　　　　婴幼儿营养不良的临床特点

	Ⅰ度(轻)	Ⅱ度(中)	Ⅲ度(重)
体重低于正常均值(%)	15～25	25～40	>40
腹部皮下脂肪厚度(cm)	0.8～0.4	<0.4	消失
身高(长)	尚正常	低于正常	明显低于正常
消瘦	不明显	明显	皮包骨样
皮肤	尚正常	稍苍白、松弛,弹性差	苍白、干瘪,弹性消失
肌张力	基本正常	肌张力偏低	肌肉萎缩,肌张力低下
精神状态	稍不活泼	委靡或烦躁不安	呆滞,反应低下,抑制与烦躁交替

注:腹部皮下脂肪厚度的测量方法:脐旁乳头线上形成交点,左右旁开 3 cm 与皮肤垂直,将其捏起量其上缘;正常值为 0.8 cm

根据患儿体重及身高(长)减少情况,将营养不良分为三种类型:

(1) 体重低下型(underweight)　患儿体重低于同年龄、同性别参照人群值的均数减 2 个标准差(-2SD)。体重介于均数-2SD～-3SD 为中度;低于均数-3SD 为重度。此项指标主要反映患儿有慢性或急性营养不良,但单凭该指标不能区别急性还是慢性营养不良。

(2) 生长迟缓型(stunting)　患儿身高(长)低于同年龄、同性别参照人群值的均数减 2 个标准差(-2SD)。身高(长)介于均数-2SD～-3SD 为中度;低于均数-3SD 为重度。此项指标主要反映患儿过去或长期慢性营养不良。

(3) 消瘦型(wasting)　患儿体重低于同性别、同身高(长)人群参照值的均数减 2 个标准差(-2SD)。体重介于均数-2SD～-3SD 为中度;低于均数-3SD 为重度。此项指标主要反映患儿近期、急性营养不良。

【实验室检查】

血清白蛋白浓度降低是最重要的改变,但不够灵敏;视黄醇结合蛋白、前白蛋白、甲状腺结合前白蛋白和转铁蛋白等代谢周期较短的血浆蛋白质具有早期诊断价值。胰岛素样生长因子 1(IGF-1)不仅反应灵敏而且受其他因素影响较小,是诊断蛋白质营养不良的较好指标。多种血清酶(血清淀粉酶、脂肪酶、胆碱酯酶、氨基转移酶、碱性磷酸酶、胰酶等)活性降低,血糖、胆固醇降低,各种电解质及微量元素浓度均可下降。生长激素水平升高。

【治疗要点】

采用综合治疗,包括去除病因,治疗原发病,调整饮食,促进消化,增进食欲,治疗并发症及支持疗法等。

【常见护理诊断与评估】

(1) **营养失调：低于机体需要量**　与能量和(或)蛋白质摄入不足、消化吸收障碍、需要量增加、消耗过大有关。

评估患儿有无喂养不当情况,有无消化系统解剖或功能上的异常,有无急慢性传染病、消耗性疾病等,是否早产、双胎等;有无体重不增、体重下降及消瘦、水肿等临床表现。

(2) **潜在并发症**　缺铁性贫血、维生素 A 缺乏、感染、低血糖。

评估患儿有无缺铁性贫血、维生素缺乏症、感染和自发性低血糖等的临床表现。

(3) **知识缺乏**　与患儿家长缺乏营养知识及正确的喂养知识有关。

评估患儿的家庭经济条件,父母的文化程度,以了解其对疾病的认识程度。

【护理目标】

(1) 患儿能增加营养素的摄入品种和数量,体重逐渐恢复正常。

(2) 避免或减少并发症的发生,一旦发生能及时发现和配合处理。

(3) 家长基本能说出小儿营养和喂养的知识要点。

【护理措施】

1) **饮食管理**

(1) 鼓励母乳喂养,无母乳或母乳不足,可给予稀释牛奶,少量多次喂哺,渐增至全乳。重度营养不良患儿必要时行鼻饲喂养。及时添加含优质蛋白、维生素和铁等营养素的辅食,以满足生长发育需要。

(2) Ⅰ度(轻度)营养不良患儿,能量每日可从 60～80 kcal(250～330 kJ)/kg、蛋白质每日 3 g/kg开始;Ⅱ、Ⅲ度(中、重度)能量每日可从 40～60 kcal(165～250 kJ)/kg、蛋白质每日 2 g/kg开始。根据患儿食欲及大便情况,逐渐增加至每日 120～170 kcal(500～727 kJ)/kg、蛋白质每日 3～4.5 g/kg。待体重接近正常后,再恢复至正常能量需要。

(3) 对重度营养不良或不能进食患儿,遵医嘱静脉滴注葡萄糖、氨基酸、脂肪乳剂等,水肿者可输血或血浆等支持疗法。速度应缓慢,以防心力衰竭及肺水肿发生。

(4) 注意食物的色、香、味、形,促进食欲,纠正不良饮食习惯。

2) **药物应用**　按医嘱给予助消化、增进食欲等药物如消化酶(胃蛋白酶、胰酶)、B 族维生素和铁剂等,苯丙酸诺龙(促进蛋白质合成,增加食欲)、普通胰岛素(降低血糖,增加饥饿感,从而提高食欲)、锌剂(提高味觉敏感度,增加食欲)。

3) **定期体检**　每周测体重 1 次,每月测身高(长)及腹部皮下脂肪厚度 1 次,便于医生判断治疗效果,及时调整饮食。

4) **预防感染**　与感染性疾病患儿分室收住,实行保护性隔离。严格无菌操作,防止交叉感染。做好眼睛、口腔、耳的护理,防止角膜干燥症、口腔炎、中耳炎的发生。如维生素 A 缺乏引起的角膜干燥者,用生理盐水湿润角膜及涂抗生素眼膏,同时遵医嘱口服或注射维生素 A 制剂;腹泻、呕吐的患儿易引起脱水、酸中毒等情况,应及时发现,及时处理。若皮肤破损,则覆盖消毒敷料;若臀部皮肤破损,则予 1∶5 000 高锰酸钾液坐浴,每日 2 次,揩干后涂油膏保护。保持床单清洁、干燥、平整,及时更换内衣(尿布),且应松软。卧床患儿应定时翻身,动作应轻柔,避免拖、拉、拽,防止擦破皮肤。勤剪指(趾)甲。

5) **观察病情**　Ⅲ度营养不良患儿在夜间或凌晨易发生低血糖,表现为面色灰白、神志不清、脉搏减慢、呼吸暂停、体温偏低,但一般无抽搐。一旦发现应立即配合医生抢救,即予 25%~50% 的葡萄糖 2 ml/kg 静脉注射。

【健康教育】

通俗易懂地向患儿家长讲解营养不良的原因,说明母乳喂养的重要性,指导人工喂养、混合喂养儿牛奶、奶粉的配制,介绍辅食添加的原则、顺序,纠正小儿偏食、挑食等不良饮食习惯;保证中小学生早、午餐吃好、吃饱;指导唇裂、腭裂及幽门狭窄等先天畸形患儿的手术时间;按时预防接种;合理安排患儿的生活制度,保证充足的睡眠,保持心情舒畅;做好生长发育监测。

二、小儿单纯性肥胖症

肥胖症(obesity)是指长期能量摄入超过消耗,引起体内脂肪积聚过多,体重超过一定范围的营养障碍性疾病。小儿肥胖症呈逐步增多的趋势,目前我国占 5%~8%。肥胖不仅影响小儿的健康,还可延续到成人肥胖症,容易引起冠心病、高血压、糖尿病、胆石症、痛风等疾病,应引起社会和家庭的重视。

【病因】

单纯性肥胖症指不伴有明显的内分泌和代谢性疾病,占肥胖症的 95%~97%。病因尚未完全明了,可能与以下因素有关。

(1) **摄入过多**　摄入的营养素超过机体代谢需要,多余的能量转化为脂肪贮存体内,为本病主要原因。

(2) **活动过少**　能量消耗少,相对剩余的能量转化为脂肪积聚体内。肥胖儿大多不喜欢运动,形成恶性循环。

(3) **遗传因素**　肥胖具有高度遗传性,目前认为与多基因遗传有关。肥胖双亲的后代发生肥胖者高达 70%~80%,双亲正常的后代发生肥胖者仅 10%~14%,双亲之一肥胖的后代发生肥胖者 40%~50%。

(4) **其他**　如调节饱食感及饥饿感的中枢失去平衡以致多食;精神创伤(如亲人病故、学习成绩低下）以及心理异常等因素亦可致小儿过量进食而出现肥胖。

【病理生理】

肥胖的主要病理改变是脂肪细胞的体积增大和（或）数目增多。

肥胖患儿可发生以下生理改变：①对环境温度变化的应激能力降低，有低温倾向。②血脂水平增高，以后易并发动脉硬化、冠心病、高血压、胆石症等疾病。③嘌呤代谢异常，血尿酸水平增高，易发生痛风症。④内分泌改变，如男性患儿的雄激素水平可降低，女性患儿的雌激素水平可增高等变化。

【临床表现】

肥胖症可发生于任何年龄，最常见于婴儿期、5～6 岁儿童和青春期。患儿食欲旺盛，食量大，喜食肥肉、甜食、油炸（煎）食物。因行动不便而不喜欢运动，而且动作笨拙。明显肥胖小儿常有疲劳感，用力时气短或腿痛。严重肥胖者由于脂肪的过度堆积限制了胸廓和膈肌运动，使肺通气量不足，引起低氧血症，表现为气急、发绀、红细胞增多，严重时心脏扩大、心力衰竭甚至死亡，称为肥胖-换气不良综合征（即 Pickwickian syndrome）。有的患儿怕别人讥笑而不愿与其他小儿交往，表现性情孤僻、不合群、自卑等心理障碍。智力良好，性发育常较早，故最终身高常略低于正常小儿。

体格检查可见皮下脂肪多，但分布均匀，以面颊、肩部、腹部为甚，严重肥胖者腹部、臀部及大腿皮肤可见白色或紫红色条纹。因体重过重，走路时两下肢负荷过度可致膝外翻和扁平足。男性患儿因大腿内侧和会阴部脂肪堆积，阴茎可隐匿在阴阜脂肪垫中而被误诊为阴茎发育不良。

小儿体重以同性别、同身高（长）小儿正常均值为标准，超过均值 20% 以上者为肥胖症，其中 20%～29% 者为轻度肥胖，30%～49% 者为中度肥胖，超过 50% 以上者为重度肥胖。

【实验室及其他检查】

血浆三酰甘油、胆固醇、极低密度脂蛋白增高，高密度脂蛋白减少；血浆尿酸增高；血浆胰岛素、雌激素增高，血生长激素减低，尿 17-羟类固醇、17-酮类固醇及皮质醇均可增高。超声波检查常有脂肪肝。

【治疗要点】

控制饮食，加强运动，消除心理障碍。前两项是治疗肥胖症的主要措施，其目的是减少高热能性食物的摄入和增加机体对热能的消耗，使体内过剩的脂肪不断减少，从而使体重逐步下降。一般不需药物治疗。

【常见护理诊断与评估】

（1）营养失调：高于机体需要量　与摄入高能量食物过多和（或）运动过少有关。

评估患儿的饮食习惯、运动情况及其父母的肥胖程度，其体重有无超过同性别、同身高（长）小儿正常均值的 20% 以上。

（2）社交障碍 与肥胖造成心理障碍有关。

评估患儿有无因自身形象而出现孤独、自卑及胆怯等心理。

【护理措施】

1) **饮食疗法** 限制饮食，使患儿每日摄入的能量必须低于机体消耗的总能量，同时必须满足小儿生长发育的需要。

（1）给予高蛋白、低脂肪、低糖类、富含维生素和矿物质的食物，其中产能最好比例为蛋白质（30%～35%）、脂肪（20%～25%）、糖类（40%～45%）。青春期生长发育迅速，蛋白质供能可提高至 50%～60%。

（2）鼓励多吃体积大、饱腹感明显、富含纤维素的蔬菜（萝卜、青菜、黄瓜、番茄、莴苣、苹果、柑橘、竹笋等）。

（3）培养良好的饮食习惯，如避免晚餐过饱，不吃夜宵，不吃零食，少吃或不吃油炸（煎）食品，细嚼慢咽等。

2) **运动疗法** 选择患儿喜欢、有效而又容易坚持的运动项目，如散步、慢跑、做操、游泳等，每日坚持运动 1 小时左右；鼓励循序渐进，以运动后轻松愉快、不感到疲劳为原则。

3) **心理护理** 避免引起患儿精神紧张的因素，如家长对子女的肥胖过分忧虑、指责子女进食习惯；鼓励患儿多参加社会活动，消除自卑心理；帮助患儿对自身形象建立信心，达到身心健康发展。

【健康教育】

向患儿及家长解释过度肥胖是一种病态，与成人后的冠心病、高血压、糖尿病等疾病有关，应高度重视；改变家长"肥胖是喂养得法，越胖越健康"的陈旧观念。指导家长科学喂养，合理搭配饮食，培养患儿良好的饮食习惯，避免患儿看到美味食品引起食欲中枢兴奋。鼓励患儿及家长树立信心，坚持配合饮食治疗，创造条件增加患儿活动量，消除因肥胖带来的自卑心理，保持心情舒畅。父母肥胖者应定期监测小儿体重，尽量避免小儿肥胖症的发生。

第四节 维生素营养障碍

一、维生素 D 缺乏性佝偻病

维生素 D 缺乏性佝偻病（rickets of vitamin D deficiency）是由于小儿体内维生素 D 缺乏致

钙、磷代谢失常的一种营养性疾病,多见于2岁以下的婴幼儿。主要表现为骨骼改变、肌肉松弛和神经精神症状。本病为我国儿童重点防治的四病之一。近年来,其发病率逐年降低而且病情较轻,故单纯因佝偻病住院的患儿很少。

【维生素D的来源及生理功能】

维生素D是一组具有生物活性的脂溶性类固醇衍生物(secosteroids),包括维生素D_2(麦角骨化醇)和维生素D_3(胆固化醇),前者存在于植物性食物(植物油、酵母、蕈类)中,后者系人体或动物皮肤中的7-脱氢胆固醇经日光中紫外线(波长为296～310 nm)照射转变而来,是维生素D的主要来源;食物(肝、牛奶、蛋黄等)中的维生素D及鱼肝油等维生素制剂为外源性维生素D。维生素D_2和维生素D_3均无生物活性,被摄入血循环后即与血浆中的维生素D结合蛋白(DBP)结合后被转运、贮存于肝脏、脂肪、肌肉等组织内,经过两次羟化作用后发挥生物效应:首先经肝细胞微粒体和线粒体中的25-羟化酶作用生成25-羟胆固化醇[25-(OH)D_3],常作为评估人体维生素D营养状况的检测指标。25-(OH)D_3有一定的生物活性,但作用较弱,必须在近端肾小管上皮细胞线粒体中的1-羟化酶(属细胞色素P450酶)作用下生成1,25-二羟胆固化醇[1,25-(OH)$_2D_3$],具有很强的生物活性。正常情况下,1,25-(OH)$_2D_3$约85%与血浆中DBP相结合,约15%与清蛋白结合,仅0.4%以游离形式存在,作用于主要靶器官(如肠、骨、肾),发挥其生物效应。

1,25-(OH)$_2D_3$发挥其抗佝偻病的生理功能有:①促进小肠黏膜细胞合成钙结合蛋白(CaBP),增加肠道对钙的吸收。②促进成骨细胞的增殖和碱性磷酸酶的合成,促进骨钙素的合成,使其与羟磷灰石分子牢固结合构成骨实质;还促进骨质吸收,使旧骨溶解,释放钙磷,增加细胞外液钙磷的浓度,利于钙盐沉着。③增加肾小管对钙、磷的重吸收,减少尿钙、尿磷排出,利于骨的钙化。

【病因】

(1) 储存不足 母亲妊娠期,特别是妊娠后期维生素D摄入不足,如母亲严重营养不良、肝肾疾病、慢性腹泻,以及早产、双胎均可使婴儿体内贮存不足。

(2) 日光照射不足 冬季日光照射不足,紫外线又不能透过玻璃窗,尤其我国北方冬季较长,日照时间短,而且小儿户外活动又少;大城市高楼大厦可阻挡日光照射,大气污染如烟雾、尘埃亦会吸收部分紫外线,故北方小儿发病率高于南方,大城市小儿发病率高于农村。

(3) 摄入不足 出生后婴儿膳食中含维生素D量很少;虽然人乳中钙磷比例适宜,利于钙的吸收,但若母乳喂养儿缺少户外活动或不及时补充鱼肝油及蛋、肝等富含维生素D的辅食,则易发生佝偻病。牛乳喂养儿更甚。

(4) 生长过快 婴儿生长速度快,维生素D需求量增加,如早产儿、双胞胎体内储钙不足,出生后生长速度又较足月儿快,若未及时补充维生素 D 和钙,极易发生佝偻病;重度营养不良患儿生长迟缓,发生佝偻病较少。

(5)疾病因素 胃肠道或肝胆疾病可影响维生素 D 的吸收与利用,如慢性腹泻、肠结核、婴儿肝炎综合征、先天性胆道闭锁等;或肝肾疾病影响维生素 D 的羟化作用导致生成量不足而引起佝偻病。

(6)药物影响 长期服用抗惊厥药物(如苯妥英钠、苯巴比妥)可使维生素 D 加速分解为无活性的代谢产物;服用糖皮质激素可对抗维生素 D 对钙转运的调节,也可致佝偻病。

【发病机制】

维生素 D 缺乏时,肠道吸收钙磷减少致血钙、血磷浓度降低。血钙降低刺激甲状旁腺,此时功能代偿性亢进,则甲状旁腺素(PTH)分泌增加,加速旧骨溶解、释放骨钙入血,使血清钙浓度维持在正常或接近正常;但 PTH 同时又抑制肾小管重吸收磷,使尿磷排出增加,致血磷降低、钙磷乘积降低。骨样组织因钙化障碍而局部堆积,成骨细胞代偿增生、碱性磷酸酶分泌增加,临床出现一系列佝偻病症状、体征以及血生化改变,见图 5-1。

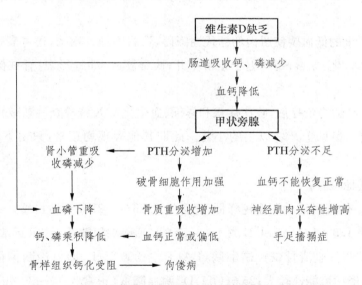

图 5-1 维生素 D 缺乏性佝偻病和手足搐搦症的发病机制

【临床表现】

主要表现为生长最快部位的骨骼改变、肌肉松弛和神经精神症状。重症佝偻病患儿可有消化和心肺功能障碍,并可影响行为发育和免疫功能。临床分为四期:

1)**初期(早期)** 多于 6 个月以内,特别是 3 个月以内的小婴儿,主要表现为非特异性的神经精神症状,如易激惹、烦躁、睡眠不安、夜惊、多汗(与室温、季节无关)、枕秃(汗多刺激头皮而摇头擦枕所致）。

2）**活动期（激期）** 除上述症状外，主要表现为骨骼改变。

（1）**头部** 3～6个月患儿可见颅骨软化。检查者用手固定患儿头部，指尖轻压枕骨或顶骨的后部，可有乒乓球样的感觉；7～8个月患儿可有方颅，即额骨和顶骨双侧骨样组织增生呈对称性隆起，严重者呈鞍状或十字状颅形；前囟闭合延迟；出牙延迟，牙釉质缺乏并易患龋齿。

（2）**胸部** 胸廓畸形多见于1岁左右患儿。肋骨与肋软骨交界处呈钝圆形隆起，上下排列如串珠状，以第7～10肋最明显，可触及或看到，称为佝偻病串珠（rachitic rosary）；膈肌附着部位的肋骨长期受膈肌牵拉而内陷，形成一条沿肋骨走向的横沟，称为肋膈沟或赫氏沟（Harrison groove）；第7、8、9肋骨与胸骨相连处软化内陷，致胸骨柄前突，形成鸡胸；如胸骨剑突部位向内凹陷，可形成漏斗胸。这些病变均会影响呼吸功能。

（3）**四肢** 6个月以上患儿腕、踝部肥厚的骨骺形成钝圆形环状隆起，称为手镯、脚镯；1岁左右小儿开始行走后，由于骨质软化，因负重可出现下肢弯曲，形成膝内翻（"O"形腿）或膝外翻（"X"形腿）。正常1岁内婴儿可有生理性弯曲和正常的姿势变化，如足尖向内或外，3～4岁后自然矫正。

此外，由于严重的低血磷使肌肉的糖代谢障碍，致肌肉韧带松弛，还可表现为肌张力低下，小儿颈项软弱无力，坐、立、行走均迟于正常小儿；腹部膨隆，如蛙形腹；脊柱侧弯或后突、扁平骨盆等。

3）**恢复期** 经适当治疗后，临床症状和体征、血生化及X线检查逐渐减轻或接近正常。

4）**后遗症期** 多见于2岁以上的小儿。此期其他表现均正常，只留下不同程度的骨骼畸形。

【实验室及其他检查】

（1）**血生化** 佝偻病活动期血钙降低（正常为2.25～2.27 mmol/L或9～11 mg/dl），血磷明显降低（正常为1.3～1.9 mmol/L或4～6 mg/dl，钙磷乘积常低于30（正常>40）；血碱性磷酸酶（ALP）明显增高；血清骨碱性磷酸酶（BALP）>300 U/L，即可诊断佝偻病，如BALP>200 U/L，诊断佝偻病可能性较大；25-(OH)D_3明显降低（正常为10～80 μg/L），是早期的诊断指标。

（2）**X线检查** 佝偻病活动期长骨临时钙化带模糊或消失，呈毛刷样、杯口样改变，骨骺软骨带明显增宽，骨质疏松，骨密度减低，可有骨干弯曲或青枝骨折。

【治疗要点】

治疗目的在于控制病情活动期，防止骨骼畸形。主要是补充维生素D，同时补充钙剂；后遗症期可考虑外科手术矫正。

【常见护理诊断与评估】

(1) 营养失调　摄入低于机体需要量,与日光照射不足、维生素 D 摄入不足、疾病等有关。

评估母亲妊娠后期有无严重营养不良、肝肾疾病、慢性腹泻等;患儿是否早产、双胎和出生季节、居住环境及日光照射情况,有无及时添加辅食及口服鱼肝油,有无生长过快和既往有无胃肠道、肝肾疾病及用药情况。

(2) 潜在并发症　药物不良反应,如维生素 D 过量引起中毒。

评估维生素 D 的治疗剂量是否准确。

(3) 知识缺乏　与家长缺乏佝偻病的预防及护理知识有关。

评估家长对佝偻病的预防及护理知识的了解程度。

【护理目标】

(1) 患儿体内有足够的维生素 D 以满足机体需要,使佝偻病的临床表现减轻或消失。

(2) 患儿在治疗期间不发生维生素 D 中毒。

(3) 家长能说出佝偻病的预防和护理要点。

【护理措施】

(1) 增加户外活动　活动时尽量暴露皮肤,增加日光照射面积。初生儿一般可在满 1～2 个月后开始,活动时间每次可从 10 分钟开始渐延长至 1 小时以上。夏季气温较高,应避免太阳直射,可在阴凉处活动;冬季在室内活动时尽可能开窗,使紫外线能够直接射入。

(2) 补充维生素 D 和钙剂　妊娠后期的孕妇除多食富含维生素 D、钙、磷及其他营养素的食物外,应补充维生素 D 800 IU/d,有利于胎儿贮存以满足生后较长时间生长发育的需要;生后提倡母乳喂养,及时添加富含维生素 D 和钙剂的食物。生后 2 周开始口服维生素 D 生理需要量,如早产儿、低体重儿、双胎儿 800 IU/d,3 个月后改为 400 IU/d,足月儿 400 IU/d,2 周岁后停用。不能坚持口服者可肌内注射维生素 D_3 10 万～20 万 IU 一次,3 个月后再考虑口服维生素 D 400 IU/d。夏季户外活动多,可暂停服用或减量。

此外,还应注意补充钙剂。母乳喂养儿一般不另补钙剂;对人工喂养、食欲低下、生长过快的婴儿或有急慢性疾病者可适量补充钙剂,但不宜与乳类同服,应在两餐之间服用,以免形成凝块影响其吸收。

(3) 患胃肠道、肝肾疾病者　应及时治疗,停用影响维生素 D 合成的药物。

(4) 预防骨骼畸形和骨折　活动期佝偻病患儿衣服应松软,胸部不宜束缚过紧;不要久坐、久立、久行,以免加重畸形;护理动作要轻柔,以防骨折。

(5) 后遗症的护理　向患儿家长示范矫正方法,如胸部畸形,可让患儿作俯卧位抬头展胸运动,下肢畸形可作肌肉按摩,即"O"形腿按摩外侧肌群,"X"形腿按摩内侧肌群,增强肌张力,促进畸形矫正。严重者可指导进行外科矫治。

【健康教育】

向孕妇或患儿家长宣传预防佝偻病的常识。严格遵守维生素 D 的用量，密切观察有无食欲减退、倦怠、烦躁，或继之呕吐、腹泻、顽固性便秘和体重下降等维生素 D 中毒的表现，一旦出现应立即停用，并及时就诊。

二、维生素 D 缺乏性手足搐搦症

维生素 D 缺乏性手足搐搦症（tetany of vitamin D deficiency）又称佝偻病性低钙抽搐，主要由于维生素 D 缺乏，使血钙降低，导致神经肌肉兴奋性增高，出现惊厥、手足搐搦、喉痉挛等表现。多见于婴幼儿。近年来，由于预防维生素 D 缺乏工作的普遍开展，本病已较少发生。

【病因及发病机制】

病因与佝偻病基本相同，血钙下降是本病的直接病因。因维生素 D 缺乏使血钙下降，此时甲状旁腺又不能代偿性分泌增加（反应迟钝），不能促进旧骨脱钙以维持血钙浓度正常。当血钙浓度<1.75～1.88 mmol/L(7.0～7.5 mg/dl)或游离钙<1.0 mmol/L(4 mg/dl)时，即可出现手足搐搦症。

【临床表现】

当血钙浓度<1.75 mmol/L 时，主要表现为惊厥、手足搐搦、喉痉挛，并伴有不同程度的佝偻病表现，其中惊厥最常见。

（1）惊厥　多见于婴儿，为本病最常见的症状。表现为突发性、阵发性的四肢抽动，两眼上翻，神志不清，大小便失禁。持续发作数秒至数分钟。发作停止后意识恢复，精神委靡而入睡，醒后活泼如常。可数日 1 次或 1 日数次。不伴发热。发作轻者仅有短暂的面部肌肉抽搐或眼球上窜，神志仍清楚。

（2）手足搐搦　多见于较大婴幼儿，为本病的特殊症状。表现为手足肌肉痉挛，手腕部弯曲，手指僵直，拇指内收贴近掌心；小腿关节僵直，足趾强直弯曲成弓状。

（3）喉痉挛　多见于婴儿，但发病率低。表现为声门和喉部肌肉痉挛，出现吸气性呼吸困难、喉鸣，严重者可发生窒息而死亡，应提高警惕。

当血钙浓度为 1.75～1.88 mmol/L(7.0～7.5 mg/dl)、无典型症状时（隐匿型），体格检查可引出神经兴奋性增高的体征：①面神经征（Chvostek sign）：用指尖或叩诊锤轻叩耳前面部，引起口角与眼睑迅速抽搐为阳性。正常新生儿可出现假阳性；②陶瑟征（Trousseau sign）：用血压计的袖带包裹上臂，打气使血压维持在收缩压与舒张压之间，5 分钟之内该手出现痉挛状为阳性；③腓反射：用叩诊锤叩击膝下外侧腓骨小头处的腓神经，引起足部向外侧收缩为阳性。

【实验室检查】

血钙降低,血磷正常或升高;尿钙阴性。

【治疗要点】

首先控制惊厥及喉痉挛,其次补充钙剂,最后补充维生素 D 制剂。

【常见护理诊断与评估】

(1) 有窒息的危险　与惊厥、喉痉挛发作有关。评估患儿有无惊厥、手足搐搦、喉痉挛的发生,血钙浓度是否<1.75～1.88 mmol/L(7.0～7.5 mg/dl)或游离钙<1.0 mmol/L(4 mg/dl)。

(2) 有受伤的危险　与惊厥、手足搐搦有关。评估患儿身体有无受伤情况。

(3) 营养失调:低于机体需要量　与维生素 D 缺乏有关。评估患儿有无维生素 D 缺乏的病因。

(4) 知识缺乏　与家长缺乏维生素 D 缺乏性手足搐搦症的病因、护理及预后等知识有关。评估家长对本病的认识程度。

【护理目标】

(1) 患儿在治疗期间不发生窒息。

(2) 患儿在治疗期间安全受到保障。

(3) 患儿摄入足够的维生素 D 和钙剂。

(4) 家长基本能说出本病的病因、预后及护理要点。

【护理措施】

1) 防止窒息

(1) 密切观察惊厥、喉痉挛的发生情况;备好氧气、吸痰器、急救药品、气管插管等。

(2) 一旦发现惊厥、喉痉挛,立即就地抢救:松开衣领,将患儿头偏向一侧,清除口鼻中分泌物,保持呼吸道通畅;将舌尖拉出口外,出牙患儿上下牙间放置牙垫,避免咬伤舌头;吸氧;保持室内安静,减少刺激。

(3) 遵医嘱使用镇静剂和钙剂。①镇静剂:地西泮每次 0.1～0.3 mg/kg 肌内注射或静脉注射(>10 分钟或≤1 mg/min),或苯巴比妥每次 5～8 mg/kg 肌内注射,或 10%水合氯醛每次 40～50 mg/kg 保留灌肠。静脉注射地西泮时密切观察呼吸,因剂量过大或速度过快可抑制呼吸致呼吸骤停;②钙剂:用 10%葡萄糖酸钙 5～10 ml 加 10%～25%葡萄糖液 10～20 ml 缓慢静脉注射(>10 分钟)或静脉点滴,若注射过快,可引起血钙骤升发生心跳骤停;必要时每日重复 2～3 次,惊厥控制后改口服 10%氯化钙,每次 5～10 ml,用 3～5 倍糖水稀释,一日 3 次,连用 3～5天改服葡萄糖酸钙或乳酸钙,防止高氯性酸中毒。注射钙剂时应避免药液外渗引起组织坏死。若发生外渗则须局部热敷,或以 0.25%普鲁卡因局部封闭。必要时行气管插管或气管切开。

2)**避免受伤** 及时拉上床栏杆,周围用棉制护围保护,以防惊厥或手足搐搦发生时造成外伤;选用软质材料制作的玩具,创造安全的环境;及时执行医嘱,使用镇静剂及钙剂。

3)**补充维生素D制剂** 给予维生素D生理需要量;及时添加富含维生素D的辅食;遵医嘱补充维生素D制剂和钙剂。

4)**给予心理支持** 患儿发作时医务人员应安慰家长,解释本病的预后和护理要点,解除家长恐惧及顾虑。

【健康教育】

向家长讲解预防维生素D缺乏的相关知识。教会家长当患儿惊厥或喉痉挛发作时的处理方法,如就地抢救,使患儿平卧,松开衣领,头偏向一侧,颈部伸直,清除口鼻分泌物,保持呼吸道通畅;保持安静,减少刺激;针刺人中穴2~3分钟,同时通知医生或急送医院。

三、维生素A缺乏症

维生素A缺乏症(vitamin A deficiency)是由于维生素A缺乏所引起的全身性疾病,多见于婴幼儿。主要表现为早期眼结合膜与角膜干燥,暗适应能力差,故又称干眼症(xerophthalmia)或夜盲症(night blindness),晚期出现角膜软化,甚至穿孔,称为角膜软化症。我国儿童中维生素A缺乏症的发病率已明显下降,但在不发达的边远农村地区仍有群体流行。

【维生素A的来源及生理功能】

维生素A为脂溶性,一般以视黄醇和胡萝卜素两种形式存在于食物中。视黄醇存在于动物性食物如乳类、蛋类、肝等内脏中;胡萝卜素存在于如胡萝卜、南瓜、柿子、桃、香蕉等黄色植物中。最具有维生素A生物活性的是β-胡萝卜素,但其在人类肠道中吸收利用率很低,大约仅为维生素A的1/6。无论胡萝卜素还是维生素A,在小肠细胞中转化成棕榈酸酯后均与乳糜微粒结合,通过淋巴系统进入血行然后转运到肝脏,再酯化为棕榈酸酯后储存。当周围靶组织需要维生素A时,肝脏中的维生素A棕榈酸酯经酯酶水解为醇式,先后与视黄醇结合蛋白、前白蛋白结合,形成复合体经血行转运至靶组织,再氧化后转变为视黄酸,在体内发挥维生素A的多种生物作用。

维生素A的主要生理功能有:①构成视网膜杆细胞内的感光物质(视紫质),维持暗光或弱光下的适应能力。②维持皮肤黏膜上皮细胞的完整性。③促进生长发育和维护生殖功能。④维持和促进免疫功能。

【病因】

(1)**摄入不足** 长期进食米糕、面糊、炼乳等谷类及糖类食物,而未及时添加富含视黄醇的肝、蛋黄、鱼肝油及含胡萝卜素的深色蔬菜、有色水果等辅食可发生维生素A缺乏。边远农村地区,因乳类、蛋类和动物内脏等食物供应较少,以植物来源的胡萝卜素作为维生素 A 的主要来源,故发病率较高。

(2)需要量增加 早产儿维生素 A 储备不足,生长发育较快,需要量增加,但对脂肪消化吸收功能又差;一些消耗性疾病,如麻疹、结核病、猩红热、肺炎、恶性肿瘤等疾病都会使体内存储的维生素 A 消耗殆尽,同时因食欲不振或消化功能紊乱致摄入减少,均可发生维生素 A 缺乏。

(3)吸收利用障碍 慢性腹泻、肠结核等消化系统疾病,因饮食中长期缺乏脂肪均可影响维生素 A 的吸收;慢性肝病、先天性胆道闭锁可影响维生素 A 的吸收和在肝内的代谢;甲状腺功能减退、糖尿病可影响维生素 A 的转运和利用。上述疾病均可导致维生素 A 缺乏症。

【临床表现】

(1)眼部表现 最早出现夜盲或暗光中视物不清,但往往不被重视,婴幼儿也常常不会叙述。持续几周或数周后出现干眼症,表现眼结膜和角膜渐失去光泽,眼泪减少,自觉痒感,常眨眼;眼部检查可见结膜弹性减弱,结膜近角膜边缘处干燥起皱褶,角化上皮堆积形成泡沫状白斑,称为结膜干燥斑或毕脱斑(Bitots spots)。继而角膜干燥、浑浊、软化,自觉畏光、眼痛,常用手搓眼导致感染。严重者可发生角膜溃疡、坏死、穿孔,晶体脱出导致失明。

(2)皮肤表现 皮肤干燥、脱屑,上皮角化增生,汗液减少,角化物充塞毛囊形成丘疹,触摸皮肤有粗砂样感觉,以四肢伸面、肩部为多,可发展至颈、背部甚至面部;毛囊角化引起毛发干燥、枯黄,失去光泽,易脱落,指(趾)甲变脆易折、多纹等。

(3)其他表现 黏膜病变易引起呼吸道、消化道、泌尿道感染,且迁延不愈;严重者可致生长发育落后;常合并营养不良和其他维生素缺乏。

【实验室及其他检查】

血浆维生素 A、视黄醇结合蛋白低于正常范围;暗适应检查可发现暗光视觉异常。

【治疗要点】

调整饮食,去除病因;补充维生素 A;加强眼部护理。

【常见护理诊断与评估】

(1)营养失调:摄入低于机体需要量 与维生素 A 摄入不足和(或)吸收利用障碍有关。

评估患儿的生活地区、饮食结构,有无添加富含维生素 A 或富含胡萝卜素的辅食,有无患消耗性疾病等。

(2)潜在并发症 失明及药物不良反应,如维生素 A 过量引起中毒。

评估患儿有无视物不清,检查有无角膜溃疡、坏死、穿孔;维生素 A 的治疗剂量是否准确。

【护理措施】

(1)调整饮食,注意营养均衡 鼓励母乳喂养,及时添加富含维生素 A 的食物,如蛋及肝等动物内脏和深色蔬菜水果等,以保证机体需要。

(2)补充维生素 A 制剂　严格遵医嘱口服或肌内注射维生素 A,注意观察治疗效果;防止维生素 A 中毒,如出现食欲减退、烦躁、呕吐、前囟膨隆、颅缝裂开、眼震颤、复视、视乳头水肿等,年长儿诉头痛、四肢长骨转移性骨痛等表现,应立即停用,及时报告医生。

(3)加强眼部护理,预防感染　有角膜干燥者,用消毒鱼肝油滴双眼,每日 3~4 次,促进上皮细胞修复,同时用生理盐水或凡士林纱布覆盖眼睛;有角膜软化、溃疡者,用抗生素眼药水(0.25%氯霉素)或眼膏(0.5%红霉素或金霉素)与消毒鱼肝油交替滴双眼治疗,约 1 小时 1 次,每日不少于 20 次;护理时动作应轻柔,切勿压迫眼球,以免角膜穿孔,虹膜、晶状体脱出。注意保护性隔离,预防呼吸道、消化道等感染。

【健康教育】

鼓励母乳喂养;孕妇、乳母及小儿应注意膳食的营养均衡,经常食用富含维生素 A 的动物性食物和深色蔬菜水果,必要时补充维生素 A 生理需要量(预防量),如婴幼儿每日为 400 μg 视黄醇当量(RE),5 岁以上儿童为 750 μg,少年和成人为 800 μg,孕妇为 1 000 μg RE,乳母为 1 200 μg RE(1 IU 维生素 A=0.3 μg RE=6 μg β-胡萝卜素)。在不发达的边远农村地区,可采取每隔半年给予一次口服 60 000 μg RE(20 万 U 维生素 A)。对患感染性疾病如麻疹、结核病等,以及慢性消耗性疾病的患儿应及早补充维生素 A 制剂。有慢性腹泻等可短期内肌内注射维生素 A,数日后再改为口服。注意避免过量而中毒。

(姚静婵)

思考题

1. 根据母乳的成分试述母乳喂养的优点。

2. 婴儿喂养添加辅食的原则是什么?

3. 中度营养不良患儿的临床表现有哪些?

4. 为了预防维生素 D 缺乏性佝偻病的发生,如何向家长进行健康宣教?

5. 护理病例:4 个月的婴儿,反复发作性吸气困难,伴吸气时喉鸣每天 4~5 次。间歇期活泼,无发热及声音嘶哑。体温及心肺正常。请问:①最可能的诊断是什么?②常见的护理诊断有哪些?③列出相应的护理措施。

第六章 新生儿与新生儿疾病患儿的护理

新生儿(neonate,newborn)是指从出生后脐带结扎到出生后足 28 天内的婴儿。围生期(perinatal period)是指出生前后的一个特殊时期,在我国围生期定义为自妊娠 28 周(此时胎儿体重约 1 000 克)至出生后 7 天的一段时期。围生期的婴儿称为围生儿,国际上常以新生儿和围生儿死亡率作为衡量一个国家卫生保健水平的标准。因此,应加强胎儿、围生儿及新生儿的保健与护理工作。

第一节 新生儿分类

新生儿分类有不同的方法,分别根据胎龄、出生体重、出生体重和胎龄的关系及出生后周龄等来分类。

(1) 根据胎龄分类 ①足月儿(full-term infant):指胎龄满 37 周至未满 42 周的新生儿(259～293 天);②早产儿(preterm infant):指胎龄<37 周的新生儿(<259 天);③过期产儿(post-term infant):指胎龄≥42 周的新生儿(≥294 天)。

(2) 根据出生体重分类 ①正常出生体重儿(normal birth weight, NBW):出生体重在2 500～4 000 g的新生儿;②低出生体重儿(low birth weight, LBW):出生体重不足 2 500 g,其中体重低于1 500 g称为极低出生体重儿(very low birth weight, VLBW),体重低于 1 000 g 称为超低出生体重儿(extremely low birth weight, ELBW);③巨大儿(macrosomia):出生体重超过 4 000 g 者。

(3) 根据出生体重和胎龄的关系分类 ①适于胎龄儿(appropriate for gestational age, AGA):指出生体重在同胎龄儿平均体重的第 10～90 百分位之间的婴儿;②小于胎龄儿(small

for gestational age，SGA)：指在同胎龄儿平均体重的第 10 百分位以下的婴儿；③大于胎龄儿 (large for gestational，LGA)：指在同胎龄儿平均体重的第 90 百分位以上的婴儿。

出生体重和胎龄百分位曲线见图 6-1。

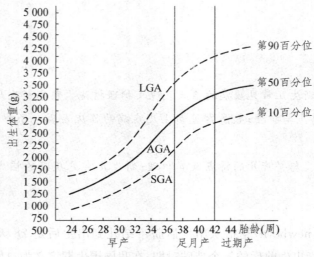

LGA：大于胎龄儿；AGA：适于胎龄儿；SGA：小于胎龄儿

图 6-1 新生儿胎龄与出生体重的百分位曲线

(4) 根据出生后周龄分类 ①早期新生儿(early newborn)：出生后 1 周以内的新生儿；②晚期新生儿(late newborn)：出生后第 2 周至第 4 周末的新生儿。

(5) 高危儿(high risk infant) 指已发生或可能发生危重情况而需要监护的新生儿。常见于以下情况：①母亲有异常妊娠史：母亲有糖尿病、感染、慢性心肺疾病，母亲为 Rh 阴性血型，过去有死胎、死产史等，母孕期有阴道流血、妊娠高血压、先兆子痫、子痫、前置胎盘、胎盘早剥、羊膜早破等；②母亲有异常分娩史：难产、急产、手术产、产程延长、分娩过程中使用镇静剂和止痛药物等；③出生时异常新生儿：早产儿、小于胎龄儿、巨大儿、多胎儿、窒息、宫内感染及各种先天畸形等。

第二节 正常足月儿和早产儿的特点与护理

正常足月儿(normal term infant)是指胎龄满 37～42 周，出生时体重在 2 500～4 000 g，无畸形或疾病的活产婴儿。早产儿(preterm infant)又称未成熟儿，是指胎龄未满 37 周，出生时体重低于 2 500 g，身长不到 47 cm 的活产新生儿。

一、正常足月儿和早产儿特点

1) 外观特点 不同胎龄的正常足月儿与早产儿在外观上各具特点(表 6-1)。

表 6-1　　　　　　　　　　　　　　　**正常足月儿和早产儿外观特点**

	足 月 儿	早 产 儿
皮肤	红润、皮下脂肪丰满、毳毛少	绛红、皮下脂肪少、水肿、毳毛多
头发	分条清楚、有光泽	短而软、呈细绒状
耳郭	软骨发育好、耳舟成形、直挺	软、缺乏软骨、耳舟不清楚
乳腺	结节>4 mm,平均 7 mm	无结节或结节<4 mm
指(趾)甲	达到或超过指(趾)端	未达指(趾)端
跖纹	足纹遍及整个足底	足底纹理少
外生殖器	男婴睾丸已降至阴囊 女婴大阴唇遮盖小阴唇	男婴睾丸未降或未全降 女婴大阴唇不能遮盖小阴唇

2) 生理特点

(1) 呼吸系统　胎儿在母体宫内通过胎盘得到氧气和排出二氧化碳,虽有微弱的呼吸运动,但不需要肺的呼吸。出生时经产道挤压,约 1/3 肺液由口鼻排出,其余在建立呼吸后由肺间质内毛细血管和淋巴管吸收,如吸收延迟,则出现湿肺症状。分娩后新生儿在第一次吸气后紧接着啼哭,肺泡张开。呼吸频率较快,约 40～45 次/min。肋间肌弱,胸廓运动较浅,呼吸主要靠膈肌的升降,呈腹式呼吸。

早产儿呼吸中枢发育不成熟,调节功能差,表现为呼吸浅快不规则,可出现呼吸暂停(呼吸停止>20秒,伴心率减慢<100 次/min,并出现青紫)。由于缺少肺泡表面活性物质,易发生呼吸窘迫综合征。

(2) 消化系统　新生儿胃呈水平位,贲门括约肌发育较差,幽门括约肌发育较好,易发生溢乳和呕吐。消化道面积相对较大,管壁薄,通透性高,有利于乳汁中营养物质的吸收,但也可使肠腔内毒素及消化不全产物通过而进入血流,引起中毒症状。除胰淀粉酶外,足月儿其余消化酶已足够消化蛋白质及脂肪。胎粪由胎儿肠道分泌物、胆汁和吞下的羊水等组成,呈糊状、墨绿色,一般在出生后 12 小时内开始排泄,2～3 天排完,若生后 24 小时还未见胎粪排出,应检查是否为肛门闭锁。肝内尿苷二磷酸葡萄糖醛酸基转移酶的量及活力不足,是新生儿出现生理性黄疸及对某些药物解毒能力低下的主要原因。

早产儿吸吮力较弱,吞咽功能差,贲门括约肌松弛,更易引起溢乳、呛奶而窒息。胆酸分泌较少,脂肪的消化吸收较差。肝功能更不成熟,生理性黄疸较重,持续时间更长,且易发生核黄疸。肝内糖原储存少,蛋白质合成不足,易发生低血糖和低蛋白血症。

(3) 循环系统　出生后血液循环动力学发生巨大变化:①胎盘-脐血循环终止;②肺循环阻力降低,肺血流增加;③卵圆孔、动脉导管功能上关闭。新生儿心率波动范围较大,通常为 90～160 次/min。足月儿血压平均为 70/50 mmHg(9.3/6.7 kPa)

早产儿心率偏快,血压较低,部分可伴有动脉导管开放。

（4）泌尿系统 新生儿一般在生后 24 小时内开始排尿，少数在 48 小时内排尿，1 周内每日排尿可达 20 次。足月儿肾稀释功能虽与成人相似，但其肾小球滤过率低，浓缩功能差，故不能迅速有效地处理过多的水和溶质，易发生脱水或水肿症状。

早产儿肾浓缩功能更差，肾小管对醛固酮反应低下，排钠分数高，易出现低钠血症。葡萄糖阈值低，易发生糖尿。

（5）血液系统 足月儿出生时血红蛋白为 170 g/L(140～200 g/L)，以后逐渐下降。血红蛋白中胎儿血红蛋白占 70%～80%，后渐被成人血红蛋白替代。出生时白细胞数较高，第 3 天开始下降。血小板数与成人相似。血容量为 85～100 ml/kg。

早产儿白细胞和血小板稍低于足月儿，周围血中有核红细胞较多。维生素 K 贮存不足，致凝血因子缺乏，易引起出血，特别是肺出血和颅内出血。

（6）神经系统 新生儿脑相对较大，但脑沟、脑回仍未完全形成。脊髓相对较长，其末端约在 3、4 腰椎下缘。大脑皮质兴奋性低，睡眠时间长；大脑对下级中枢抑制较弱，常出现不自主和不协调动作。足月儿出生时已具有原始的神经反射如觅食反射、吸吮反射、拥抱反射和握持反射。由于锥体束发育不成熟，正常足月儿也可出现克氏征（Kernig 征）、巴宾斯基征（Babinski 征）和佛斯特征（Chvostek 征）等，而腹壁反射和提睾反射不稳定。

早产儿神经系统成熟与胎龄有密切关系，胎龄越小，神经系统发育越不完善，拥抱、握持、吸吮、觅食等各种原始反射越难引出或反射不完整。

（7）免疫系统 新生儿非特异性和特异性免疫功能均不成熟。皮肤黏膜薄嫩易损伤；脐残端未闭合，细菌易进入血液；呼吸道纤毛运动差，胃酸、胆酸少，杀菌力差；分泌型 IgA 的缺乏，易发生呼吸道和消化道感染。免疫球蛋白 IgG 可通过胎盘，但 IgA 和 IgM 则不能通过胎盘。因此，新生儿易患细菌感染，尤其是革兰阴性杆菌感染。

早产儿的非特异性和特异性免疫功能发育极不完善，皮肤娇嫩，屏障功能弱；体液免疫和细胞免疫功能低下，抵抗能力极弱，极易发生各种感染，且病情重，预后差。

（8）体温调节 新生儿体温调节中枢功能尚不完善，皮下脂肪薄，体表面积相对较大，容易散热；其产热主要依靠棕色脂肪的代谢。新生儿的环境温度要适宜，室温过高、进水少及散热不足，可使体温增高，发生脱水热；室温过低时则可引起硬肿症。中性温度（neutral temperature)是指使机体代谢、氧及能量消耗最低并能维持体温正常的最适环境温度。

早产儿棕色脂肪含量少，而体表面积相对较大，产热少散热多，更易发生低体温；汗腺发育不良，缺乏寒冷发抖反应，在高温环境中易引起体温升高。

（9）能量和体液代谢 新生儿每日总热能的需要量为 418～502 kJ/kg(100～120 kcal/kg)；早产儿吸吮力弱，消化功能差，每日能量需要较足月儿低。

新生儿体液总量占体重的 70%～80%,每日液体维持量为:第 1 天 60～80 ml/kg,以后每日增加 30 ml/kg,直至每日 150～180 ml/kg。足月儿每日钠需要量为 1～2 mmol/kg,出生婴儿 10 天后每日钾需要量为 1～2 mmol/kg。

3）**常见的几种特殊生理状态**

(1) **生理性黄疸**　参见本章第七节。

(2) **生理性体重下降**　新生儿初生数日内,由于进食少、水分丢失较多、胎粪排出,导致体重下降,但一般不超过 10%,10 天左右恢复到出生时体重。

(3) **乳腺肿大和假月经**　男女新生儿出生后 3～5 天均可有乳腺增大,如蚕豆或核桃大小,2～3 周消退,切忌挤压,以防感染;部分女婴出生后 5～7 天可见阴道少量流血或白色分泌物,可持续 1 周。上述现象均由于来自母体的雌激素中断所致。

二、正常足月儿和早产儿护理

【常见护理诊断与评估】

(1) **有体温改变的危险**　与体温调节中枢发育不完善有关。

评估婴儿体温变化,注意有无发热或体温不升。

(2) **不能维持自主呼吸**　与早产儿呼吸中枢和肺发育不成熟有关。

评估婴儿呼吸情况,特别是早产儿有无呼吸不规则甚或呼吸暂停现象。

(3) **有窒息的危险**　与呛奶、呕吐有关。

评估婴儿喂养情况,注意观察有无溢奶现象。

(4) **有感染的危险**　与免疫功能不足及皮肤黏膜屏障功能差有关。

评估婴儿有无皮肤破损及感染病灶,特别要注意脐部有无渗血和感染。

(5) **营养失调:低于机体需要量**　与吸吮、吞咽、消化功能差有关。

评估婴儿有无食欲下降,特别是早产儿有无喂养困难。

【护理措施】

1）**维持体温稳定**　新生儿出生后应立即擦干身体,用温暖的毛毯包裹,以减少辐射、对流及蒸发散热,并采取各种保暖措施,使婴儿处于中性温度中。此外,接触新生儿的手、仪器、物品等均应预热。新生儿室应阳光充足、空气流通,室温宜维持在 22℃～24℃,相对湿度在 55%～65%。

早产儿室温应保持在 24℃～26℃,相对湿度在 55%～65%。为防止体温下降,出生后应将早产儿置于事先预热到中性温度的暖箱中,并加强体温监测。中性温度与胎龄、体重有密切关系。待体重达 2 000 g 以上,体温能保持正常,日常活动和生命体征均无明显改变时即可出暖箱。如无暖箱设备,可用其他保暖方法,如远红外保暖床、热水袋等。不同体重早产儿的暖箱温度见表 6－2。

表 6-2 不同体重早产儿暖箱的温度

体重(kg)	暖 箱 温 度			
	35℃	34℃	33℃	32℃
1.0	出生 10 天内	10 天以后	3 周以后	5 周以后
1.5	—	出生 10 天内	10 天以后	4 周以后
2.0	—	出生 2 天内	2 天以后	3 周以后
>2.5	—	—	出生 2 天内	2 天以后

2) 保持呼吸道通畅 新生儿娩出后、开始呼吸前,应迅速清除口、鼻腔的黏液及羊水,保持呼吸道通畅,以免引起吸入性肺炎或窒息。经常检查鼻腔是否通畅,及时清除鼻腔内的分泌物。避免物品阻挡新生儿口、鼻或压迫其胸部。保持新生儿于适宜的体位,一般取右侧卧位,如仰卧时避免颈部前屈或过度后仰;俯卧时,头偏向一侧,专人看护,防止窒息。

早产儿易发生缺氧和呼吸暂停,出生后应及时清除呼吸道分泌物,随时保持呼吸道通畅。有缺氧症状者给予吸氧;在生后数小时和喂奶前后可短时间、小流量面罩给氧,一般不超过 3 天。可采用经皮测氧仪来调整吸入氧浓度,避免引发视网膜病导致失明。出现呼吸暂停者可给予拍打足底、托背等来刺激呼吸,必要时可遵嘱应用药物或人工呼吸机以维持呼吸。因此,早产儿室应备有输液泵、吸引器、供氧设施、新生儿复苏囊、直接喉镜、气管导管等,以备抢救用。

3) 合理喂养 正常足月儿生后半小时左右即可抱给母亲哺乳,以促进乳汁分泌,提倡按需哺乳。无法母乳喂养者先试喂 5%～10%葡萄糖水,如无消化道畸形及吸吮吞咽功能良好者可给予配方乳,每 3 小时 1 次,每日 7～8 次。人工喂养者,奶具专用并消毒,奶流速以连续滴入为宜。定时、定磅秤、定地点测量体重,每次测定前均要调节好磅秤零位点,确保测得体重的精确性,为了解新生儿的营养状况提供可靠依据。

早产儿生长发育快,所需营养物质多,而胃容量小,消化功能差,食道下端括约肌压力低,容易溢乳,需细心喂养。一般生后 2～4 小时开始哺喂,以防止低血糖。开始先试喂 10%葡萄糖液 1～2 ml/kg,成功后再用母乳喂养,无母乳者,宜选稀释配方乳,从 2∶1 稀释奶渐增至 4∶1。喂乳量及间歇时间等参见表 6-3。吞咽极差者可用滴管、胃管或静脉高营养。

表 6-3 早产儿喂乳量与间隔时间

	出 生 体 重(g)			
	<1 000	1 000～1 499	1 500～1 999	2 000～2 499
开始哺乳量(ml)	1～2	3～4	5～10	10～15
每天隔次增加量(ml)	1	2	5～10	10～15
哺乳间隔时间(h)	1	2	2～3	3

4）**预防感染**　①建立消毒隔离制度和完善的清洗设施：接触新生儿前后勤洗手，避免交叉感染。室内应湿式清洁，每月对空气、物品及工作人员的手等进行监测，每季度对工作人员作一次咽拭子培养，对患病或带菌者暂时调离新生儿室。②保持脐部清洁干燥：一般在新生儿分娩后1～2分钟内无菌结扎脐带，脐带脱落前应注意脐部纱布有无渗血，保持敷料不被尿液污染。脐带脱落后如有黏液或渗血，应用碘伏消毒或重新结扎；如有肉芽组织，可用硝酸银烧灼局部；如有化脓感染，用过氧化氢（双氧水）或碘酒消毒。③做好皮肤护理：新生儿出生后，可用消毒植物油拭去皱褶处过多胎脂。勤洗澡，保持皮肤清洁。每次大便后用温水清洗臀部，勤换尿布，防止红臀或尿布疹发生。④按时预防接种（参见第三章第三节）。

早产儿抵抗力比足月儿更差，预防感染的措施要求更严格。护理工作中必需严格执行隔离消毒制度，严格控制流动探视人员，室内所用物品定期更换消毒，以防发生交叉感染。早产儿的皮肤更柔嫩，屏障功能更差，更应加强皮肤、脐部的护理，保持皮肤的完整性和清洁。

5）**预防出血**　早产儿生后应肌内注射维生素 K_1 1～2 mg，每日1次，连用3天，以预防维生素 K 依赖凝血因子缺乏性出血症。提早喂食可促进肠内正常菌群的形成，亦有利于维生素 K 的合成。

6）**密切观察病情**　早产儿异常情况多、病情变化快，常出现呼吸暂停等生命体征的改变，护理人员应密切注意，应及时报告并作详细记录。

【健康教育】

指导家长科学育儿知识，指导并示范护理早产儿的方法。强调做好早产儿护理的重要性，特别是保暖、喂养及预防感染等护理措施，鼓励母乳喂养，指导家长注意保暖，并加强体温监测。指导早产儿出院后应定期到儿童保健机构做健康检查，按时做好预防接种，并实行生长发育监测。

第三节　新生儿窒息

新生儿窒息（asphyxia of newborn）是指胎儿缺氧发生宫内窘迫或娩出过程中发生呼吸、循环障碍，是围生儿死亡和导致伤残的重要原因之一。

【病因及发病机制】

窒息的本质是缺氧，凡是影响母体与胎儿间血液循环和气体交换的任何因素均可引起窒息。包括：①孕母因素：孕母有慢性或严重疾病，如严重贫血，心、肾疾病，糖尿病等；孕母妊娠期有妊娠高血压综合征；②胎盘因素：前置胎盘，胎盘早剥，胎盘功能不足等；③脐带因素：脐带绕颈、脱垂、打结及脐带过短等；④胎儿因素：早产儿、小于胎龄儿、巨大儿，各种畸形儿如先天性心脏病、后鼻孔闭锁等。⑤分娩因素：头盆不称、宫缩无力、手术产，孕妇使用镇静剂或麻醉剂等。

胎儿或新生儿缺氧初期，呼吸代偿性加深加快，如缺氧未及时纠正，随即转为呼吸停止、心率减慢，即原发性呼吸暂停(primary apnea)；若缺氧持续存在，则出现几次喘息样呼吸，继而出现呼吸停止，即继发性呼吸暂停(secondary apnea)。各器官发生缺血、缺氧改变，窒息初期体内血液重新分布，以保证心、脑、肾上腺等重要器官的血液供应；当缺氧持续存在时，脑血流代偿机制失败，脑血流量明显减少，心率减慢，动脉血压下降，发生脑损伤。血液生化及代谢亦发生改变，可出现 PaO_2 下降、pH 值下降及混合性酸中毒；糖代谢紊乱、高胆红素血症、低钙血症及稀释性低钠血症。

【临床表现】

发生宫内窒息时，早期出现胎动增加，胎心率增快≥160 次/min；晚期胎心率减慢<100 次/min，心律不规则，胎粪排出污染羊水。此外，部分患儿因窒息、缺氧、缺血可引起多器官功能损伤。中枢神经系统出现缺血缺氧性脑病和颅内出血；呼吸系统出现羊水或胎粪吸入综合征、持续性肺动脉高压及肺出血等；心血管系统出现心源性休克、持续胎儿循环、心肌炎和心力衰竭等；还可出现尿少、血尿、便血、低血糖、低血钙、严重黄疸等。

Apgar 评分法是目前临床上用来评价新生儿窒息程度的简易方法(表 6-4)。各项体征合计评分 8~10 分为正常，4~7 分为轻度窒息，0~3 分为重度窒息。Apgar 评分须在生后 1 分钟内进行，不正常者 5 分钟必须再评分；1 分钟评分仅是窒息诊断和分度的依据，5 分钟及 10 分钟评分有助于判断复苏效果及预后。

表 6-4　　　　　　　　　　　　　　新生儿 Apgar 评分标准

体　征	评　分　标　准		
	0 分	1 分	2 分
心率(次/min)	无	<100	>100
皮肤颜色	青紫或苍白	身体红，四肢青紫	全身红
呼吸	无	慢、不规则	正常，哭声响
弹足底或插鼻管反应	无反应	略有反应，如皱眉等	哭，喷嚏
肌张力	松弛	四肢略屈曲	四肢活动

【实验室及其他检查】

血气分析可有 $PaCO_2$ 升高，PaO_2 降低，pH 值下降；血生化检查有血清钾、钠、钙、镁及血糖降低；头颅 B 超或 CT 检查有助于发现颅内出血的部位和范围。

【治疗要点】

早预测、早诊治母体疾病,出生后及时按 A、B、C、D、E 步骤进行复苏。①A(air way):清理呼吸道,尽量吸尽呼吸道黏液;②B(breathing):建立呼吸,增加通气;③C(circulation):维持正常循环,保证足够心搏出量;④D(drug):药物治疗;⑤E(evaluation):评价。其中 A、B、C 三项最为重要,A 是根本,B 是关键,评估贯穿于整个复苏过程中。呼吸、心率和皮肤颜色是窒息复苏评估的三大指标。

复苏后应进一步评价新生儿状况,继续对重要脏器复苏,如治疗脑水肿、保护心脏、纠正酸中毒等。

【常见护理诊断与评估】

(1) 自主呼吸受损　与呼吸道梗阻、羊水、气道分泌物吸入等有关。

评估患儿出生时情况,详细询问妊娠期孕母身体状况,有无妊娠高血压综合征及胎盘异常情况,明确 Apgar 评分;通过血气分析,可以观察患儿酸中毒程度及窒息时 $PaCO_2$ 的情况。

(2) 潜在并发症　可发生缺氧缺血性脑病及颅内出血等。

评估患儿窒息程度,有无精神委靡、脑性尖叫及抽搐等。通过 B 超和 CT 检查可确定出血部位和范围,有助于临床诊断和预后判断。

(3) 焦虑(家长)　与病情危重、预后不良有关。

评估患儿家长对小儿预后状况的认识程度及担忧和焦虑情况,了解家长对后遗症康复护理知识与方法的知晓程度。

【护理措施】

(1) 维持自主呼吸　积极配合医生按 A、B、C、D、E 程序进行复苏。①保持呼吸道通畅:婴儿娩出后立即清除口、鼻、咽及气道分泌物,建立呼吸,增加通气。②保暖:将婴儿置于远红外或其他方法预热的保暖台上,用温热毛巾揩干头部及全身以减少散热。③触觉刺激:拍打或弹足底和摩擦患儿背部等促使呼吸出现。④给氧:如无自主呼吸和(或)心率<100 次/min,立即用复苏器加压给氧。面罩应密闭口、鼻,通气频率为 30～40 次/min,其压力大小随患儿体重和肺部情况而定,手指压与放的时间比为 1∶1.5,氧气流量应≥5 L/min。⑤恢复循环:心率低于80 次/min,需胸外按压心脏,一般采用拇指法,按压频率为 120 次/min,按压深度为胸廓下陷1～2 cm;按压有效时可摸到大动脉(如颈动脉和股动脉)搏动。⑥药物治疗:根据病情遵医嘱应用肾上腺素;及时采取扩容、纠正酸中毒、降低颅内压,并改善低血糖和低血压情况。⑦评价:复苏过程中,每操作一步的同时,均要评价患儿的情况,然后再决定下一步的操作。

(2) 加强监护　窒息后常可引起心、肺、脑功能衰竭,应密切注意患儿生命体征的变化,通过各种监护措施观察各脏器受损情况，及时发现并发症。①观察呼吸频率与节律的变化，有无发绀及缺氧现象，是否出现进行性呼吸困难等；②观察心率、心律、血压及毛细血管充盈情况；③注意肌张力变化，有无惊厥、凝视及尖叫等现象发生。

（3）预防感染　各项护理操作严格执行无菌程序。

【健康教育】

向家长介绍有关本病的防治知识，由于部分重症病例可能引起神经系统严重的后遗症，如智力低下、听力下降、瘫痪等，应告诉家长并取得其理解、配合。应细心解答患儿的病情及抢救情况。对恢复出院的患儿，应指导其定期复查。对有后遗症的患儿，应指导家长学会康复护理的方法。

第四节　新生儿缺氧缺血性脑病

新生儿缺氧缺血性脑病（hypoxic ischemic encephalopathy，HIE）是由于各种围生期因素引起的缺氧和脑血流减少或暂停而导致胎儿和新生儿的脑损伤，是新生儿窒息后严重并发症之一，也是引起儿童神经系统伤残的常见原因之一。

【病因及发病机制】

引起新生儿缺氧缺血性脑损害的因素很多，包括围生期窒息、反复呼吸暂停及呼吸系统疾病、严重先天性心脏病、严重循环系统疾病及严重颅内疾病等。其中围生期窒息是引起新生儿缺氧缺血性脑病的主要原因。

缺氧一方面可以导致脑血流自主调节功能受损，脑血流量下降，引起脑组织缺血性损伤。另一方面严重的缺氧缺血又可导致脑组织代谢障碍，细胞膜上钠-钾泵、钙泵功能不足，使Na^+、水进入细胞内，造成细胞毒性脑水肿；脑组织能量代谢障碍，无氧酵解增加，乳酸堆积，能量产生急剧减少，进而引起脑细胞损害。

【临床表现】

本病主要临床表现为意识和肌张力变化，严重者可伴有脑干功能障碍。根据意识、肌张力、原始反射改变、有无惊厥、病程及预后等，可分为轻、中、重三度（表6-5）。

（1）轻度　出生24小时内症状最明显，以兴奋症状为主，以后逐渐减轻，无意识障碍。

（2）中度　24～72小时症状最明显，嗜睡，意识淡漠、肌张力低下，可出现惊厥。

（3）重度　出生至72小时症状最明显，以抑制症状为主，表现为昏迷，深浅反射及新生儿反射均消失，肌张力低下，呼吸不规则或暂停，死亡率高，幸存者多留有神经系统后遗症。

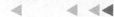

表6－5	新生儿缺氧缺血性脑病的临床分度		
	轻　度	中　度	重　度
意识	稍兴奋	嗜睡	昏迷
肌张力	正常	低下	松软
腱反射	亢进	亢进	减弱或消失
肌阵挛	有	有	消失
拥抱反射	正常	正常	消失
吸吮反射	正常	减弱	消失
头眼反射	正常	活跃	减弱或消失
惊厥	无	常见	去大脑强直
中枢性呼吸衰竭	无	无或轻	常有
病程	2～3 d	<14 d	数日或数周
预后	良好	不定	死亡或后遗症

【实验室及其他检查】

血清肌酸磷酸激酶同工酶(CPK－BB)、神经元特异性烯醇化酶(NSE)升高。另外,头颅超声、CT扫描,磁共振成像(MRI)及脑电图检查等均有助于诊断。

【治疗要点】

以控制惊厥和脑水肿、对症及支持疗法为主。

(1) 控制惊厥　首选苯巴比妥,负荷量为20 mg/kg,于15～30分钟静脉滴入,若不能控制惊厥,1小时后可加10 mg/kg。12～14小时后给维持量,每日3～5 mg/kg。顽固性抽搐者加用安定,每次0.1～0.3 mg/kg,静脉滴注。

(2) 治疗脑水肿　可先用呋塞米1 mg/kg,静脉推注;也可用20%甘露醇,首剂0.5～1.0 g/kg静脉推注,以后可改为0.25～0.5 g/kg,每4～6小时1次,连用3～5天。

(3) 支持疗法　维持良好的通气功能,保持血压的稳定,保证充分的脑血流灌注,纠正酸碱平衡紊乱。

【常见护理诊断与评估】

(1) 潜在并发症　颅内压升高、呼吸衰竭。

评估患儿神经系统症状,有无烦躁不安、易激惹等兴奋症状或嗜睡、昏迷等抑制症状。了解新生儿原始反射情况,有无增强、减弱或消失;有无惊厥、呼吸不规则、瞳孔对光反射消失等。

(2) 有废用综合征的危险　与缺血缺氧导致的后遗症有关。

评估患儿出生情况,询问Apgar评分及复苏经过,通过B超和CT检查将有助于了解新生儿脑组织受损的程度,有助于临床诊断和预后判断。

(3)恐惧(家长)　与病情严重、预后不良有关。

评估家长对本病的认识情况,及时了解家长的心理变化。

【护理措施】

(1)给氧　选择适当的给氧方法,根据患儿缺氧情况,可给予鼻导管吸氧,如缺氧严重,可考虑气管插管及机械辅助通气,维持 $PaO_2 > 6.65 \sim 9.31$ kPa (50~70 mmHg),$PaCO_2 < 5.32$ kPa (40 mmHg)。注意保暖,保证水分和营养物质的供给。

(2)病情观察　严密观察患儿的神经系统变化,如神志、前囟张力、瞳孔大小及对光反射、呼吸变化、肌张力及抽搐等症状;监测患儿的血气分析变化、血压等,遵医嘱正确给予镇静、止痉、降低颅内压等药物。

(3)早期康复干预　对疑有功能障碍者,将其肢体固定于功能位。早期给予患儿动作训练和感知刺激的干预措施,促进脑功能的恢复。

【健康教育】

向家长介绍本病的发生、临床治疗、护理方法及预后,以得到家长的理解与配合。定期随访,及早发现和处理后遗症。指导家长掌握康复护理的方法。

第五节　新生儿颅内出血

新生儿颅内出血(intracranial hemorrhage of the newborn),主要由缺氧或产伤引起的一种脑损伤,早产儿多见,是新生儿死亡的重要原因之一,预后较差。

【病因及发病机制】

缺氧缺血和产伤是引起颅内出血的两大原因。产前、产时及产后可以引起胎儿或新生儿缺氧、缺血的因素都可导致颅内出血。多见于早产儿,且胎龄越小发生率越高。

缺氧缺血可直接损伤毛细血管内皮细胞,使其通透性增加,血液外渗,出现室管膜下出血、脑实质点状出血、蛛网膜下隙出血。产伤以足月儿、巨大儿多见,因胎头过大、头盆不称、臀位产、急产、高位产钳、吸引器或产钳助产、负压吸引器助产等,使头部受挤压、牵拉而引起颅内血管撕裂。出血部位以硬脑膜下多见。此外,快速输入高渗液体、血压波动过大、机械通气不当或全身出血性疾病也可引起新生儿颅内出血。

【临床表现】

临床表现与出血部位和出血量关系密切,一般先出现兴奋症状,然后转为抑制。产伤引起者多见于足月儿,以兴奋症状为主;缺氧引起者多见于早产儿,临床表现不典型,常表现为抑制症状。常见症状与体征包括：①意识改变：如激惹、过度兴奋或淡漠、嗜睡、昏迷等；②眼症状：如凝视、斜视、眼震颤等；③颅内压增高的表现：如脑性尖叫、前囟隆起、惊厥等；④呼吸改变：如呼吸增快、减慢、不规则或暂停等；⑤肌张力：早期增高，以后减低；⑥瞳孔：有不等大、对光反射减弱或消失；⑦其他：出现黄疸和贫血。

【实验室及其他检查】

脑脊液检查镜下可见皱缩红细胞，蛋白含量明显升高，严重者在出血后 24 小时内脑脊液糖含量降低；头颅 B 超对颅脑中心部位病变分辨率高，成为该类型出血的特异性诊断手段；另外，CT 及 MRI 检查等亦有助于诊断。

【治疗要点】

镇静、止痉，降低颅内高压，止血，脑代谢激活剂应用及其他治疗。

【常见护理诊断与评估】

（1）潜在并发症　颅内压增高。

评估新生儿出生后神经系统症状情况，是否有烦躁不安、双眼凝视、脑性尖叫或惊厥等兴奋症状；严重患儿可出现嗜睡、昏迷、肌张力低下、拥抱反射消失及呼吸抑制等症状。前囟门紧张并隆起多提示颅内压增高。

（2）体温调节无效　与体温调节中枢受损有关。

评估患儿体温变化，注意有无发热或体温不升。

（3）恐惧（家长）　与预后不良有关。

评估患儿家长的心理反应情况，有无紧张、恐惧等。应告诉家属患儿可能出现的预后情况，取得家属的积极配合。

【护理措施】

1）密切观察病情，降低颅内压

（1）保持安静　患儿应绝对静卧休息，尽量减少对患儿的移动和刺激，将各项护理操作和治疗集中进行；抬高头肩部，侧卧位。

（2）病情观察　严密观察患儿生命体征的变化，如呼吸、神志、瞳孔、肌张力及前囟情况，及早发现颅内压增高征象。

（3）用药护理　按医嘱正确使用药物。①镇静、止痉：地西泮，每次 0.1～0.3 mg/kg，肌内注射，一日 2～3 次；苯巴比妥负荷量 10 mg/kg，肌内注射，维持量每天 5 mg/kg，肌内注射或口服。②降低颅内压：地塞米松，每次 0.5～1.0 mg/kg 静脉点滴，每日 2 次；有脑疝发生时可选用 20% 甘露醇，每次 0.25～0.5 g/kg，每 4～6 小时 1 次。③止血药物、脑代谢激活剂等的应用。

2) 合理用氧　及时清除呼吸道分泌物,保持呼吸道通畅;根据缺氧程度给予用氧,注意用氧的方式和浓度,维持 PaO_2 在 7.9～10.6 kPa(60～80 mmHg)。

3) 维持体温稳定　体温过高时应予物理降温,体温过低时采用远红外床、暖箱或热水袋等保暖,保持体温稳定。

【健康教育】

向家长介绍本病的预防和治疗知识,解答患儿家长的问题,减轻其紧张和恐惧心理。告诉家长患儿病情的可能预后,指导家长做好患儿智力开发、功能训练。

第六节　新生儿呼吸窘迫综合征

新生儿呼吸窘迫综合征(neonatal respiratory distress syndrome,NRDS),又称新生儿肺透明膜病(hyaline membrane disease,HMD),主要表现为生后不久即出现进行性呼吸困难和呼吸衰竭,以早产儿多见。

【病因及发病机制】

本病是由于缺乏肺泡表面活性物质(pulmonary surfactant,PS)所引起,PS 由 II 型肺泡上皮细胞产生,具有降低肺表面张力、保持呼气时肺泡张开的作用。PS 在胎龄 20～24 周时初现,35 周后迅速增加,故本病多见于早产儿。

PS 缺乏时,肺泡表面张力增加致使已张开的肺泡在呼气末逐渐萎陷而呈广泛的进行性肺不张。肺组织在进一步缺血缺氧情况下,毛细血管和肺泡壁渗透性增高,液体渗出,其中纤维蛋白沉着,形成嗜伊红性透明膜附着于肺泡壁及细支气管壁上,进一步阻碍换气。

【临床表现】

婴儿出生时呼吸尚好,症状多于出生后 4～6 小时出现,主要表现为呼吸急促、进行性加剧,呼吸不规则,呼气时呻吟、鼻扇和吸气性三凹征等典型体征。可表现面色青灰或苍白,肌张力低下。由于肺不张逐渐加重,可表现胸廓下陷,听诊两肺呼吸音减低,吸气时可听到细湿啰音,心音减弱、胸骨左缘可闻及收缩期杂音。重症患儿多在 3 天内死亡,若能生存 3 天以上又无并发症者,好转机会增大。

【实验室及其他检查】

血气分析示 PaO_2 下降,$PaCO_2$ 升高,pH 值降低;胸部 X 线示两肺透亮度减低,可见均匀的细小颗粒和网状阴影,严重者整个肺野可不充气呈"白肺"。

【治疗要点】

(1) 一般治疗　注意保暖,供给所需营养物质,维持体液与酸碱平衡,关闭动脉导管,预防感染。

（2）**纠正缺氧**　根据患儿病情选择不同的方法给予吸氧，如鼻导管、面罩、头罩吸氧，或持续呼吸道正压及常频机械通气。

（3）**PS 替代疗法**　目前已常规用于预防或治疗新生儿呼吸窘迫综合征（NRDS），可明显降低 NRDS 病死率及气胸发生率，一旦确诊应尽早使用。PS 制剂不同，其剂量及间隔给药时间各异。

【常见护理诊断与评估】

（1）**不能维持有效呼吸**　与 PS 缺乏、肺透明膜形成引起气体交换减少有关。

评估患儿呼吸情况，是否有进行性呼吸困难，有无鼻翼扇动、呼气性呻吟，是否出现呼吸暂停、面色青灰、肌张力低下等。

（2）**潜在并发症**　呼吸衰竭；心力衰竭。

评估患儿血气分析资料。

（3）**有感染的危险**　与免疫力下降及各种检查操作增加感染机会有关。

评估患儿体温变化情况；询问患儿是否为早产儿，有无宫内窘迫及宫内感染现象。

【护理措施】

1）**保持呼吸道通畅**　及时清除口、鼻、咽部分泌物，保持呼吸道通畅。保持室内空气新鲜，维持中性温度，相对湿度 55% 左右，使患儿皮肤温度保持 36℃～37℃之间。

2）**供氧及辅助呼吸**　氧疗是最重要的治疗护理措施。根据病情及血气分析采用不同供氧方法，使 PaO_2 维持在 6.67～9.3 kPa（50～70 mmHg），SaO_2 维持在 87%～95% 之间。

（1）**头罩给氧**　选择与患儿相适应的头罩给氧，氧流量不少于 5 L/min，以防止 CO_2 积聚在头罩内。

（2）**持续气道正压呼吸（CPAP）**　一旦发生呼气性呻吟，应立即给予 CPAP 给氧，以增加功能残气量，防止肺泡萎陷和不张，改善通气血流比例失衡。

（3）**气管插管给氧**　对 CPAP 无效患儿，应行气管插管并采用间歇正压通气（IPPV）加呼气末正压通气（PEEP）。

3）**病情观察**　严密观察病情变化，使用监护仪监测体温、呼吸、心率，经皮测氧分压等，定期对病人进行评估，密切与医生联系，及时处理各种并发症。

4）**合理用药**　遵医嘱气管内滴入肺泡表面活性物质。滴入药液前先彻底吸净气道分泌物，滴入药液后，用复苏器加压给氧，以助药液扩散。

【健康教育】

向家长介绍病情的发展过程、治疗情况及可能出现的后果，使家长能理解并积极配合治疗。

第七节　新生儿黄疸

一、概述

新生儿黄疸(neonatal jaundice)又称新生儿高胆红素血症,是由于新生儿时期血中胆红素增高而出现皮肤、巩膜等黄染现象。可分为生理性黄疸和病理性黄疸,部分病理性黄疸可导致胆红素脑病(核黄疸)而引起严重后遗症。

【新生儿胆红素代谢特点】

(1)胆红素生成较多　新生儿每日生成胆红素约 8.5 mg/kg,而成人仅为 3.8 mg/kg。原因有:①胎儿处于氧分压偏低的环境,红细胞代偿性增多,出生后血氧分压升高,过多的红细胞被迅速破坏;②新生儿红细胞寿命仅 80～100 天,形成胆红素的周期缩短;③旁路胆红素来源多。

(2)联结的胆红素量少　刚出生的新生儿常有不同程度的酸中毒,可减少胆红素与白蛋白联结;早产儿胎龄越小,白蛋白含量越低,其联结胆红素的量也越少。

(3)肝功能不成熟　①新生儿肝细胞内摄取胆红素所必需的 Y、Z 蛋白含量低;②肝细胞内尿苷二磷酸葡萄糖醛酸基转移酶(UDPGT)的含量低且活力不足,形成结合胆红素的功能差,此酶活性 1 周后接近正常;③肝脏对结合胆红素的排泄能力不足。

(4)肠肝循环增加　新生儿刚出生时肠道内正常菌群尚未建立,不能将肠道内的胆红素还原成粪胆原和尿胆原;且新生儿肠腔内 β-葡萄糖醛酸酶活性较高,将结合胆红素水解成葡萄糖醛酸和未结合胆红素,未结合胆红素又被肠壁吸收经门静脉而到达肝脏。

因此,新生儿在胆红素的摄取、结合及排泄等能力均低下,极易出现黄疸。

【新生儿黄疸分类】

(1)生理性黄疸　特点为:①出生后 2～3 天出现黄疸,4～5 天达高峰,5～7 天消退,最迟不超过 2 周,早产儿可延迟至 3～4 周;②一般情况良好;③血清胆红素足月儿$<$221 μmol/L(12.9 mg/dl),早产儿$<$257 μmol/L(15 mg/dl)。

(2)病理性黄疸　特点为:①黄疸出现早,一般于生后 24 小时内出现;②黄疸程度重,血清胆红素足月儿$>$221 μmol/L(12.9 mg/dl)、早产儿$>$257 μmol/L(15 mg/dl);③黄疸消退迟,足月儿$>$2 周,早产儿$>$4 周;④黄疸退而复现;⑤黄疸进展快,血清胆红素每日上升超过 85 μmol/L(5 mg/dl);⑥血清结合胆红素$>$34 μmol/L(2 mg/dl)。具备其中任何一项者即可诊断为病理性黄疸。

引起病理性黄疸的主要原因有:①感染性:新生儿肝炎,多为宫内感染所致,以巨细胞病毒、乙型肝炎病毒为常见，常在生后 1～3 周出现黄疸，并伴有拒奶、呕吐、肝肿大等症状；新生儿败血症。②非感染性：新生儿溶血病；胆道闭锁；母乳性黄疸；遗传性疾病，如红细胞 6-磷酸葡萄糖脱氢酶(G-6-PD)缺陷、球形红细胞增多症、半乳糖血症；药物性黄疸，如由维生素 K_3、K_4 等药物引起者。

二、新生儿溶血病

新生儿溶血病(hemolytic disease of newborn，HDN)是指母、婴血型不合引起的新生儿同种免疫性溶血。以 ABO 血型不合引起为最常见，其次为 Rh 血型不合。

【病因及发病机制】

胎儿红细胞通过胎盘进入母体后，该血型抗原刺激母体产生相应的 IgG 血型抗体，此抗体可通过胎盘进入胎儿血循环，引起胎儿红细胞破坏而出现溶血。

（1）ABO 溶血病　主要发生在母亲为 O 型，新生儿为 A 型或 B 型。由于自然界广泛存在有 A 或 B 血型物质如某些植物、寄生虫、伤寒疫苗、破伤风及白喉类毒素等，O 型母亲通常在孕前早已接触过 A 或 B 血型物质的刺激而产生抗 A 或抗 B 抗体(IgG)，因此约 50% 的 ABO 溶血发生在第一胎。

（2）Rh 溶血病　把红细胞缺乏 D 抗原者称为 Rh 阴性，我国汉族人仅 0.34% 为 Rh 阴性。当胎儿的 Rh 血型和母亲不合时，可刺激母体产生 IgG 抗体并进入胎儿体内，产生免疫性溶血。由于自然界无 Rh 血型物质，Rh 溶血病只能由人类细胞作为抗原刺激，才能产生抗体，因此，Rh 溶血病一般较少发生在未输过血母亲的首次妊娠中。

【临床表现】

症状轻重与溶血程度基本一致。ABO 溶血病临床表现多较轻；Rh 溶血病一般发生在第二胎，临床表现较重，严重者甚至死胎。

（1）黄疸　Rh 溶血病患儿出生 24 小时内出现黄疸并迅速加重；ABO 溶血病多在生后第 2～3 天出现黄疸。血清胆红素以未结合型为主。

（2）贫血　轻重程度不一，Rh 溶血病患儿一般贫血出现早且重，可发生心力衰竭；ABO 溶血病程度较轻。

（3）肝脾大　由于髓外造血反应，引起肝脾代偿性肿大，多见于 Rh 溶血病患儿。

（4）胆红素脑病　是指血中游离胆红素通过血脑屏障，使基底核等处的神经细胞黄染，引起脑组织的病理性损害，又称核黄疸。首先表现为嗜睡、喂养困难、吮吸无力、拥抱反射减弱、肌张力减低等；半天至一天后很快出现双眼凝视、肌张力增高、角弓反张、前囟隆起、呕吐、哭叫、惊厥，如不及时治疗，多数患儿死亡。幸存者 1～2 天后病情开始好转，但常遗留有手足徐动、听力下降、智能落后、眼球运动障碍等后遗症。

【实验室检查】

(1) 溶血检查　红细胞、血红蛋白降低,网织红细胞和有核红细胞增高,血清总胆红素和未结合胆红素明显升高。

(2) 血型检查　检查母子 ABO 和 Rh 血型。

(3) 致敏红细胞和血型抗体测定　①患儿红细胞直接抗人球蛋白试验阳性可确诊 Rh 溶血病;②抗体释放试验用于测定患儿红细胞上结合的血型抗体,也为确诊实验;③血清游离抗体试验用于估计是否继续溶血和换血效果,但不是确诊试验。

【治疗要点】

1) 产前治疗　加强孕期监测,若血中 Rh 抗体效价不断增高、羊水中胆红素值增高,且羊水磷脂酰胆碱/鞘磷脂比值＞2(提示肺成熟)者,可考虑提前分娩,以减轻胎儿受累。

2) 新生儿治疗　重点是降低胆红素,防止胆红素脑病。

(1) 换血疗法

(2) 光照疗法　是降低血清未结合胆红素简单而有效的方法,可采用光疗箱、光疗灯或光疗毯等设备进行光疗。

(3) 药物治疗　①白蛋白:输血浆每次 10～20 ml/kg 或白蛋白 1 g/kg,以增加胆红素与白蛋白的联结;②纠正酸中毒:应用 5％碳酸氢钠 3～5 ml/kg,有利于未结合胆红素与白蛋白联结;③肝酶诱导剂:常用苯巴比妥每日 5 mg/kg,分 2～3 次口服,共 4～5 天,也可加用尼可刹米每日 100 mg/kg,分 2～3 次口服,共 4～5 天,以加强肝脏对胆红素的处理。

(4) 其他治疗　纠正缺氧,防止低血糖、低体温等。

三、新生儿黄疸的护理

【常见护理诊断与评估】

(1) 潜在并发症　胆红素脑病。

评估患儿皮肤及巩膜的黄疸程度,根据黄疸出现的时间、发展的速度、黄疸的程度及伴随的症状等初步判断黄疸的性质。

(2) 知识缺乏　与患儿家长缺乏对黄疸的认识及护理知识有关。

评估患儿家长对本病的了解程度,关注家长的心理状况,有无焦虑等。

【护理措施】

1) 观察病情,做好相关护理

(1) 加强监护,密切观察病情变化,注意监测体温、脉搏、呼吸、心率及尿量等的变化;注意观察皮肤、巩膜、大小便的色泽变化,以判断黄疸出现的时间、进展速度及程度。预防胆红素脑病的发生,注意观察神经系统的表现,如患儿出现拒食、嗜睡、肌张力减退等现象。

（2）保持室内安静,减少不必要的刺激;做好患儿的保暖措施,避免低体温时游离胆红素的增高;提早哺乳,可刺激肠蠕动以利胎粪排出。

2）实施光照疗法和换血疗法　蓝光照射皮肤,能降低未结合胆红素,对严重黄疸需要换血的患儿,可减少换血次数,提高疗效;换血疗法用于严重新生儿溶血症所致高胆红素血症。

3）用药护理　遵医嘱给予白蛋白和肝酶诱导剂。维持患儿水、电解质平衡,纠正酸中毒,以利于胆红素与白蛋白结合。

【健康教育】

黄疸是新生儿期最常见的症状,既可以是生理性现象,又是多种疾病的一种表现,应指导家长如何进行初步判断。应耐心解答家长提出的问题,向家长解释患儿的病情、治疗效果及可能出现的预后。对曾因新生儿溶血病有过死胎、流产史的家庭,应作好产前咨询及孕妇预防性服药。对可能留有后遗症者,指导家长早期进行功能锻炼。

第八节　新生儿感染性疾病

一、新生儿败血症

新生儿败血症(neonatal septicemia)是指病原菌侵入新生儿血液循环,并在其中生长繁殖、产生毒素而造成全身各系统的严重病变。新生儿时期败血症的发病率和病死率均较高。

【病因及发病机制】

（1）病原菌　致病菌种类较多,我国以葡萄球菌最多见,其次为大肠杆菌等 G^- 杆菌。近年来,由于各种导管、气管插管技术的广泛使用,使机会致病菌、厌氧菌以及耐药菌株等的感染有增多趋势。

（2）感染途径　①产前感染与孕妇存在明显的感染有关。②产时感染与胎儿通过产道时被细菌感染有关。③产后感染往往与细菌经脐部、皮肤黏膜损伤处、呼吸道及消化道等部位的侵入有关,其中以脐部最多见。

（3）自身因素　①非特异性免疫功能:皮肤黏膜屏障功能差,淋巴结发育不全,补体在血液中含量少,中性粒细胞产生及储备少,单核细胞产生粒细胞-集落刺激因子(G-CSF)、白细胞介素 8(IL-8)等细胞因子的能力低下。②特异性免疫功能:仅 IgG 可通过胎盘,且胎龄越小,IgG 含量越低;IgM 和 IgA 相对分子质量较大,不能通过胎盘,新生儿体内含量很低,因此易患

G¯杆菌感染;T细胞处于初始状态,产生细胞因子低下,不能有效辅助B细胞、巨噬细胞、自然杀伤细胞和其他细胞参与免疫反应。

【临床表现】

临床表现多无特征性,一般表现为反应低下、食欲不佳、哭声低弱,以后可出现精神委靡、不吃、不哭、不动、体温不升、体重不增("五不"现象)等症状。有下列表现时应高度怀疑败血症:①黄疸:表现为黄染迅速加重,或退而复现;②出血倾向:皮肤黏膜淤点、淤斑,消化道出血、肺出血等;③肝脾肿大:一般为轻至中度肿大;④休克征象;⑤中毒性肠麻痹;⑥并发症:感染可波及各器官,出现肺炎、脑膜炎、肝脓肿、化脓性关节炎等。

(1) 早发型　①出生后7天内起病;②感染发生在出生前或出生时,常由母亲垂直传播引起;③病原菌以大肠杆菌等G¯杆菌为主;④常呈暴发性多器官受累。

(2) 晚发型　①出生7天后起病;②感染发生在出生时或出生后,由水平传播引起;③病原菌以葡萄球菌、机会致病菌为主;④常有脐炎、肺炎或脑膜炎等局灶性感染。

【实验室检查】

(1) 外周血象　血白细胞总数多升高,有核左移和中毒颗粒。

(2) 病原学检查　①细菌培养:应在使用抗生素之前抽血,同时作L型细菌和厌氧菌培养可提高阳性率;脑脊液除培养外,还应涂片找细菌;尿培养阳性有助于诊断。此外,可酌情行皮肤拭子、咽拭子、外耳道及脐残端分泌物等作细菌培养。②病原菌抗原检测:采用对流免疫电泳、酶联免疫吸附试验、乳胶颗粒凝集等方法用于血、脑脊液和尿中致病菌抗原检测;基因诊断方法用于鉴别病原菌的生物型和血清型,有利于寻找感染源。

(3) 急相蛋白　C反应蛋白(CRP)、触珠蛋白(Hp)等在急性感染早期即可增加,其中CRP反应最灵敏,在感染6～8小时内即上升,8～60小时达高峰,感染控制后可迅速下降。

(4) 鲎试验　用于检测血和体液中细菌内毒素,阳性提示有革兰阴性细菌感染。

【治疗要点】

(1) 抗生素应用　用药原则:①早用药;②静脉、联合给药;③疗程足:血培养阴性,经抗生素治疗后病情好转时应继续治疗5～7天;血培养阳性,疗程至少需10～14天;有并发症者应治疗3周以上;④注意药物不良反应。

(2) 支持疗法　注意保暖,供给足够热量和液体,维持血糖和血电解质在正常水平。

(3) 免疫疗法　静注免疫球蛋白,每日300～500 mg/kg,3～5日。重症患儿可行交换输血,换血量100～150 ml/kg。

(4) 并发症处理　清除局部病灶;纠正酸中毒和低氧血症;减轻脑水肿;休克时输新鲜血浆

或全血。

【常见护理诊断与评估】

（1）体温调节无效　与感染有关。

评估患儿体温变化情况，有无发热或体温不升；注意评估患儿的一般状况，有无拒乳、少哭、少动、反应低下等，有无黄疸和肝脾肿大、出血倾向及休克等。

（2）皮肤完整性受损　与脐炎、脓疱疮等感染灶有关。

评估患儿皮肤损伤情况，有无感染性病灶，特别是脐部和皮肤有无破损或化脓。

（3）营养失调：低于机体需要量　与摄入不足、消耗增多有关。

（4）潜在并发症　肺炎、化脓性脑膜炎等。

【护理措施】

（1）维持体温稳定　患儿体温易波动，除感染因素外，还易受环境因素影响。发热时可给予物理降温及多喂开水；体温过低时，应及时保暖或置入暖箱。

（2）观察病情变化　密切观察病情变化，如患儿出现面色青灰、哭声低弱、呕吐、脑性尖叫、前囟饱满、两眼凝视、眼睑或面肌小抽动等提示有脑膜炎的可能；注意观察有无气促、口唇发绀、口吐白沫等肺炎的表现；如患儿出现面色青灰、皮肤发花、四肢厥冷、脉搏细弱、皮肤有出血点等应考虑感染性休克或弥散性血管内凝血（DIC），应立即与医生取得联系。

（3）保证营养供给　保证营养物质的供给，坚持母乳喂养，少量多次，细心哺喂；不能进食者，可行鼻饲或通过静脉补充能量和水或输入血浆。

（4）清除局部病灶　如脐炎、脓疱疮、皮肤破损等，促进皮肤早日愈合，防止感染蔓延扩散。遵医嘱使用抗菌药物，保证抗生素有效进入体内。由于本病使用抗生素疗程较长，故应注意保护好静脉。

【健康教育】

向患儿家长解释病情、治疗效果及预后，指导家长正确喂养和护理患儿，保持清洁卫生。

二、新生儿破伤风

新生儿破伤风（neonatal tetanus）是由破伤风杆菌侵入脐部而引起的急性感染性疾病，临床症状以全身骨骼肌强直性痉挛和牙关紧闭为特征。一般在出生后 7 天左右发病，俗称"七日风"、"脐带风"、"锁口风"。随着我国无菌接生的广泛推广，本病的发病率已明显下降。

【病因及发病机制】

破伤风杆菌为革兰阳性厌氧菌，其芽孢抵抗力强，煮沸 1 小时或高压蒸汽（120℃）10 分钟才能杀灭，在无阳光照射的土壤中可存活几十年。破伤风杆菌广泛存在于土壤、尘埃和粪便中,在耕地中较多。

接生时未消毒或消毒不彻底的剪刀等断脐,或用未消毒的敷料包裹脐端,使破伤风杆菌侵入脐部,包扎造成的缺氧环境更有利于破伤风杆菌的繁殖,并产生破伤风痉挛毒素。此毒素沿神经轴逆行至脊髓前角细胞和脑干运动神经核,与中枢神经组织中的神经节苷脂结合,使后者不能释放甘氨酸等抑制性传导介质,引起全身肌肉强烈收缩。此外,毒素可兴奋交感神经,导致心动过速、高血压、多汗等。

【临床表现】

潜伏期为 3~14 天,大多为 4~7 天。本病起病越早,潜伏期越短,预后越差。起病时,患儿神志清醒,往往哭吵不安,最先出现的症状是口不能张大,因咀嚼肌受累,患儿常想吃,但口张不大,吸吮困难,随后牙关紧闭、面肌痉挛,出现苦笑面容;双拳紧握、上肢过度屈曲、下肢伸直,呈角弓反张。强直性阵挛性发作,间歇期虽痉挛停止,但肌强直继续存在,轻微刺激又可引起痉挛发作。经合理治疗渡过痉挛期者,1~4 周后痉挛渐减轻且间隔时间延长,能吮乳。完全恢复约需 2~3 个月。

【治疗要点】

(1) 中和毒素　立即肌注或静滴破伤风抗毒素(TAT)10 000~20 000 U,或破伤风免疫球蛋白(TIG)500 U 肌注,以中和未与神经组织结合的毒素。

(2) 控制痉挛　控制痉挛是治疗成功的关键,首选地西泮,每次 0.3~0.5 mg/kg,缓慢静脉注射,也可用苯巴比妥钠、10%水合氯醛等。各药可以交替、联合应用。

(3) 控制感染　青霉素每日 20 万 U/kg,或头孢菌素、甲硝唑,静脉滴注,7~10 天,可杀灭破伤风杆菌。

(4) 保证营养　根据病情予静脉营养或鼻饲喂养。

【常见护理诊断与评估】

(1) 有窒息的危险　与呼吸肌、喉肌痉挛有关。

评估患儿有无呼吸肌、喉肌痉挛等严重表现。

(2) 喂养困难　与面肌痉挛、张口困难有关。

评估患儿有无吸吮困难、牙关紧闭及面肌痉挛等症状。

(3) 有感染的危险　与长期消耗、免疫功能低下有关。

评估患儿有无体温改变,皮肤有无感染性病灶存在。

(4) 皮肤完整性受损　与破伤风芽孢梭菌感染脐部残端有关。

评估患儿有无接生时消毒不严、脐带处理不当史;检查脐部有无红肿及脓性分泌物等感染现象。

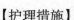

【护理措施】

1) 控制痉挛,保持呼吸道通畅

(1) 病室环境　保持病室安静,应单独房间放置,避免任何声、光、触觉等刺激。各种必要的操作最好在镇静剂使用后发挥最大疗效时集中完成。

(2) 药物应用　按医嘱及早使用破伤风抗毒素(TAT),用前先做皮试,无反应时再注射或静脉滴注 1 次,10 000～20 000 U;亦可用人体血清破伤风免疫球蛋白(TIG)500～3 000 U 深部肌内注射。正确使用地西泮、苯巴比妥、水合氯醛等镇静剂,每隔 4～6 小时选择两药交替使用一次,痉挛减轻后,减少用药次数或药物剂量,使患儿在强刺激下不发生窒息,轻刺激下不发生痉挛。按医嘱使用青霉素等以控制感染。

(3) 病情观察　密切观察病情变化,注意痉挛持续时间、频率、强度、抽搐发生时患儿面色、心率、呼吸等的改变,及早准备各种急救药品、器械等,一旦发现异常,及时组织抢救。

2) 脐部护理　先用 3% 过氧化氢或 1∶4 000 高锰酸钾溶液清洗脐部,然后再涂以 2% 碘酊,敷以消毒纱布,直至愈合。脐部周围用破伤风抗毒素 3 000 单位做封闭,以中和未进入血流的游离毒素。

3) 保证营养　合理喂养,保证营养物质的供给,病初痉挛发作频繁,应暂禁食,给予静脉高营养液;痉挛减轻后用鼻饲,喂乳前抽吸胃内容物,如有残留可暂停一次或减少乳量,喂乳速度要慢,喂乳后取侧卧位以避免因呕吐引起窒息;病情减轻后可用滴管或奶瓶细致的哺喂。

4) 防止感染

(1) 皮肤护理　由于患儿肌肉痉挛,易发热、出汗,因此应适当松包降温,及时擦干汗渍,保持皮肤清洁、干燥。可在小儿手掌中放一纱布卷以保护掌心皮肤不被损伤。又可保持掌心干燥。定时翻身,预防压疮及坠积性肺炎。

(2) 口腔护理　患儿唾液不能吞咽而外溢,肌肉痉挛使热能散发加快,尤其在疾病早期,患儿往往处于禁食或鼻饲管喂养期,口唇常干裂易破,应及时清除口腔分泌物,做好口腔清洁,口唇涂石蜡油等保持湿润。

【健康教育】

指导患儿家长做好脐部护理,向家长讲授有关育儿知识;有组织、有计划地培训基层助产人员,大力推广无菌接生技术。

第九节　新生儿寒冷损伤综合征

新生儿寒冷损伤综合征(neonatal cold injure syndrome)简称新生儿冷伤,亦称新生儿硬肿症(scleredema neonatorum)。主要由于寒冷引起,其临床特征是低体温和皮肤硬肿,严重者可发生多器官功能损伤,早产儿发病率最高。

【病因及发病机制】

寒冷、早产、感染和窒息等因素与本病发生有关。

(1)体温调节中枢不成熟 新生儿体温调节中枢发育不成熟,体表面积相对较大,易于散热,造成低体温,早产儿更易发生。

(2)棕色脂肪少 新生儿、尤其是早产儿棕色脂肪贮存量少,产热贮备能力不足,在感染、窒息和缺氧时产热不足,致体温过低。

(3)饱和脂肪酸含量高 新生儿皮下脂肪组织的饱和脂肪酸含量大,其熔点高,寒冷时易凝固出现硬肿症。

硬肿部位血流量减少,出现微循环障碍,更进一步加重病情。

【临床表现】

本病多发生在寒冷季节,出生后1周内多见。

(1)低体温 主要表现为体温低于正常,常低于 35℃,严重者<30℃,腋温-肛温差(T_{A-R})由正值变为负值。

(2)皮肤硬肿 特点为皮肤紧贴皮下组织,不能移动,按之如橡皮样,多伴有凹陷性水肿。硬肿发生顺序为:小腿→大腿外侧→整个下肢→臀部→面颊→上肢→全身。硬肿范围按:头颈部 20%;双上肢 18%;前胸及腹部 14%;背及腰骶部 14%;臀部 8%;双下肢 26%计算。

(3)多器官功能损害 早期出现食欲差、反应差、哭声低、心率减慢、呼吸浅表、尿少等表现。严重者出现心衰、DIC、肾衰竭等多器官功能损伤,临终前往往有肺、消化道出血。

根据临床表现,病情可分为轻、中、重三度(表 6-6)。

表 6-6　　　　　　　　　　　　新生儿硬肿症的临床分度

分度	肛温	腋-肛温差	硬肿范围	全身情况和脏器功能
轻度	>34℃	>0	<30%	稍差
中度	30℃~34℃	≤0	30%~50%	差、功能明显低下
重度	<30℃	<0	>50%	出现衰竭、休克、DIC、肺出血

【实验室及其他检查】

可根据病情需要选择动脉血气分析、血糖、血电解质、尿素氮、肌酐、DIC 筛查试验等。必要时可做 ECG 及 X 线胸片检查。

【治疗要点】

(1) 复温 复温是硬肿症患儿治疗的关键。复温原则是逐步复温,循序渐进。

(2) 支持疗法 供给充足的热量有助于复温和维持正常体温,但应注意严格控制输液量及速度。

(3) 纠正器官功能紊乱 及时处理肺出血、微循环障碍、肾衰竭及 DIC。

(4) 控制感染 根据血培养和药敏结果应用抗生素。

【常见护理诊断与评估】

(1) 体温过低 与体温调节功能不足、保温不当、感染等因素有关。

评估患儿的体温变化情况,测定具体的体温数值。

(2) 皮肤的完整性受损 与环境温度过低等有关。

评估患儿皮肤的颜色和硬肿范围,注意询问患儿的胎龄、日龄、体重、分娩史、生后保暖情况以及有无感染和其他缺氧等病史。

(3) 营养失调:低于机体需要量 与吸吮、吞咽无力等有关。

评估患儿有无食欲下降、喂养困难。

(4) 有感染的危险 与免疫力低下有关。

评估患儿有无皮肤破损及感染病灶,了解血常规及血生化变化情况。

(5) 潜在并发症 肺出血、DIC。

评估患儿的一般反应、哭声、呼吸及心率的改变,观察吸吮及吞咽能力;有无心、肾的损害及休克、DIC 等症状和体征。

(6) 知识缺乏 与家长缺乏正确保暖和育儿知识有关。

评估患儿家长对本病的预防与护理知识的了解情况。

【护理措施】

1) 复温 根据患儿病情及体温情况采取相应的复温方法。

(1) 对于肛温在 30℃～34℃,肛-腋温差为正值的轻、中度患儿,可直接置于 30℃ 的温箱中,每小时监测肛温 1 次,根据患儿体温恢复情况调节温箱温度在 30℃～34℃ 范围内,使患儿体温在 6～12 小时恢复正常。当肛温升至 35℃～36℃ 后,将暖箱温度调至该患儿的适中温度。

(2) 对肛温小于 30℃,肛-腋温差为负值的重度患儿,先将患儿置于比其体温高 1℃～2℃ 的温箱中开始复温,以后每小时监测肛温、腋温 1 次,同时提高温箱 0.5℃～1℃,不超过 34℃,使患儿体温在 12～14 小时恢复正常;体温恢复正常后置患儿于预热到适中温度的温箱中。

2) 合理喂养 细心喂养,保证能量及水分的供给,能吸吮者可经口喂养;吸吮无力者可用鼻饲或静脉输液,静脉滴入的液体应加温至 35℃ 左右;热能开始每日应达到 210 kJ/kg,随体温恢复及日龄增长可增至 420 kJ/kg。

3) **预防感染** 做好消毒隔离,加强皮肤护理,经常更换体位,尽量减少肌内注射,防止皮肤破损引起感染。遵医嘱使用药物。

4) **病情观察** 加强患儿体温的监测,记录肛-腋温差值的变化,便于估计病情的进展和程度;注意观察呼吸、脉搏、硬肿范围及程度的变化;观察和记录 24 小时出入量,尤其是尿量、奶量和液体量;注意患儿的一般状态,如反应、哭声及吸吮力等的变化;及时发现和处理并发症,如发现患儿面色突然青紫、呼吸增快、肺部湿性啰音增多,要考虑肺出血,应及时与医生联系进行救治。

【护理评价】

患儿体温逐渐恢复正常;皮肤完整性保持良好,硬肿逐渐消退;患儿营养状况逐渐改善,体重开始增长;住院期间不发生继发感染及并发症;患儿家长的护理知识增加,能采取正确的保暖措施,正确的喂养和护理患儿。

【健康教育】

向家长讲解有关硬肿症的预防知识,讲解有关出生后新生儿的保暖、喂养、预防感染等护理工作的重要性和方法;指导患儿家长掌握家庭简易的保暖方法。

第十节 新生儿低血糖和高血糖

一、新生儿低血糖

新生儿出生后全血血糖<2.2 mmol/L(40 mg/dl)应诊断为新生儿低血糖(neonatal hypoglycemia),而不考虑出生体重、胎龄和生后日龄。

【病因和发病机制】

(1) **暂时性低血糖** 指低血糖持续时间较短、不超过新生儿期。主要原因为:①葡萄糖储存不足,如早产儿、围生期窒息、小于胎龄儿等;②葡萄糖利用增加,主要见于糖尿病母亲娩出的婴儿、Rh 溶血病等。

(2) **持续性低血糖** 指低血糖持续至婴儿或儿童期。主要原因有高胰岛素血症、内分泌缺陷或遗传代谢性疾病等。

【临床表现】

大多数低血糖者无临床症状;少数可出现喂养困难、嗜睡、青紫、哭声异常、颤抖、震颤,甚至惊厥等非特异性症状,经静脉注射葡萄糖后上述症状消失,血糖恢复正常,称"症状性低血糖"。

【辅助检查】

常用微量纸片法测定血糖,异常者采静脉血测定血糖以明确诊断。对可能发生低血糖者可在生后进行持续血糖检测。对持续性低血糖者应酌情选测血胰岛素、高血糖素、T_4、TSH、生长激素、皮质醇、血、尿氨基酸及有机酸等。

【治疗要点】

无症状低血糖可给予进食葡萄糖,如无效改为静脉输注葡萄糖。对有症状患儿都应静脉输注葡萄糖。对持续或反复低血糖者除静脉输注葡萄糖外,结合病情予氢化可的松静脉点滴、胰高糖素肌注或强的松口服。

【常见护理诊断与评估】

(1)营养失调:低于机体需要量　与摄入不足、消耗增加有关。

评估患儿出生后是否及时哺喂,有无喂养困难、哭声异常等。

(2)潜在并发症　呼吸暂停。

评估患儿有无嗜睡、青紫、肌张力低、惊厥或呼吸暂停等。

【护理措施】

(1)喂养　生后能进食者尽早喂养,根据病情给予 10 葡萄糖或吸吮母乳。早产儿或窒息儿尽快建立静脉通路,保证葡萄糖输入。

(2)监测　定期监测血糖,静脉输注葡萄糖时及时调整输注量及速度,用输液泵控制并每小时观察记录 1 次。

(3)观察　观察病情变化,注意有无震颤、多汗、呼吸暂停等。

二、新生儿高血糖

新生儿全血血糖>7.0 mmol/L(125 mg/dl),或血浆葡萄糖水平>8.4 mmol/L(150 mg/dl)为新生儿高血糖(neonatal hyperglycemia)诊断标准。

【病因和发病机制】

(1)应激状态　当窒息、寒冷损伤、严重感染、外科手术等危重疾病时,血中儿茶酚胺、皮质醇、高血糖素浓度显著升高,是新生儿尤其是极低出生体重儿高血糖的常见原因。

(2)医源性　输注高浓度的葡萄糖或脂肪乳,可引起高血糖。

(3)药物　治疗呼吸暂停使用氨茶碱时激活了肝糖原分解,抑制粮原合成。

(4)新生儿糖尿病　新生儿糖尿病十分罕见。

【临床表现】

轻者可无症状,血糖显著增高者表现为口渴、烦躁、糖尿、多尿、体重下降、惊厥等症状。

【治疗要点】

减少葡萄糖用量和减慢葡萄糖输注速度;治疗原发病,纠正脱水及电解质紊乱;高血糖不易控制者可考虑用胰岛素输注并作血糖监测。

【常见护理诊断与评估】

(1)有体液不足的危险 与多尿有关。

评估患儿是否有口渴、烦躁、多尿、体重下降等症状。

(2)有皮肤完整性受损的危险 与多尿、糖尿有关。

评估患儿臀部皮肤情况情况,有无红臀等。

【护理措施】

(1)维持血糖稳定 严格控制输注葡萄糖的量及速度,监测血糖变化。

(2)观察病情 注意体重和尿量的变化,遵医嘱及时补充电解质溶液,以纠正电解质紊乱。

(3)做好臀部护理 勤换尿布,保持会阴部清洁干燥。

(马宁生)

思考题

1. 如何进行新生儿分类?

2. 什么是高危新生儿? 哪些情况下可列为高危新生儿?

3. 足月儿与早产儿外观特点有何区别?

4. 如何区别新生儿生理性黄疸与病理性黄疸?

5. 简述新生儿缺氧缺血性脑病的护理诊断与护理措施。

6. 简述新生儿寒冷损伤综合征的复温方法。

7. 护理病例:男婴,足月顺产,日龄 5 天。近 2 天来哭声低弱,不吃奶,手足凉,黄疸迅速加重。体检:体温不升,面色发灰,脐部有脓性分泌物。血常规:白细胞 $20×10^9/L$,中性粒细胞 0.75,淋巴细胞 0.25,血清总胆红素 221 μmol/L,直接胆红素 51 μmol/L。

要求:①列出临床诊断;②列出主要护理诊断;③提出相应护理措施。

第七章 消化系统疾病患儿的护理

学习指导

　　学习目标 掌握小儿腹泻的临床表现及护理措施;掌握小儿液体疗法常用溶液及其配制;掌握婴幼儿腹泻的液体疗法。熟悉口炎的临床表现及护理措施。了解小儿消化系统解剖生理特点。

　　学习重点 口炎的护理;脱水的程度及性质;溶液的成分及混合溶液的配制;小儿腹泻的液体疗法。

　　消化系统疾病是儿科的常见病、多发病,其中小儿腹泻最为常见。由于各年龄时期小儿消化系统解剖生理特点不同,使疾病的发生、发展、预后及护理等方面各具特点。

第一节　小儿消化系统解剖生理特点

　　1. 口腔 足月新生儿出生后即具有较好的吸吮能力和吞咽功能,而早产儿则较差。3～4个月时唾液开始分泌增多;5～6个月后唾液腺完全发育,唾液量明显增多,而婴儿口腔浅,又不会及时吞咽过多的唾液,易出现生理性流涎。新生儿出生时唾液腺发育不够完善,唾液及唾液中淀粉酶分泌不足,导致口腔黏膜干燥而受损,易患口炎。

　　2. 食管、胃 新生儿食管下端贲门括约肌发育不成熟,控制能力差,易发生胃、食管反流,一般9个月时消失。婴儿的胃呈水平位,贲门括约肌发育不成熟、幽门括约肌发育良好,婴儿吸奶时常同时吸入空气,故易导致溢乳。新生儿的胃容量为 $30～60$ ml,$1～3$ 个月为 $90～150$ ml,1 岁时为 $250～300$ ml。胃排空时间:水为 $1.5～2$ 小时,母乳为 $2～3$ 小时,牛乳为 $3～4$ 小时。早产儿胃排空速度慢,易发生胃潴留。

　　3. 肠 婴儿肠道相对较长,分泌面积及吸收面积较大,有利于消化吸收。肠道黏膜及黏膜下层固定较差,易发生肠套叠、肠脱垂。早产儿肠乳糖酶活性低、肠壁屏障功能差和肠蠕动协调能力差,因此易发生乳糖吸收不良,以及细菌经肠黏膜吸收引起全身性感染或变态反应性疾病。

　　4. 肝 年龄越小,肝脏相对越大,但肝细胞和肝功能不成熟,解毒能力差。正常新生儿肝在右肋缘和剑突下可触及,6～7岁以后一般不能触及。在病理情况下易发生肝肿大和变性。婴儿期胆汁分泌较少,影响脂肪的消化和吸收。

5. 胰腺 出生时胰液分泌量少,3～4个月时增多。胰淀粉酶活性较低,1岁后才接近成人,故不易过早(出生后3个月以内)喂淀粉类食物。新生儿及小婴儿胰脂肪酶和胰蛋白酶的活性都较低,对脂肪和蛋白质的消化与吸收不够完善,故易出现婴儿腹泻。

6. 肠道细菌 胎儿消化道内无细菌,出生后细菌很快从口、鼻、肛门侵入肠道,大多集中在结肠和直肠内。肠道菌群受食物成分影响,母乳喂养者以双歧杆菌为主,人工喂养者以大肠杆菌为主。正常肠道菌群对侵入肠道的致病菌有一定的拮抗作用,消化道功能紊乱时,肠道细菌大量繁殖可进入小肠甚至胃而致病。

7. 健康小儿粪便

(1)新生儿最初排出的大便为深墨绿色、黏稠、无臭味,称为胎粪。胎粪是由胎儿肠道脱落的上皮细胞、消化液及吞下的羊水所组成,多数在出生后12小时内开始排便,总量为100～200 g,2～3日逐渐过渡为黄糊状粪便。如24小时内无胎粪排出,应注意检查有无肛门闭锁等先天性消化道畸形。

(2)母乳喂养儿粪便为金黄色,糊状,不臭,呈酸性反应,每日2～4次。

(3)牛、羊乳喂养儿粪便为淡黄色,较干燥,有臭味,呈中性或碱性反应,每日1～2次。添加谷类、蛋类、肉类、蔬菜等辅助食品后,大便接近成人,每日1～2次。

(4)混合喂养儿粪便为暗褐色,臭味加重,添加辅食后大便外观与成人相似,每日1～2次。

第二节 口 炎

口腔黏膜的炎症简称口炎(stomatitis),在婴幼儿时期常见,多由病毒、细菌、真菌或螺旋体引起。可单独发病,亦可继发于全身性疾病如:急性感染、腹泻、营养不良、久病体弱和B族维生素、维生素C缺乏等。如病变仅局限于舌、牙龈、口角亦可称为舌炎、牙龈炎或口角炎。食具消毒不严、口腔不卫生常常是导致口炎的诱因。

【病因及发病机制】

婴幼儿口腔黏膜干燥、柔嫩、血管丰富,有利于微生物繁殖。当食具消毒不严、口腔不卫生、营养不良、机体抵抗力下降时,寄生在小儿口腔、皮肤等处的正常菌群即可致病。①鹅口疮(thrash):又名雪口病,为白色念珠菌感染所致。多见于新生儿及营养不良、腹泻、长期应用广谱抗生素或激素的患儿;②疱疹性口炎(herpeticstomatitis):由单纯疱疹病毒感染引起。1～3岁小儿多见,传染性强,可在集体托幼机构引起小流行;③溃疡性口炎(ulcerativestomatitis):

主要由链球菌、金黄色葡萄球菌感染引起。多见于婴幼儿,急性感染、长期腹泻等机体抵抗力降低时,更利于细菌繁殖而致病。

【临床表现】

(1)真菌性口炎 又称鹅口疮,在口腔黏膜上出现白色或灰白色乳凝块样物质,最常见于颊黏膜,其次是舌、牙龈、上腭,甚至蔓延到咽部,起初呈点状和小片状,可逐渐融合成片,形似乳凝块,但不易拭去,若强行擦拭剥落后,局部黏膜可有出血。患处不红、不痛、不流涎,一般无全身症状。

(2)疱疹性口炎 有低热或高热,体温达38℃~40℃,在牙龈、舌、唇内和颊黏膜等处可见单个、一簇或几簇黄白色小水疱,迅速破裂后形成浅表溃疡凹面,上面覆盖白色膜样渗出物,多个小溃疡可融合,周围有红晕,黏膜充血,有时累及上腭及咽部。口唇可红肿裂开,近口角及唇周皮肤可有疱疹,局部疼痛,出现流涎、拒食、烦躁、颌下淋巴结肿大。本病须与疱疹性咽峡炎鉴别,后者由柯萨奇病毒引起,多发生于夏秋季,疱疹主要在咽部和软腭,有时可见于舌,但不累及牙龈和颊黏膜,颌下淋巴结不肿大。

(3)溃疡性口炎 口腔黏膜充血水肿,常见于舌、唇内及颊黏膜处,可蔓延到唇及咽喉部。形成大小不等的糜烂或溃疡,溃疡表面有纤维素性炎性渗出物形成的假膜,常呈灰白色,边界清楚,易拭去,遗留出血的创面,但不久又被假膜覆盖。可有局部疼痛、流涎、拒食、烦躁等表现,常有发热,可达39℃~40℃,局部淋巴结肿大。

【实验室及其他检查】

(1)血常规 溃疡性口炎患儿白细胞总数和中性粒细胞增多,而疱疹性口炎、鹅口疮患儿白细胞总数和中性粒细胞正常或降低。

(2)病原菌检查 真菌性口炎患儿,取白膜少许,加10%氢氧化钠1滴,可检出真菌菌丝及孢子。溃疡性口炎患儿取少许假膜涂片染色见大量细菌。

【治疗要点】

(1)鹅口疮 ①保持口腔清洁:用2%碳酸氢钠溶液于哺乳前后清洁口腔;②局部用药:局部涂1%甲紫溶液,病变广泛者,每次可用制霉菌素10万U,加水1~2 ml涂患处。

(2)疱疹性口炎 ①保持口腔卫生,多喝水;②局部处理:局部涂疱疹净、锡类散、冰硼散、西瓜霜等药,疼痛重者在进食前局部涂2%利多卡因;③对症处理:发热者用退热剂。

(3)溃疡性口炎 ①控制感染,选用有效抗生素;②做好口腔清洁及局部处理,常可涂2.5%~5%金霉素鱼肝油或1%甲紫溶液;③注意补充水分和营养。

【常见护理诊断与评估】

(1)口腔黏膜改变 与护理不当、理化因素刺激、口腔不洁、抵抗力低下等有关。

评估患儿有无口腔黏膜颜色改变、异物形成。有无假膜、溃疡、小水疱形成等。

（2）疼痛　与口腔黏膜炎症有关。

评估患儿喂养情况，进食时有无哭闹，有无流涎、烦躁、睡眠不佳的表现。

（3）体温过高　与感染有关。

评估患儿有无体温升高，评估有无皮肤发红、触之发热感。记录其热型、体温的变化。

（4）知识缺乏　与家长及年长儿缺乏口腔炎预防及护理知识有关。

评估患儿家属及年长儿有无进食后不漱口，有无偏食、挑食等不良饮食习惯等。

【护理目标】

（1）1～2周口腔黏膜恢复正常。

（2）1天使疼痛减轻。

（3）1～3天使体温恢复正常。

（4）患儿家长能说出口炎的病因、懂得口炎的护理知识。

【护理措施】

（1）口腔护理　进食后漱口，多喂开水，保持口腔黏膜湿润和清洁。用3％过氧化氢溶液清洗溃疡面后涂1％甲紫或2.5％～5％金霉素鱼肝油，较大儿童可用含漱剂，清洗口腔以餐后1小时为宜，动作应轻快，避免呕吐。对流涎者，应及时清理口腔分泌物，保持皮肤干燥、清洁，避免引起皮肤湿疹及糜烂。

（2）减轻疼痛　避免喂过热、过冷、刺激性的食物，疼痛明显的在进食前局部涂2％利多卡因。

（3）维持体温正常　监测体温，当体温过高时，给予松解衣服、置冰袋等物理降温，必要时药物降温。

（4）指导局部涂药　教给家长口炎发生的原因及保持口腔卫生的方法，指导家长局部涂药的方法。涂药前应先将无菌纱布或干棉球放在颊黏膜腮腺管口处或舌系带两侧，以隔断唾液，然后用干棉球将病变部黏膜表面吸干净后方能涂药。涂药后，应嘱患儿闭口10分钟，不可马上漱口、饮水或进食。

【健康教育】

给家长讲解口炎发生的原因，示教口炎时饮水、饮食及局部涂药的方法；教育孩子养成良好的卫生习惯，进食后漱口，避免粗暴擦伤口腔；向家长宣传均衡营养对提高机体抵抗力的重要性，避免偏食、挑食，培养良好的饮食习惯。

第三节　小儿腹泻

小儿腹泻(infantilediarrhea)又称腹泻病，是一组由多种原因引起的以腹泻、呕吐为主的临床综合征,严重者可引起脱水和电解质紊乱。本病为婴幼儿时期的常见病,发病年龄多在2岁以下,1岁以内者约占半数。夏秋季发病率最高。在发展中国家腹泻发病率很高,是造成小儿营养不良、生长发育障碍及死亡的重要原因之一。因此,预防和治疗腹泻是保护儿童健康、降低儿童死亡率的重要措施之一,也是我国儿科重点防治的"四病"之一。

【病因及发病机制】

【病因】

1) **内因**　婴幼儿期生长发育快,所需营养物质多,消化系统负担重,易发生消化功能紊乱,特别是新生儿正常肠道菌群尚未建立或因使用抗生素等引起肠道菌群失调,易患肠道感染;消化系统发育不成熟,胃酸和消化酶分泌少,消化酶活性低,对食物的耐受力差;胃内酸度低,胃排空较快,对进入胃内的细菌杀灭能力弱;血液中免疫球蛋白(尤以IgM和IgA)和肠道sIgA均较低;人工喂养儿不能从母乳中获得有很强的抗肠道感染作用的大量体液因子(如sIgA、乳铁蛋白等)、巨噬细胞和粒细胞等成分,加上食具易污染,故人工喂养儿肠道感染发病率明显高于母乳喂养儿。

2) **外因**　腹泻的外因可分为感染性因素和非感染性因素。前者包括病毒、细菌、真菌、寄生虫等肠内感染和肠外感染,后者包括饮食不当、气候、精神因素、过敏等,70%～80%病例的病原可以从发病季节及临床表现区别出来,如引起秋冬季腹泻最常见的轮状病毒,引起夏季腹泻最常见的大肠杆菌,其他还有痢疾志贺菌、空肠弯曲菌、沙门菌(非伤寒)、隐孢子虫等。此外,营养不良、免疫功能低下、长期应用肾上腺皮质激素的患儿更易发病。

【发病机制】

引起腹泻的机制有:①分泌性腹泻:肠腔内存在大量不能被吸收的具有渗透活性的物质。②渗出性腹泻:肠腔内电解质分泌过多。③渗透性腹泻:炎症所致的液体大量渗出。④肠道功能异常性腹泻:肠道运动功能异常等。临床上的腹泻常是在多种机制共同作用下发生的。

1) **感染性腹泻**　病原微生物随污染的食物、水等进入消化道,当机体防御功能下降时,大量病原微生物侵入肠道并产生毒素,引起感染性腹泻。如轮状病毒肠炎可引起渗透性腹泻,病毒侵入小肠绒毛的上皮细胞,使之变性、坏死,绒毛变短脱落,引起水、电解质吸收减少,肠液在肠腔内大量积聚而导致腹泻;再如肠毒素性肠炎可引起分泌性腹泻,细菌在肠腔中释放不耐热肠毒素和耐热肠毒素,两者都促进肠道氯化物分泌增多,并抑制钠和水的再吸收,导致分泌性腹泻。同时,继发双糖酶分泌不足,使食物中糖类消化不全而滞留在肠腔内,并被细菌分解成小分子的短链有机酸,使肠液的渗透压增高,进一步造成水和电解质的丢失。

2) **非感染性腹泻**　非感染性腹泻主要由饮食不当引起,以人工喂养儿多见。当喂养不当时,消化过程发生障碍,食物被积滞于小肠上部,使肠内的酸度减低,肠道下部细菌上移繁殖,造成内源性感染，使消化功能更加紊乱。加之食物分解后产生胺类等物质刺激肠道，使肠蠕动增加，引起腹泻，严重时导致水、电解质紊乱。

【临床表现】

1. 急性腹泻　病程在2周以内的腹泻为急性腹泻。

1）**轻型腹泻**　多为饮食因素或肠道外感染引起。每日大便多在10次以下，呈黄绿色稀糊状或蛋花汤样便，有酸臭味，量较少，可有未消化的奶瓣。排便后患儿即安静。精神尚好，偶有低热，无中毒症状，也无明显水、电解质紊乱。大便镜检可见大量脂肪球。一般数日内痊愈。

2）**重型腹泻**　多由肠道内感染所致。每日大便10次以上，多者可达数十次。大便呈水样或蛋花汤样，量多，有粘液。腹泻时可向外溅射，使肛周皮肤发红或糜烂，全身中毒症状明显，高热或体温不升，精神委靡，嗜睡，甚至昏迷、惊厥。有程度不等的水、电解质、酸碱平衡紊乱。

（1）**脱水**　由于腹泻、呕吐丢失体液和摄入量不足使体液总量尤其是细胞外液量减少，而导致不同程度的脱水。由于腹泻时水和电解质两者丧失的比例不同，从而引起体液渗透压的变化，即造成不同性质的脱水。

① 脱水程度：即累积的体液损失，可根据病史和临床表现综合估计。一般将脱水分为轻度、中度、重度脱水3种，不同程度脱水的临床表现见表7-1。营养不良患儿因皮下脂肪少，皮肤弹性较差，脱水程度常易被估计过高；而肥胖小儿皮下脂肪多，脱水程度常易被估计过低，临床

表7-1　　　　　　　　　　**3种不同程度脱水的临床表现**

	轻 度 脱 水	中 度 脱 水	重 度 脱 水
失水量占体重比例	5%(50 ml/kg)	5%～10%(50～100 ml/kg)	＞10%(100～120 ml/kg)
精神状态	稍差	委靡或烦躁	呈重病容，昏睡或昏迷
前囟和眼窝	稍凹陷	明显凹陷	极度凹陷
哭时眼泪	稍少	少	无
口腔黏膜	稍干燥	明显干燥	极度干燥
口渴	稍有	明显	极明显
尿量	稍减少	明显减少	极少或无尿
皮肤	稍干燥，弹性稍差	苍白干燥，弹性差	发灰干燥，弹性极差
代谢性酸中毒	无	有，较轻	有，较重
周围循环衰竭（休克症状）	无	无	有

上应予以注意,不能单凭皮肤弹性来判断,应综合考虑。

②脱水性质:脱水的同时常伴有电解质的丢失,由于腹泻时水与电解质丢失比例不同,因而导致体液渗透压发生不同的改变,临床上根据血钠浓度、体液渗透压可将脱水分为等渗性、低渗性、高渗性脱水三种。其中以等渗性脱水最常见,其次为低渗性脱水,高渗性脱水少见。不同性质脱水的临床表现见表7-2。

表7-2　　　　　　　　　　三种不同性质脱水的临床表现

	低渗性脱水	等渗性脱水	高渗性脱水
原因及诱因	失盐＞失水,补充非电解质过多,常见于病程较长,营养不良和重度脱水者	失水＝失盐,常见于病程较短,营养状况较好者	失水＞失盐,补充电解质过多,常见高热,大量出汗者等
血钠浓度	<130 mmol/L	130～150 mmol/L	>150 mmol/L
口渴	不明显	明显	极明显
皮肤弹性	极差	稍差	尚可
血压	极低	低	正常或稍低
神志	嗜睡或昏迷	精神委靡	烦躁易激惹

(2)代谢性酸中毒　脱水的患儿常有代谢性酸中毒。①主要原因有腹泻时丢失大量碱性物质,进食少和吸收不良,热量摄入不足,体内脂肪氧化增加,酮体生成增多,血容量减少,血液浓缩,血流缓慢,组织缺氧致乳酸堆积,肾血流量减少,尿量减少,酸性代谢产物在体内堆积等;②中重度脱水均伴有不同程度的酸中毒。临床上主要根据血浆二氧化碳结合力值(CO_2CP,正常值为18～27 mmol/L)将酸中毒分为轻、中、重三度(表7-3)。

表7-3　　　　　　　　　　不同程度代谢性酸中毒的临床表现

	轻　度	中　度	重　度
CO_2CP	13～18 mmol/L	9～13 mmol/L	<9 mmol/L
临床表现	症状不明显,仅呼吸稍快	精神委靡或烦躁,心率增快,呼吸深长,口唇樱桃红色等	恶心、呕吐,心率减慢,呼吸深快、节律不齐,呼吸有丙酮味似烂苹果味,昏睡或昏迷

新生儿及小婴儿因呼吸代偿功能较差,呼吸改变不典型,常表现为精神委靡、拒乳、面色苍白等。

(3)低钾血症　正常血清钾浓度为3.5～5.5 mmol/L,当血清钾<3.5 mmol/L时称为低钾血症。①导致低钾血症的主要病因有:钾摄入不足即长期不能进食或进食少,静脉补液内不加或少加钾盐;消化道丢钾过多如呕吐、腹泻、胃肠引流或肠瘘;经肾排钾过多如酸中毒、酮中毒或

创伤所致的组织破坏，钾从细胞内释出随即由肾脏排出；应用排钾利尿剂；原发性肾脏失钾性疾病，如肾小管酸中毒、醛固酮增多症等；钾在体内分布异常：如碱中毒、胰岛素治疗等。②临床表现：神经肌肉症状表现为神经肌肉兴奋性减低，如精神委靡、反应低下、躯干和四肢无力、严重者发生弛缓性瘫痪，腹胀、肠鸣音减弱或消失、腱反射减弱或消失；心血管症状如心率增快、心音低钝、心律失常，心电图显示 T 波增宽、低平或倒置，Q-T 间期延长，ST 段下降，出现 U 波，在同一导联中 U 波＞T 波；肾脏损害如口渴、多饮、多尿、夜尿、低钾低氯性碱中毒、反常性酸性尿。

（4）低钙血症和低镁血症 脱水时易导致低钙血症和低镁血症。①主要原因有腹泻患儿进食少，吸收不良，从大便丢失钙、镁，可使体内钙、镁减少。②在脱水和酸中毒时，由于血液浓缩和离子钙增加，可不出现低钙症状，输液后血钙被稀释及酸中毒被纠正后离子钙减少，可出现手足搐搦、惊厥等表现，尤其见于营养不良和活动性佝偻病患儿。极少数长期腹泻和营养不良患儿中，经补钙后症状不能缓解，应考虑低镁血症可能，常表现为易激惹、烦躁不安、手足震颤、惊厥等。

2. 迁延性腹泻和慢性腹泻 迁延性腹泻指病程在 2 周～2 个月，慢性腹泻指病程在 2 个月以上。迁延性腹泻和慢性腹泻常见于：①感染性腹泻未及时控制或长期喂养不当。②长期应用广谱抗生素导致肠道菌群失调。③营养不良对食物消化功能差。④体内缺乏双糖酶，对富含双糖的饮食不耐受。⑤对食物过敏如对牛奶过敏。

主要表现为腹泻迁延不愈，病情反复，大便次数和性状不稳定，严重者可出现水、电解质紊乱。由于长期消化吸收障碍，可出现体重减轻、贫血等营养不良表现及感染。

3. 生理性腹泻 多见于出生 6 个月以内的婴儿，外观虚胖，除大便次数增多外，不影响生长发育，精神、食欲及体重增长良好。添加辅助食品后，大便即逐渐转为正常。生理性腹泻发生可能与婴儿小肠乳糖酶相对不足及母乳中前列腺素 E_2 含量较高有关。

4. 几种不同类型肠炎的临床特征

（1）轮状病毒肠炎 又称秋季腹泻，多发生在秋季。常见于 6 个月至 2 岁小儿。起病急，常伴发热和上呼吸道感染等症状。腹泻前先有呕吐，大便次数多、量多，呈水样或蛋花汤样，黄色或黄绿色，无腥臭味，易出现水及电解质紊乱。本病为自限性疾病，病程多为 3～8 天，大便镜检偶见少量白细胞。

（2）大肠杆菌肠炎 多发生在 5～8 月气温较高季节。主要表现为发热、呕吐、腹泻，大便为稀便，伴较多黏液，有腥臭味，重者可有脱水、酸中毒及电解质紊乱。产毒性大肠杆菌肠炎多无发热和全身症状，侵袭性大肠杆菌肠炎的表现与细菌性痢疾相似。

（3）真菌性肠炎 主要由白色念珠菌感染所致，常并发于其他感染，与患儿免疫力低下或长期使用广谱抗生素有关。主要症状为大便稀黄，泡沫较多，带黏液，有时可见豆腐渣样细块

（菌落），偶见血便；大便镜检可见真菌孢子和假菌丝，真菌培养阳性。

【实验室及其他检查】

（1）血常规　白细胞总数及中性粒细胞增高提示细菌感染，降低一般属于病毒感染，嗜酸粒细胞增多常见于寄生虫或过敏性病变。

（2）大便常规及病原学检查　大便常规检查可见红细胞、白细胞或脓细胞、霉菌菌丝和孢子。细菌感染，大便可培养出致病菌；疑为病毒感染者作病毒学检查。

（3）测定血清钠、钾及氯化物　血钠可提示脱水性质。血气分析及测定二氧化碳结合力（CO_2CP）可了解体内酸碱平衡紊乱程度及性质。重症者同时测尿素氮，必要时查血钙及血镁。

【治疗要点】

治疗原则：调整饮食、控制感染、预防和纠正水电解质紊乱、对症处理、预防并发症；急性腹泻侧重于维持水、电解质平衡及抗感染，而迁延性腹泻及慢性腹泻则应注意肠道菌群失调及饮食疗法。

（1）调整饮食　腹泻时进食和吸收减少，而丢失和发热使营养需要量增加。无论何种类型的腹泻都要坚持继续喂养，腹泻恢复期应逐渐增加喂养的次数和量，以免造成营养不良。

（2）控制感染　对侵袭性细菌性肠炎、病原菌确定的迁延性腹泻及新生儿、婴幼儿、免疫功能低下者宜早期选用敏感的抗生素。病毒性肠炎一般不需用抗生素，以饮食管理和支持疗法为主。

（3）液体疗法　脱水和电解质紊乱是腹泻死亡的主要原因。合理的液体疗法是降低病死率的关键。无论何种病原体感染引起的脱水都需要补充丢失的液体和电解质（详见本章第四节"小儿液体疗法及护理"）。

（4）对症处理　腹胀明显者可用新斯的明皮下注射、肛管排气，低钾者应及时补钾，呕吐严重可针刺内关穴或用氯丙嗪肌内注射，高热者给予物理降温或退热剂等。

（5）迁延性和慢性腹泻的治疗　因常伴有营养不良和其他并发症，病情较为复杂，须针对不同的病因采用中西医综合治疗措施；也可选用微生态疗法和肠黏膜保护剂，以帮助肠道正常菌群的恢复，增强肠道屏障功能，抑制病原菌繁殖、侵袭。

病案演示

姓名：×× 　性别：女　年龄：10个月　床号：××

住院号：×××× 　入院日期：2010年8月5日2p.m.

入院诊断：婴儿腹泻

简要病史:因腹泻、呕吐1周,伴口干、尿少1日入院。患儿1周前开始出现呕吐,随着出现腹泻,大便稀,呈海水样,每天7～10次,体温38℃～39℃。在附近诊所治疗效果不佳。体检:体温38.5℃,嗜睡,皮肤弹性极差,眼窝及前囟凹陷,皮肤发花,四肢凉,心率140次/min,肠鸣音亢进。大便检查:大便稀,见少许脂肪球,未见白细胞和红细胞;血液检查:白细胞8×10^9/L,中性粒细胞0.76,淋巴细胞0.24;血钠125 mmol/L,血钾3.0 mmol/L,CO_2CP 8 mmol/L。

思考分析:

(1) 判断出小儿脱水程度及性质,有无酸中毒及低钾血症。

(2) 通过评估列出主要护理诊断。

(3) 提出相应的护理措施。

【常见护理诊断与评估】

1) **体液不足**　与丢失体液过多和摄入量不足有关。

评估患儿皮肤、黏膜、尿量、眼泪等情况,听诊心率,了解电解质的检查结果及其意义。

评估依据:该患儿前囟和眼窝凹陷、皮肤及口腔黏膜干燥,尿量减少,哭时无眼泪。

2) **腹泻**　与喂养不当、感染等因素有关。

评估患儿每日大便次数,每次大便的量、性质、内容物,听诊肠鸣音,了解大便检查结果及意义。

评估依据:大便次数增多,一般每日大便10次以上,多者可达数十次,大便呈水样或蛋花样,量多,有黏液。

3) **体温过高**　与肠道感染有关。

评估患儿有无皮肤发红、触之发热感。测量体温是否高于正常范围。记录其热型、体温的变化。评估呼吸、心率的变化。

评估依据:全身中毒症状,体温在38℃～39℃间,精神委靡。

4) **潜在并发症**　与肠道内大量碱性物质及电解质丢失有关。

(1) **代谢性酸中毒**　与腹泻次数多、肠道碱性物质大量排出体外有关。

观察患儿有无精神委靡或烦躁,心率增快,呼吸深长,口唇樱桃红色等表现。

(2) **低血钾**　与腹泻次数多、肠道电解质、体液大量排出体外有关。

观察患儿有无神经肌肉兴奋性减低,腹胀、肠鸣音减弱或消失、腱反射减弱或消失等。

5) **有皮肤黏膜完整性受损的危险**　与腹泻、大便刺激及尿布使用不当有关。

评估患儿皮肤黏膜特别是臀部、肛门周围皮肤的完整性,有无发红、破损等。

评估依据:患儿肛周皮肤糜烂。

6）**知识缺乏** 与家长或家政人员喂养知识、卫生知识及对腹泻患儿的护理知识缺乏有关。评估患儿家属或年长儿对腹泻的了解，腹泻时的饮食、喂养情况以及预防腹泻的知识等。

评估依据：患儿家属或家政人员对腹泻缺乏认识，缺乏对婴幼儿的合理喂养、个人卫生、食品清洁、清洁饮水、粪便处理等知识。

【护理目标】

（1）24 小时内纠正体液不足及电解质紊乱状态。

（2）小儿腹泻次数减少，脱水得到纠正。

（3）24 小时内使体温恢复正常。

（4）患儿不发生并发症或发生后能得到及时纠正。

（5）不发生皮肤黏膜损伤。

（6）家长能说出小儿腹泻的病因，能协助医护人员护理患儿。

【护理措施】

1）**补充液体** 详见本章第四节"小儿液体疗法及护理"，及时补充液体、纠正水、电解质紊乱及酸碱平衡失调。

2）**调整饮食及控制感染** 腹泻患儿存在着消化功能紊乱，应根据患儿病情适当调整饮食，以减轻胃肠道负担，逐步恢复消化功能。继续喂养是必要的护理措施，以避免发生营养障碍。严重呕吐者可暂禁食 4～6 小时。对糖类不能耐受者，应限制糖的摄入量，改喂豆浆或酸奶。对牛乳和大豆过敏者应改用其他饮食。不要给患儿饮用碳酸饮料，以免加重腹泻。对少数严重病例口服营养物质不能耐受者，应加强支持疗法，必要时给予全静脉营养。细菌性肠炎按医嘱使用抗生素抗感染，病毒性肠炎一般不用抗生素。

3）**维持正常体温** 可用物理降温或化学降温（参见有关章节）。

4）**病情观察** 观察患儿的神志、精神、皮肤弹性、前囟和眼眶有无凹陷、体重和尿量变化等，记录 24 小时出入液量，估计患儿脱水的程度，动态观察补液后脱水症状是否得到改善；当患儿出现呼吸加快、精神委靡、口唇樱红，血 pH 值和 CO_2CP 下降时，表明患儿存在酸中毒，应及时报告医生并按医嘱使用碱性药纠正；当脱水纠正后，患儿表现为全身乏力、精神委靡、肌张力低下、膝腱反射迟钝、腹胀、肠鸣音减弱或消失、心音低钝，以及心电图显示 T 波平坦或倒置、出现 U 波、S－T 段下移和心律失常，提示有低血钾存在，应及时按医嘱补充钾盐。

5）**臀部护理** 患儿的臀部皮肤受大便的刺激易发生尿布皮炎。因此，每次便后均要用温水清洗并吸干，然后局部涂上消毒植物油、呋锌油、5％鞣酸软膏或 40％氧化锌油等按摩片刻，促进血液循环；选用消毒软棉尿布并及时更换，避免使用不透气塑料布或橡皮布，保持会阴部及肛周皮肤干燥、清洁；必要时可用红外线灯照射局部；注意女婴会阴部的清洁，预防逆行性尿

6）**防止交叉感染** 对肠道感染性腹泻患儿要做好隔离，防止交叉感染，患儿食具、尿布、衣服应专用，尿布最好用一次性的，用后焚烧，对腹泻粪便应进行消毒处理。

【健康教育】

积极向家长宣传预防腹泻的措施，告诉患儿家长合理喂养的方法及个人卫生、食品清洁、安全清洁饮水、臀部护理、粪便处理等知识。增强体质，适当进行户外活动，防止受凉或过热。及时治疗营养不良、贫血、佝偻病等疾病，避免长期使用广谱抗生素。

第四节　小儿液体疗法及护理

一、小儿体液平衡的特点

体液是人体的重要组成部分，保持其生理平衡是生命的重要条件，体液中水、电解质、酸碱度、渗透压等的动态平衡有赖于神经、内分泌、肺及肾脏等多个脏器的调节。保持体液的相对稳定对维持机体组织、细胞的正常功能起着十分重要的作用。

1. 体液的总量和分布特点 体液的分布可分为三区，即：血浆区、间质区和细胞区。前两区合称为细胞外液，后一区又称为细胞内液。细胞内液和血浆液量相对固定，间质液量变化较大。年龄越小，体液总量相对越多，间质液所占比例也越大，细胞内液和血浆液量的比例则与成人相近（表7-4）。因此，小儿发生急性脱水时，首先丢失间质液、脱水症状出现早。

表7-4　　　　　　　　　　不同年龄小儿的体液分布（占体重的百分比）

体液分布	足月新生儿	1岁	2~14岁	成人
体液总量	78	70	65	55~65
细胞内液	35	40	40	40~45
细胞外液	43	30	25	15~20
血浆液	6	5	5	5
间质液	37	25	20	10~15

2. 体液的电解质组成 除新生儿在生后数日内血钾、氯、磷、乳酸偏高，血钠、钙、碳酸盐偏低外，小儿体液电解质的组成与成人相似。细胞外液中主要阳离子是 Na^+，主要阴离子为 Cl^-、HCO_3^-。细胞内液中主要的阳离子是 K^+，主要阴离子为 HPO_4^{2-} 和蛋白质。它们对维持细胞内、外液的渗透压起着重要的作用。

3. 水的交换特点　小儿新陈代谢旺盛,每日需水量相对较成人多。年龄越小,需水量越多(表7-5),每日体内外水的交换量为细胞外液量的 1/2,而成人仅为 1/7,故婴儿体内水的交换率比成人快 3~4 倍。此外,由于小儿生长发育快,新陈代谢旺盛,所需热量较大,其不显性失水量也较多,加上对缺水的耐受力差,在病理情况下,如呕吐、腹泻等,婴儿比成人更容易导致脱水。

表 7-5　　　　　　　　　　　　**不同年龄小儿每日水的需要量**

年　　龄	水需要量(ml/kg)
0~1 岁	120~160
1~3 岁	100~140
4~9 岁	70~110
10~14 岁	50~90
成人	50

4. 体液调节特点　体液调节主要靠肾、肺、血浆中的缓冲系统及神经和内分泌的功能调节。肾脏在维持机体水、电解质、酸碱平衡方面起重要作用。而小儿体液调节功能相对不成熟,如肾功能发育还不成熟,处理水、钠的功能不完善,浓缩和稀释功能明显不足;加上呼吸较快,不显性失水较多,故容易发生水和电解质代谢紊乱。

二、小儿液体疗法常用溶液及其配制

液体疗法的目的是纠正水、电解质和酸碱平衡紊乱,以恢复机体的正常生理功能。液体中电解质所具有的渗透压为张力(tonicity),与血浆渗透压相等时定为 1 个张力,即等张(isotonicity)或等渗,低于血浆渗透压时为低张(hypotonicity)或低渗,高于血浆渗透压时为高张(hypertonicity)或高渗,所以液体分等渗液、低渗液和高渗液 3 种。

1. 非电解质溶液　临床常用 5% 葡萄糖溶液和 10% 葡萄糖溶液。前者为等渗液,后者为高渗液,但输入体内后被氧化为二氧化碳和水,同时供给能量,或转变成糖原储存在体内,失去维持血浆渗透压作用。因此在液体疗法时视各种浓度的葡萄糖溶液为无张力液体(即张力为 0),主要用于补充水分和部分能量。

2. 电解质溶液　主要用于补充丢失的体液、所需的电解质,纠正体液的渗透压和酸碱平衡失调。

1) **0.9% 氯化钠溶液(生理盐水,NS)**　为等张液,钠离子和氯离子浓度均为 154 mmol/L,其中溶液中钠离子浓度接近于血浆中浓度(142 mmol/L),而氯离子浓度较血浆中浓度(103 mmol/L)高,大量输入生理盐水可致高氯性酸中毒,故临床常以 2 份生理盐水和 1 份

1.4%碳酸氢钠溶液混合,使其钠氯之比与血浆中相近(为3∶2),更能适应机体的需要。

2) **复方氯化钠溶液(林格氏液,Ringer 溶液)** 也为等张液,内含 0.86%氯化钠、0.03%氯化钾和 0.03%氯化钙,其作用及缺点,与生理盐水基本相同,大量输注不会发生稀释性低血钾和低血钙,但氯的含量高,大量输入生理盐水可致高氯性酸中毒。

3) **5%葡萄糖氯化钠溶液(5%GNS)** 也为等张液,内含 5%葡萄糖溶液,0.9%氯化钠溶液,其作用亦与生理盐水基本相同,同时能够补充能量。

4) **高渗氯化钠溶液** 临床常用 3%氯化钠溶液和 10%氯化钠溶液,前者用以纠正低钠血症,后者用以配制各种混合溶液。

5) **碱性溶液** 主要用于纠正酸中毒,临床常用的有:

(1) **碳酸氢钠溶液** 可直接增加缓冲碱,纠正酸中毒作用迅速,是治疗代谢性酸中毒的首选药物。市售 5%碳酸氢钠为高渗液,一般可用 5%或 10%葡萄糖溶液稀释 3.5 倍即为 1.4%碳酸氢钠(为等张液)。在抢救重度酸中毒时,可不经稀释直接静脉推注。

(2) **乳酸钠溶液** 需在有氧条件下经肝脏代谢产生 HCO_3^- 而起作用,显效较缓慢,因此在肝功能不全、缺氧、休克、新生儿期及乳酸潴留性酸中毒时不宜使用。市售 11.2%乳酸钠为高渗液,用 5%或 10%葡萄糖溶液稀释 6 倍即为 1.87%乳酸钠(为等张液)。

6) **氯化钾溶液** 用于纠正低钾血症,临床常用 10%和 15%氯化钾溶液。均不能直接静脉推注或静脉点滴,静脉点滴时应稀释成 0.2%~0.3%浓度,禁止静脉直接推注以免发生心脏骤停而死亡。

3. 混合溶液 将各种不同渗透压的溶液按不同比例配成混合溶液,目的是减少或避免各自的缺点以互补不足,以适应不同情况液体疗法的需要。几种常用混合溶液的组成及配制见表 7-6。

表 7-6 　　　　　　　　　　　几种常用混合溶液的组成及临床运用

混合溶液	生理盐水(份)	5%或10%葡萄糖(份)	1.4%碳酸氢钠或1.87%乳酸钠(份)	张　力	临床运用
1∶1 液	1	1		1/2 张	等渗性脱水
1∶2~4 液	1	2~4		1/5~1/3 张	高渗性脱水
2∶1 含钠液	2		1	等张	低渗性脱水或重度脱水伴休克
2∶3∶1 液	2	3	1	1/2 张	等渗性脱水
4∶3∶2 液	4	3	2	2/3 张	低渗性脱水

注:表中生理盐水可用林格氏液或 5%GNS 代替

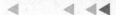

　　临床上常用10%氯化钠和5%碳酸氢钠(11.2%乳酸钠)溶液来配制所需的溶液,几种常用混合溶液的简便配制方法见表7-7。

表7-7　　　　　　　　　　　　　几种常用混合溶液的简便配制

混合溶液	5%或10%葡萄糖(ml)	加入溶液(ml)	
		10%氯化钠	5%碳酸氢钠(11.2%乳酸钠)
1:1液	500	20	—
2:1含钠液	500	30	50(30)
2:3:1液	500	15	25(15)
4:3:2液	500	20	33(20)
1:4液	500	10	

注:为了配制简便,加入的10%氯化钠和5%碳酸氢钠(11.2%乳酸钠)均为整数,且未从葡萄糖注射液中扣除

　　4. 口服补液盐溶液　口服补液盐溶液(oral rehydration salts,简称ORS溶液)是由世界卫生组织(WHO)推荐使用的一种溶液,临床用以治疗急性腹泻合并轻、中度脱水,且无明显呕吐者。配制方法:氯化钠0.35 g,碳酸氢钠0.25 g(或枸橼酸钠0.29 g),氯化钾0.15 g,葡萄糖2 g,加温开水100 ml溶解配成。在实际应用时可因地制宜,用米汤代替温开水。此溶液为2/3张,含钾浓度为0.15%。口服补液盐的家庭简单配制:食盐1.75 g(约半啤酒瓶盖),白糖10 g(约2啤酒瓶盖),加米汤或温开水500 ml溶解、混匀即可。

三、婴幼儿腹泻的液体疗法

　　液体疗法的目的是通过补充不同种类的液体,来纠正水、电解质和酸碱平衡紊乱,以恢复机体的正常生理功能。包括口服补液和静脉补液两种方法。

　　1. 口服补液　WHO推荐口服ORS溶液用于腹泻时脱水的预防以及轻、中度脱水无明显呕吐、周围循环障碍者,一般在家庭进行,嘱咐家长病情加重应及时就诊。

　　(1)补液量　轻度脱水50～80 ml/kg,中度脱水80～100 ml/kg,于8～12小时内补足累积损失量。对无脱水者,可将ORS溶液加等量水稀释,每天50～100 ml/kg,少量多次喂服,以防脱水。

　　(2)补液方法　年长儿可用杯子少量多次直接饮用,2岁以下患儿每1～2分钟喂5 ml(约1小勺),若有呕吐,可停10分钟后再慢慢喂服,每2～3分钟喂5 ml。

　　2. 静脉补液　在实施过程中正确掌握"三定"、"三先"、"三见"补液原则,即:"定量、定性、定速","先快后慢、先浓后淡、先盐后糖","见尿补钾、见惊补钙(或镁)、见酸补碱"。

　　(1)定量　根据脱水程度决定补液总量。补液总量包括累积损失量(发病后至入院治疗前所丢失的水和电解质的总液量,约为总量的1/2)、继续损失量(患儿补液开始后因呕吐、腹泻等

继续丢失的液量)和生理需要量(维持机体基础代谢所需液量)。以上 3 部分合计,第 1 天补液总量:轻度脱水 90～120 ml/kg,中度脱水 120～150 ml/kg,重度脱水 150～180 ml/kg。第 2 天及以后的补液:主要补充继续损失量和生理需要量。继续损失量丢多少补多少,一般按每日 10～30 ml/kg 补充,生理需要量按每日 60～80 ml/kg 补充。

(2) 定性 根据血清钠浓度来判断脱水性质,决定补液种类。等渗脱水用 1/2 张含钠液,低渗脱水用等张或 2/3 张含钠液,高渗脱水用 1/5～1/3 张含钠液。等渗性脱水在临床最为常见,故临床上判断脱水性质有困难时,可先按等渗性脱水处理。继续损失量常用 1/3～1/2 张含钠液,生理需要量常用 1/5～1/3 张含钠液。

(3) 定速 遵循先快后慢原则。累积损失量一般于前 8～12 小时内补足,每小时约 8～10 ml/kg。继续损失量和生理需要量在后 12～16 小时内输入,一般为每小时 5 ml/kg。重度脱水伴休克患儿应先迅速扩容,改善肾功能,用 2∶1 等张含钠液 20 ml/kg(总量不超过300 ml)于 1/2～1小时内快速静脉输入。在补液过程中要随时根据患儿病情变化而调整输液速度,相对而言,低渗性脱水时速度应快些,高渗性脱水时速度宜慢些,否则易引起脑细胞水肿而发生惊厥。

(4) 纠正低钾血症 监测血钾浓度,观察低钾血症表现,及时补钾,但必须严格掌握补钾的原则:①总量不能多,浓度不能高,速度不能快,每日补钾总量为 200～300 mg/kg,静脉滴注时钾的浓度≤0.3%(即 100 ml 溶液中加 10%氯化钾不超过 3 ml 或 15%氯化钾不超过 2 ml),静脉滴注时间不少于 8 小时;②绝对不可直接静脉推注,以免发生高血钾而引起心跳骤停而死亡,在治疗过程中如病情好转,可由静脉滴注改为口服,当饮食恢复到正常的一半时,可停止补钾;③遵循见尿补钾,或治疗前 6 小时排过尿可予补钾;④细胞内钾浓度恢复正常要有一个过程,故治疗低血钾需持续 4～6 天,严重者时间要更长。

(5) 纠正低血钙和低血镁,防止惊厥 在输入大量液体,酸中毒被纠正后离子钙降低,应及时补充钙剂,尤其营养不良、佝偻病及腹泻较重患儿。常用 10%葡萄糖酸钙 5～10 ml 加 5%或 10%葡萄糖稀释 1～2 倍后缓慢静脉注射,时间不少于 10 分钟,注意药液切勿漏出血管外,以免引起剧痛和局部组织坏死。当患儿发生震颤、抽搐或惊厥,钙剂治疗无效者,应考虑低血镁症,常用 25%硫酸镁 0.2 ml 深部肌内注射,每天 1～2 次,连用 3～5 天。

(6) 纠正酸中毒 轻度的酸中毒在补液后可自行纠正,严重者应补充碱性液体,临床首选碳酸氢钠。碱性药物剂量计算方法有下列几种:①简单方法可先用 5%碳酸氢钠 5 ml/kg 约可提高 CO_2CP 5 mmol/L(约 10 Vol%);②根据所测 CO_2CP 来计算:5%碳酸氢钠毫升数＝(18－患儿 CO_2CP) mmol/L×体重(kg)×1.0 或 5%碳酸氢钠毫升数＝(40－患儿 CO_2CP) Vol%×体重(kg)×0.5;③根据剩余碱(BE)值来计算:5%碳酸氢钠毫升数＝(－BE)数×体重 (kg)×0.5,临床上一般先补给总量的 1/2,稀释为等张液,以后随病情变化、治疗反应等调整剂量,重度酸中毒急需治疗时可减少稀释倍数或不稀释直接静脉输入。

四、几种特殊情况的静脉液体疗法

1) **营养不良伴腹泻液体疗法** 婴幼儿如因长期摄入不足或摄入后不能被充分吸收利用或其他疾病等长期消耗过多,故营养不良伴腹泻时多为低渗性脱水,应补 2/3 张含钠液;因患儿皮下脂肪少、皮肤弹性差,易将脱水程度估计过高,补液总量应减少 1/3;补液速度应慢,一般为每小时 3～5 ml/kg,以免加重心、肺负担;患儿大多有低钾、低钙,腹泻后症状更明显,故应尽早补充。

2) **婴幼儿肺炎液体疗法** 重症肺炎患儿因其肺循环阻力加大,心脏负担较重,故在一般情况下,应尽量口服补液供给足够的热量。必须静脉补液时,输液总量和钠量要相应减少约 1/3,补液总量应控制在每日生理需要量的最低值,约为 60～80 ml/kg,输液速度宜缓慢,一般控制在每小时 5 ml/kg,以免发生肺水肿或合并心力衰竭。对伴有酸中毒者,应以改善肺的通气为主,一般不用碱性溶液。

3) **新生儿液体疗法** 新生儿心、肺功能差,肾脏调节水、电解质、酸碱平衡功能不完善,因此应控制补液总量及速度,减少电解质含量(补液种类以 1/5 张含钠液为宜)。除急需扩充血容量者外,全日液体总量应在 24 小时内匀速滴注。由于生理性溶血,生后数天内红细胞破坏较多,血钾偏高,可不必补钾。肝功能尚不成熟,若有酸中毒时应选用碳酸氢钠。

五、液体疗法的注意事项

1) **按医嘱进行补液** 要求全面计划第一天液体总量,遵循"三定、三先、三见"补液原则进行补液。三定:定量、定性、定速;三先:先快后慢、先盐后糖、先浓后淡;三见:见酸补碱、见尿补钾、见惊补钙。

2) **记录液体进出量** 补液过程中应记录 24 小时液体出入量,入量包括口服液体和胃肠外补液量,出量包括尿、大便和不显性失水。婴儿大小便不易收集,可用"称尿布法"计算液体排出量。

3) **保持输液通畅** 注意输液管是否通畅,局部有无渗液和红肿,有无输液反应。

4) **严格掌握输液速度** 根据每小时输入液体的毫升数,计算出每分钟输液滴数(1 ml 约 15 滴),注意防止输液速度过快或过慢。过快易发生心力衰竭及肺水肿,过慢脱水不能纠正,有条件者最好应用输液泵,以便准确地控制速度。

5) **严密观察病情变化**

(1) 监测生命体征及病情改变 若突然出现烦躁不安、脉率及呼吸加快、肺部出现湿性啰音等,应警惕是否输液过量或过速而致心力衰竭和肺水肿。

（2）注意有无代谢性酸中毒　当患儿出现精神委靡或烦躁、心率增快、呼吸深长、口唇樱桃红色时，提示代谢性酸中毒。宜按医嘱及时补充碱性液体，补液时碱性液体有无漏出血管外，以免引起局部组织坏死。

（3）注意有无低血钾　当患儿出现神经肌肉兴奋性减低时，如精神委靡、反应低下、躯干和四肢无力，心率增快、心音低钝、心律失常等，提示低血钾，宜按医嘱及时补钾，严格掌握补钾的浓度和速度，绝不可静脉推注。

（4）注意输液效果　观察患儿脱水情况，比较治疗前后变化，判断脱水减轻或加重。皮肤弹性及眼窝凹陷恢复说明脱水已经纠正；尿多而脱水未纠正，说明液体中含糖液过多；眼睑水肿说明液体含钠盐过多，口服补液者此时应改服白开水或母乳。静脉补液者以上均是"定性"出现错误，应及时调整液体的种类。

（朱鹏云）

思考题

1. 名词解释：生理性腹泻　ORS溶液　中度脱水　高渗性脱水　代谢性酸中毒

2. 护理病例：7个月患儿，呕吐、腹泻蛋花样稀便2天入院，烦躁，口渴，前囟明显凹陷，嘴唇干燥，皮肤弹性差，少尿，血清钠140 mmol/L。问题：

（1）判断该患儿脱水的程度与性质。

（2）计算该患儿第1天补液总量为多少？选用何种液体？

（3）该患儿最可能导致哪种酸碱平衡紊乱？

（4）在补液过程中脱水得到纠正，尿液增加，需补钾。若剩余300 ml液体，最多只能加多少10%氯化钾？

第八章　呼吸系统疾病患儿的护理

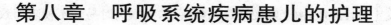

学习指导

　　学习目标：掌握上呼吸道感染、支气管炎、肺炎的护理措施。熟悉急性上呼吸道感染、支气管炎、肺炎的临床表现。了解小儿呼吸系统解剖生理特点与呼吸系统的关系。

　　学习重点：高热护理；呼吸道通畅护理；给氧护理；重症肺炎潜在并发症观察的要点。

　　呼吸系统疾病是儿科的常见病、多发病，其中急性呼吸道感染最为常见，约占儿科门诊患者的 60% 以上。由于各年龄时期小儿呼吸系统解剖生理特点不同，使疾病的发生、发展、预后及护理等方面各具特点。

第一节　小儿呼吸系统解剖生理特点

　　小儿各年龄阶段其呼吸系统具有不同的解剖生理特点，而这些特点与呼吸道疾病的发生、预后及防治有着密切的关系。因此，了解这些特点有助于对疾病的诊断、治疗和预防。呼吸系统以环状软骨下缘为界，分为上、下呼吸道两个部分。上呼吸道包括鼻、鼻窦、咽、咽鼓管及喉等部位；下呼吸道包括气管、支气管、毛细支气管及肺泡。

【解剖特点】

1. 上呼吸道

1) **鼻与鼻窦、鼻泪管**　婴幼儿时期，由于头面部颅骨发育不成熟，鼻和鼻腔相对短小狭窄，缺少鼻毛，鼻黏膜柔嫩，富于血管组织，故易受感染。感染时鼻黏膜充血肿胀使鼻腔更加狭窄，甚至堵塞，引起呼吸困难及吸吮困难。鼻腔黏膜与鼻窦黏膜相连续，生后 6 个月内的婴儿鼻窦发育较差，很少患鼻窦炎，此后发育增大，可因上呼吸道感染而累及鼻窦，易致急性鼻窦炎，以额窦和筛窦最易感染。此外，小儿鼻泪管较短，开口部的瓣膜发育不全，在上呼吸道感染时易侵犯眼结膜，引起结膜炎症。

2) **咽与咽鼓管**　小儿咽部相对狭小及垂直，鼻咽部富于集结的淋巴组织，其中包括鼻咽扁桃体和腭扁桃体，前者在 4 个月即发育，如增殖过大，称为增殖体肥大。腭扁桃体 1 岁末逐渐增大，4～10 岁发育高峰，14～15 岁渐退化。因此，扁桃体炎多发生在年长儿，婴幼儿则较少见。婴幼儿咽鼓管较宽,短而直,呈水平位,故上呼吸道感染后容易并发中耳炎。

3) **喉** 小儿喉部相对较长,喉腔狭窄,呈漏斗形,软骨柔软,声带及黏膜柔嫩,富于血管淋巴组织,容易发生炎性肿胀,由于喉腔及声门都狭小,患喉炎时易发生梗阻而致声音嘶哑和吸气性呼吸困难。

2. 下呼吸道

1) **气管与支气管** 小儿气管和支气管管腔相对狭小,软骨柔软,缺乏弹力组织。黏膜柔嫩,血管丰富,黏液腺分泌不足而较干燥,黏膜纤毛运动差,不能很好地排除吸入的微生物,易引起感染和呼吸道阻塞。由于右侧支气管较直,为气管的直接延伸,而左侧支气管则自气管侧方分出,故支气管异物多见于右侧,引起右侧肺段不张或肺气肿。

2) **肺** 小儿肺组织发育尚未完善,肺泡数量少,气体交换面积不足,但间质发育良好,血管组织丰富,造成含气量少而含血量多,故易于感染。炎症时也易蔓延,感染时易引起间质性炎症、肺不张及坠积性肺炎。由于肺弹力纤维组织发育差,易发生肺不张和肺气肿。

3) **胸廓** 小儿胸廓较短小,其前后径约与横径相等,呈圆桶状;肋骨处于水平位,与脊柱几乎成直角。膈肌位置较高,使心脏呈横位,胸腔狭小,但肺脏相对较大,几乎充满胸廓,加上胸部呼吸肌不发达,主要靠膈肌升降呼吸,故易受腹胀等因素影响。因此,呼吸时肺的扩张受到限制,不能充分地进行气体交换,一旦感染,易致缺氧和二氧化碳潴留而出现发绀。

【生理特点】

1. 呼吸频率和节律 由于小儿胸廓解剖特点,肺容量相对较小,使呼吸受限制,而小儿代谢旺盛,需氧量接近成人,为满足机体代谢和生长需要,只有增加呼吸频率来代偿。故年龄越小,呼吸频率越快。因此,在应付额外负担时,储备能力较成人差。婴幼儿因呼吸中枢发育不完善,呼吸运动调节功能较差,迷走神经兴奋占优势,易出现呼吸节律不齐、间歇呼吸及呼吸暂停等,尤以新生儿明显。不同年龄小儿的每分钟呼吸、脉搏次数见表8-1。

表8-1 **各年龄小儿呼吸和脉搏频率**

年　龄	呼　吸(次/min)	脉　搏(次/min)	呼吸:脉搏
新生儿	40~45	120~140	1:3
1岁以下	30~40	110~130	1:3~4
2~3岁	25~30	100~120	1:3~4
4~7岁	20~25	80~100	1:4
8~14岁	18~20	70~90	1:4

2. 呼吸类型 婴幼儿胸廓活动范围受限,呼吸辅助肌发育不全,故呼吸时肺向横膈方向移动,呈腹(膈)式呼吸。随年龄增长,2岁以后出现胸腹式呼吸。

3. 呼吸功能的特点 小儿肺活量、潮气量均较成人小；气道阻力大于成人；各项呼吸功能的储备能力均较低,当患呼吸道疾病时较易发生呼吸衰竭。

【免疫特点】

小儿呼吸道的非特异和特异免疫功能均发育较差。新生儿、婴幼儿咳嗽反射弱,呼吸道纤毛运动功能差,肺泡巨噬细胞功能欠佳。婴幼儿的分泌型 IgA(sIgA)、IgG 含量均较低,IgA 不能通过胎盘,新生儿血清中无 IgA,生后 3 个月开始逐渐合成,1 岁以后逐渐增加,12 岁时才达到成人水平。故新生儿及婴幼儿呼吸道黏膜分泌型 IgA 水平较低,尤其是那些不能从母乳获得分泌型 IgA 的人工喂养儿更低。分泌型 IgA 是呼吸道黏膜抵抗感染的重要因素。所以,婴幼儿期容易患呼吸道感染。

【临床意义】

(1)易发生呼吸道感染(炎症) 因为:①鼻腔小,无鼻毛,对吸入空气温度与湿度调节功能差。黏膜柔嫩,受冷及干燥空气刺激易于发生炎症;②对空气中带有生物的尘埃阻挡作用差,且局部免疫功能低下,sIgA 分泌少;③纤毛运动差,炎性分泌物不易排出,呼吸道炎症易于向下蔓延。

(2)炎症发生后临床症状重 由于气道腔狭窄、血管丰富,即使是上呼吸道感染所致的鼻塞,也表现张口呼吸、吸吮困难、拒奶、烦躁不安。毛细支气管发育较气管、支气管,肺泡发育慢,下呼吸道炎症早期即出现通气障碍,表现气喘、呼吸困难等严重症状。肺部感染时易发生肺气肿或肺不张。

(3)上呼吸道感染易向周围或向下蔓延 可发生喉炎、眼结合膜炎、中耳炎及肺炎等。

(4)异物及炎症易发生在肺右侧

(5)易致呼吸衰竭 因小儿气道相对狭窄、肺脏本身含血量多含气少,炎症时,机体应付额外负担的储备能力差,易致呼吸衰竭。

第二节　急性上呼吸道感染

急性上呼吸道感染(acute upper respiratory infection,AURI)简称上感,俗称"感冒",是小儿最常见的疾病。主要侵犯鼻、鼻咽和咽部。如呼吸道的某一局部炎症特别突出,即按该炎症处命名,常称为"急性鼻咽炎"、"急性咽炎"、"急性扁桃体炎"。也可统称为上呼吸道感染。该病四季均可发生,但以冬、春季多见。可散发流行。

【病因及发病机制】

急性上感 90%以上由病毒引起,主要有合胞病毒、流感病毒、副流感病毒、腺病毒、鼻病毒、柯萨奇病毒等。也可继发细菌感染,最常见的是溶血性链球菌,其次为肺炎球菌、流感嗜血杆菌等。

婴幼儿时期由于上呼吸道的解剖生理特点和免疫特点,容易患呼吸道感染,患有维生素 D 缺乏性佝偻病、营养不良、贫血等疾病的体弱儿也是易感者。室内空气混浊、冷暖护理不当等往往容易诱发本病的发生。

【临床表现】

1. 一般类型上感　症状轻重程度相差很大,一般年长儿症状较轻,以呼吸系统局部症状为主,婴幼儿症状重,以全身症状为主,局部症状不显著。

婴幼儿多骤然起病,高热,精神不振、烦躁,常伴有呕吐、腹泻,甚至高热惊厥。年长儿主要以鼻咽部症状为主,常在受凉后 1～3 天出现流涕、鼻塞、喷嚏、咽部不适、咽痛、轻度干嗽。

体检可见咽部充血,扁桃体肿大,颌下淋巴结肿大,触痛。肺部呼吸音正常。

病情一般为 3～5 天,若体温持续不退或病情加重,应考虑感染可能侵袭其他部位。

2. 两种特殊类型上感

(1) 疱疹性咽峡炎(herpangina)　病原体为柯萨奇 A 组病毒,好发于夏秋季。急起高热,咽痛、流涎。检查可见咽充血,咽腭弓、悬雍垂、软腭等处有疱疹,周围有红晕,疱疹破溃后形成小溃疡。病程 1 周左右。

(2) 咽-结合膜热(Pharyngo-conjunctival fever)　病原体为腺病毒,春夏季发病多,可在集体儿童机构中流行。以发热、咽炎、结合膜炎为特征。多呈高热、咽痛,眼部刺痛,一侧或双侧眼结合膜炎及颈部或耳后淋巴结肿大。病程 1～2 周。

3. 并发症　上呼吸道炎症可向附近蔓延,并发中耳炎、鼻窦炎、咽后壁脓肿、颈淋巴结炎、喉炎等。并发急性中耳炎者,多高热不退,因耳痛哭闹不安、摇头、抓耳,早期鼓膜充血,以后外耳道穿孔流出浆液或脓液,治疗不及时可影响听力。咽后壁脓肿时可出现拒食、吞咽困难、言语不清、头向后仰、张口呼吸等症状,检查可见咽部充血、咽壁呈半圆形突起。喉炎易致呼吸困难或窒息的发生。

年幼及体弱患儿,上呼吸道感染易向下发展,引起支气管炎及肺炎。并发肠系膜淋巴结炎时有脐周阵发性疼痛,无固定压痛点及腹肌紧张。年长儿患链球菌感染引起的上呼吸道感染时,常常并发急性肾小球肾炎、风湿热等变态反应性疾病。

【实验室及其他检查】

病毒感染者白细胞计数正常或偏低;鼻咽分泌物病毒分离、抗原及血清学检测可明确病原。细菌感染者血白细胞及中性粒细胞可增高,咽培养可有病原菌生长。链球菌引起者血中

ASO 滴度增高。

【治疗要点】

主要是加强护理和对症治疗为主,注意预防并发症。抗病毒药物常用三氮唑核苷(病毒唑),中药治疗如银翘散,板蓝根等有一定效果。如病情较重有继发细菌感染或发生并发症者,可选用抗生素治疗,常选用青霉素类、复方新诺明及大环内酯类抗生素,如既往有肾炎或风湿热病史者,青霉素疗程宜 10～14 天。

【常见护理诊断与评估】

(1) 体温过高　与上呼吸道感染有关。

评估有无皮肤发红、触之发热感。测量体温是否高于正常范围。记录其热型、体温的变化。评估呼吸、心率的变化。

(2) 口腔黏膜受损　与感染后咽部充血、扁桃体肿大有关,咽痛、鼻塞、咳嗽、脓性渗出物。

评估有无咽痛或不适,声音嘶哑,进食时有无疼痛。对小婴儿要观察有无影响吮乳、呼吸困难、鼻塞等症状。注意检查咽、结合膜充血、口腔有疱疹、溃疡等症状。

(3) 潜在并发症　①惊厥发作,与体温过高有关;②有窒息的危险,与喉部炎症致喉部梗阻有关;③中耳炎、鼻窦炎、咽后壁脓肿、颈淋巴结炎、支气管炎、肺炎等,与上呼吸道炎症向周围波及有关。

病情重者或体温持续不退者应评估是否有中耳炎、支气管、肺部受累情况。体温过高时,尤其是既往有抽搐史的患儿,应密切注意患儿惊厥发作前的先兆表现,如两眼凝视、激惹状态等。急性喉炎患者应评估呼吸道梗阻、发绀等表现,密切观察有无喉痉挛窒息并发。

【护理措施】

1) 高热的护理

(1) 监测体温　密切监测体温变化,体温 38.5℃以上时应对症治疗,预防高热惊厥的发生。

(2) 降热　采用正确、合理综合的降温措施:①注意散热,患儿应卧床休息,室内保持空气清新、流通(避免患儿直接吹风),维持室内温度在 18℃～22℃,湿度 50%～60%;患儿衣着、被子不宜过多,新生儿也可以通过松包被的方式降温;鼓励患儿多喝水,保证摄入充足的水分,给予易消化含维生素丰富的清淡食物。以上措施均有利患儿散热。②物理或药物降温,体温过高者可立即头部冷湿敷、枕冰袋,在颈部、腋下及腹股沟处放置冰袋,或用酒精擦浴,冷盐水灌肠。遵医嘱使用退热剂。热退后应及时更换汗湿衣服,以免重复受凉。③预防高热、惊厥发作,患儿高热、烦躁或有惊厥先兆表现,可同时使用镇静剂,预防惊厥。

2）口腔黏膜受损的护理

（1）鼻塞的护理　鼻塞严重时应先清除鼻腔分泌物后用0.5％麻黄碱液滴鼻,每天2～3次,每次1～2滴,滴液时头取低位,以免药液引起呛咳。对因鼻塞而妨碍吸吮的婴儿,宜在哺乳前10分钟滴鼻,使鼻腔通畅,保证吸吮。

（2）咽部护理　注意观察咽部充血、水肿、化脓情况,及时发现病情变化。保持口腔清洁,避免进食过烫、辛辣刺激性食物。咽部不适时可给予雾化吸入。

3）潜在并发症的护理　密切观察体温的变化,警惕高热惊厥的发生。喉炎患儿要防止窒息缺氧,视病情轻重,可间断或持续吸氧,不仅可增加氧气吸入,且可减少喉痉挛,减轻呼吸困难和心脏负担。蒸汽或雾化吸入使喉内分泌物变稀易于咳出,有利于呼吸道黏膜水肿消退,缓解呼吸困难症状。重症患儿做好气管切开术的准备工作,以备急救。

【健康教育】

指导家长掌握上呼吸道感染的预防知识是预防上感的关键。

（1）增强体质:反复发生上呼吸道感染的患儿应注意加强体育锻炼,多进行户外活动。做好三浴锻炼,穿衣要适当,以逐渐适应气温的变化,避免过热或过冷,以提高御寒能力。合理喂养,合理安排生活制度,保证充足的睡眠。

（2）防止交叉感染:避免去人多拥挤及通风不良的场所,保证室内空气的清新、流通。在集体儿童机构中,如有呼吸道感染流行,应早期隔离患儿,积极治疗患儿。也可用食醋熏蒸法将居室消毒。

（3）积极防治各种慢性病:如佝偻病、营养不良及贫血。

第三节　急性支气管炎

急性支气管炎(acute bronchitis)是指支气管黏膜的急性炎症,气管常同时受累,以咳嗽、啰音为主要症状。大多数继发于上呼吸道感染,亦常为肺炎的早期表现。

【病因及发病机制】

病原为各种病毒、细菌,常为混合感染。凡能引起上呼吸道感染的病原体皆可引起支气管炎,但多数是在病毒的感染基础上继发细菌感染。较常见的细菌有肺炎链球菌、溶血性链球菌。特异性体质、免疫功能失调、营养不良、佝偻病、鼻窦炎等患儿常易反复发生支气管炎。

【临床表现】

大多先有上呼吸道感染症状,3～4天后出现咳嗽,初为干咳,以后有痰。婴幼儿全身症状较重,常有发热、精神不振、食欲不佳或呕吐、腹泻等症状。

体征随疾病时期而异,肺部听诊呼吸音粗糙,或有散在干性、湿性啰音。啰音的特点不固定,常在体位改变或咳嗽后随分泌物的排出而暂时减少或消失,这是与肺炎听诊的鉴别要点。

婴幼儿可发生一种特殊类型的支气管炎,称为喘息性支气管炎(asthmatic bronchitis)。临床表现特点为:①年龄多见于3岁以下,虚胖,往往有湿疹或其他过敏病史。②常继发于上感之后,体温一般低热或中度发热,伴咳喘,一般无中毒症状。③体征:两肺布满哮鸣音及中湿性啰音,伴呼气性哮鸣音,两肺过清音。④本病有反复发作倾向,随年龄增长,发病次数逐渐减少,程度减轻,多数于学龄期痊愈,少数反复发作多次后可发展为支气管哮喘。

【实验室及其他检查】

由病毒引起的急支气管炎,周围血白细胞总数正常或稍高;由细菌引起者或合并细菌感染时,白细胞数及中性粒细胞数均见增高。胸部X线检查多无异常改变,或有肺纹理增粗,肺门阴影增浓。

【治疗要点】

主要是控制感染和对症治疗。

(1)控制感染　病毒感染时采用抗病毒药物治疗。对年幼体弱儿或有发热、痰多而黄,白细胞增多时须考虑为细菌感染,则使用抗生素。

(2)对症治疗　一般不用镇咳药物,以免抑制咳嗽反射,影响痰液排出。常用口服祛痰剂如复方甘草合剂、10%氯化铵。喘憋严重者可使用支气管扩张剂,如沙丁胺醇(喘乐宁)雾化吸入或行超声雾化吸入,必要时用激素。

【常见护理诊断与评估】

(1)清理呼吸道无效　与痰液黏稠不易咳出导致气道分泌物堆积有关。

评估呼吸频率、节律,有无气急、发绀,三凹征。咳嗽有无痰液、痰液黏稠度。听诊肺部有无哮鸣音,或呼吸音减弱,啰音。及时了解胸部X线检查结果及其意义。

详细询问既往有无反复发作、湿疹、过敏史。

(2)体温过高　与细菌或病毒感染有关。

评估有无皮肤发红、触之发热感。测量体温是否高于正常范围。记录其热型、体温的变化。评估呼吸、心率的变化。

【护理措施】

(1)保持呼吸道通畅　清除呼吸道分泌物是护理的重要手段。及时清除鼻痂及鼻腔分泌物,使呼吸道保持通畅;分泌物黏稠者注意提高病室湿度,维持60%左右,以湿化空气;鼓励患儿多饮水;喘息性支气管炎行吸氧时可让氧气温湿化,有利痰液的稀释排出。必要时使用超声雾化吸入［雾化液含糜蛋白酶、庆大霉素、利巴韦林（病毒唑）等，喘息严重时可加入氢化可的松］，雾化吸入后注意拍背，使呼吸道分泌物易于排出。

遵循医嘱使用支气管解痉、祛痰药，如氨茶碱、氯化铵合剂等。

（2）维持体温正常　急性支气管炎患儿应注意休息，监测体温，观察热型，以便采取必要的治疗、护理措施（参阅本章第二节"高热的护理"）。

【健康教育】

加强营养，适当开展户外活动，进行体格锻炼，增强机体对气温变化的适应能力。根据气温变化增减衣服，避免受凉或过热。在呼吸道疾病流行期间，不要让小孩到公共场所，以免交叉感染。积极预防营养不良、佝偻病、贫血和各种传染病，按时预防接种，增强机体的免疫能力。

第四节　肺　　炎

肺炎（pneumonia）是由感染或其他因素（吸入或过敏）所致的肺部炎症。临床以发热、咳嗽、气促、呼吸困难和肺部固定细湿啰音为主要表现。肺炎是小儿时期需要重点防治的"四病"之一，也是发展中国家 5 岁以内儿童疾病死因之首。一年四季均可发病，以冬春季节发病率为高。

【分类】

迄今肺炎尚无一种理想的分类方法，目前所采用的分类方法有如下 4 种。

1）**按病理分类**　大叶性肺炎、支气管肺炎、间质性肺炎和毛细支气管肺炎。

2）**按病因分类**　病毒性肺炎、细菌性肺炎、真菌性肺炎、支原体肺炎、吸入性肺炎和过敏性肺炎等。

3）**按病程分类**　急性肺炎（1 个月以内）；迁延性肺炎（1～3 月）；慢性肺炎（3 月以上）。

4）**按病情分类**　轻症肺炎、重症肺炎。

（1）**轻症**　除呼吸系统外，其他系统仅有轻微受累，全身症状轻。

（2）**重症**　病情重，除呼吸系统症状外，全身中毒症状明显，可累及其他系统，出现心力衰竭、呼吸衰竭、中毒性脑病、中毒性肠麻痹等。

临床上若病因明确，则以病因分类较实用，可指导治疗，病因不明则按病理分类，若两者均不能提供明确资料，则按病程、病情分类。小儿以支气管肺炎多见。因此，本节以支气管肺炎为重点内容。

一、支气管肺炎

支气管肺炎（bronchopneumonia）是婴幼儿肺炎中最常见类型，据统计约占肺炎总住院人数 93.7%。大多数起病较急，主要表现为发热、咳嗽和气促，听诊肺部有固定的中、细湿啰音。

【病因与发病机制】

常见病原体为病毒和细菌。在发达国家，肺炎主要的病原体是病毒，而在发展中国家是细菌。但目前普遍认为肺炎的病原学在我国也在发生变化，小儿病毒性肺炎已和细菌性肺炎的发病率基本相同。凡能引起上呼吸道感染的病毒均可导致肺炎。细菌感染的有肺炎链球菌（肺炎双球菌）、葡萄球菌、链球菌、革兰阴性杆菌。此外还有支原体、真菌和原虫等。

病原体多由呼吸道入侵，也可经血行入肺。病原体入侵支气管、肺，引起支气管黏膜水肿，管腔狭窄，肺泡腔内充满炎症渗出物，肺泡壁充血水肿而增厚，从而影响通气与换气功能，导致低氧血症，动脉血氧分压（PaO_2）和动脉血氧饱和度（SaO_2）均降低，动脉血二氧化碳分压（$PaCO_2$）增高。为增加通气及呼吸深度，出现代偿性的呼吸与心率增快、鼻翼扇动和三凹征。重症可产生呼吸衰竭。由于病原体毒素作用，重症常伴有毒血症，引起不同程度的感染中毒症状。缺氧、二氧化碳潴留及毒血症共同作用可累及重要脏器，导致循环系统、消化系统、神经系统的一系列症状以及代谢性和呼吸性酸中毒、电解质紊乱。

1. 循环系统　常见心肌炎、心力衰竭及微循环障碍。缺氧使肺小动脉反射性收缩，使肺循环压力增高形成肺动脉高压，导致右心负担加重。病原体和毒素作用心肌，引起心肌炎。肺动脉高压和中毒性心肌炎是诱发心力衰竭的重要原因。重症患儿可出现微循环障碍、休克及弥散性血管内凝血。

2. 中枢神经系统　缺氧和二氧化碳潴留不仅影响脑细胞的能量代谢，使 ATP 生成减少，乳酸堆积，引起脑细胞内水钠潴留，而且也使脑血管扩张，血流减慢、血管通透性增加；二者均可引起脑水肿和颅内高压。病原体毒素作用亦可致中毒性脑病。

3. 消化系统　缺氧和毒血症可使胃肠黏膜受损，发生黏膜糜烂、出血、上皮细胞坏死、脱落等应激反应，导致胃肠功能紊乱，严重者发生中毒性肠麻痹和消化道出血。

4. 水、电解质和酸碱平衡紊乱　重症肺炎患儿常出现混合性酸中毒。这是由于缺氧使体内有氧代谢发生障碍，酸性代谢产物增加，加之高热、进食少等因素而发生代谢性酸中毒；二氧化碳潴留，碳酸增加导致呼吸性酸中毒。缺氧和二氧化碳潴留致肾小动脉痉挛而引起水钠潴留；严重抗利尿激素分泌增加，使钠水重吸收增加，可造成稀释性低钠血症。

冷暖失调、居住环境不良、维生素 D 缺乏性佝偻病、营养不良、先天畸形以及免疫功能低下为本病的诱发因素。

【临床表现】

1. 轻症肺炎　轻症肺炎以呼吸系统症状和相应的肺部体征为主。

（1）发热　大多急性起病，发热多不规则，程度不一。小婴儿及重度营养不良儿可无发热，甚至体温不升。

（2）咳嗽、气促　咳嗽较频，初为刺激性干咳，以后咳嗽有痰。呼吸加快，频率每分钟可达40～80次。严重者可有鼻翼扇动及三凹征，唇周发绀。

（3）肺部体征　肺部可听到较固定的中、细湿性啰音。新生儿、小婴儿肺部体征可不典型。

2. 重症肺炎　重症肺炎病情重，除呼吸系统症状外，全身中毒症状明显，并可累及其他系统。

（1）循环系统　轻者心率稍增快，重症者可出现不同程度的心功能不全或心肌炎。肺炎合并心衰者的评估依据可参考以下诊断标准：①心率突然超过180次/min；②呼吸突然加快，超过60次/min；③突然极度烦躁不安，明显发绀，面色苍白，指（趾）甲微循环再充盈时间延长；④肝脏短期内迅速增大；⑤心音低钝或有奔马律，颈静脉怒张；⑥尿少或无尿，颜面、眼睑或下肢水肿，若出现前5项者即可诊断为心力衰竭。

若并发心肌炎者，则表现为面色苍白，心动过速、心音低钝、心律不齐，心电图表现为ST段下移和T波低平、双向和倒置。重症患儿可发生弥散性血管内凝血（DIC），表现为血压下降，四肢凉，皮肤、黏膜出血等。

（2）神经系统　常出现嗜睡、烦躁不安，或两者交替出现。重症者可出现抽搐、昏迷或反复惊厥等中毒性脑病的表现。

（3）消化系统　可出现食欲不振、呕吐、腹泻、腹胀等。重症肺炎常发生中毒性肠麻痹，出现明显腹胀，以致膈肌升高进一步加重呼吸困难。胃肠道出血可吐出咖啡样物、便血或柏油样便。

（4）并发症　若延误诊断或病原体致病力强者，可引起脓胸、脓气胸及肺大疱等并发症。在肺炎治疗过程中，体温持续不退或退而复升，呼吸困难或中毒症状加重者要考虑并发症的可能。

【实验室及其他检查】

（1）实验室检查　外周血白细胞总数在病毒感染时大多正常或降低，细菌感染时增高。鼻咽、气管分泌物或血清学检查有助于病原学诊断。

（2）胸部X线检查　支气管肺炎早期肺纹理增粗。以后出现大小不等的斑片状阴影，可融合成片。以双肺下野、中内侧带居多。

二、几种不同病原体所致肺炎的特点

1）呼吸道合胞病毒肺炎（respiratory syncytial virus pneumonia）　亦称喘憋性肺炎，是呼吸道合胞病毒感染所致，多见于2岁以内婴儿，6个月以下发病率最高。起病急骤、喘憋明显，很快出现呼气性呼吸困难及缺氧症状,肺部体征以喘鸣为主,可听到细湿性啰音,全身中毒症状明显。胸部 X 线改变为小片阴影、肺纹理增多及肺气肿。

呼吸道合胞病毒可以引起婴幼儿下呼吸道感染的另一种临床类型即毛细支气管炎(bronchiolitis),毛细支气管炎表现上述症状,但全身中毒症状不严重。肺部 X 线以肺间质病变为主,常伴有肺气肿和支气管周围炎。

2) **腺病毒肺炎**(adenovirus pneumonia)　为腺病毒引起,在我国以 3 血清型、7 血清型为多见。临床特点:①本病多见 6 个月～2 岁幼儿。②起病急骤,全身中毒症状明显,体温达到 39℃ 以上,呈稽留热或弛张热,重症可持续 2～3 周。③肺部体征出现较晚,咳嗽频繁,可出现喘憋、呼吸困难、发绀等。多在发热 4～5 天后开始出现肺部湿性啰音,以后因肺部病变融合而出现肺实变体征。④胸片改变出现较肺部体征为早。特点为大小不等的片状阴影或融合成大病灶,肺气肿多见,病灶吸收需数周至数月。

3) **葡萄球菌肺炎**(staphylococcal pneumonia)　包括金黄色葡萄球菌及白色葡萄球菌所致的肺炎。多见于新生儿及婴幼儿。肺部以坏死、多发性小脓肿为其特点。临床起病急,进展迅速,多呈弛张高热,中毒症状明显。肺部体征出现早,易并发脓胸、脓气胸。

4) **肺炎支原体肺炎**(mycoplasmal pneumoniae pneumonia)　病原体为肺炎支原体。临床特点是症状与体征不成比例。起病多较缓慢,学龄期儿童多见。刺激性干咳为突出的表现。常有发热,热程 1～3 周。肺部体征常不明显。胸部 X 线检查大体分为 4 种改变:①肺门阴影增浓为突出表现;②支气管肺炎改变;③间质性肺炎改变;④均一的实变阴影。

【治疗要点】

应采取综合措施,积极控制炎症、改善通气功能、防治并发症。

(1) **积极控制感染**　绝大多数重症肺炎是由细菌感染引起,或在病毒感染的基础上合并细菌感染,故需抗生素治疗,使用原则:①根据病原菌选择敏感药物;②早期治疗;③联合用药;④足量、足疗程、静脉给药;⑤用药时间一般应持续至体温正常后 5～7 天,症状、体征消失后 3 天停药。支原体肺炎至少使用抗生素 2～3 周;葡萄球菌肺炎在体温正常后 2～3 周停药。

WHO 推荐 4 种一线抗生素,即复方磺胺甲噁唑(复方新诺明)、青霉素、氨苄西林和阿莫西林,其中青霉素是首选药。病毒感染尚无特效药物,可使用三氮唑核苷或干扰素及对症治疗、中药治疗、支持治疗等综合措施。

(2) **改善通气功能**　使用祛痰药、雾化吸入。喘憋严重可选用支气管解痉剂,若中毒症状明显可加用肾上腺皮质激素。

(3) **氧疗**

(4) **防治并发症**

病案演示

姓名:×× 性别:女 年龄:11 个月 床号:××

住院号:×××× 入院日期:2006 年 12 月 15 日 2p. m.

入院诊断:急性支气管肺炎

简要病史:因发热,咳嗽 5 天入院。患儿于 5 天前出现发热,体温 38℃~39℃,伴单声咳嗽,近日咳嗽加剧,喉有痰声,稍气急,哭吵。起病来吃奶少,大便稀黄,每天 3~4 次。体检:体温 39.5℃,呼吸 54 次/min,脉搏 140 次/min,体重 8.7 kg。精神委靡,阵发性烦躁,口周略有发绀,鼻翼扇动、轻度三凹征,心率 140 次/min,心音可,律齐。两肺可闻及中、细湿性啰音,腹软,肝肋下 1.5 cm、质软。神经系统无异常。血白细胞 18×10^9/L,中性粒细胞 0.76,淋巴细胞 0.24。

思考分析:

(1) 通过评估列出主要护理诊断。

(2) 提出相应的护理措施。

【常见护理诊断与评估】

1) **清理呼吸道无效** 与呼吸道分泌物过多,痰液黏稠、无力排痰有关。

评估呼吸频率、节律,有无气急、发绀、三凹征体征。咳嗽有无痰液、痰液黏稠度。听诊肺部有无哮鸣音、啰音或呼吸音减弱。了解胸部 X 线检查结果及其意义。

评估依据:该患儿病初单声咳嗽,近日咳嗽加剧,喉有痰声,11 个月婴儿有疲乏、咳嗽、排痰无力现象。两肺可闻及中、细湿性啰音。鼻翼扇动、有轻度三凹征。

2) **气体交换受损** 与肺部炎症有关。

评估有无气急、烦躁、发绀表现及程度。有无鼻翼扇动、三凹征等呼吸代偿表现。及时了解、监测动脉血气分析值,评估血气分析 PaO_2、$PaCO_2$、SaO_2 的程度及变化。

评估依据:该患儿有气急,呼吸 54 次/min,有阵发性烦躁,口周略有发绀,鼻翼扇动、有轻度三凹征。

3) **体温过高** 与肺部感染有关。

评估有无皮肤发红、触之发热感。测量体温是否高于正常范围。记录其热型、体温的变化。评估呼吸、心率的变化。

评估依据:该患儿于 5 天前出现发热,体温在 38℃~39.5℃间,入院体检体温 39.5℃,呼吸 54 次/min,脉搏 140 次/min,伴精神委靡。

4) **营养失调:低于机体需要量** 与发热、消化道功能紊乱、摄入不足有关。

评估食物摄入量、进食次数、食欲等情况,有无腹泻,观察大便的性状。测量体重、皮下脂肪的变化。

评估依据:该患儿起病 5 天来,体温在 38℃～39.5℃ 间,消耗增加。5 天来吃奶少,有腹泻,大便稀黄,每天 3～4 次。入院检查体重 8.7 kg,评估患儿体重略低于同年龄体重水平,反映营养状况的欠缺。

5) 潜在并发症　与病原毒素和缺氧、高碳酸血症有关。

(1) 心力衰竭　与肺动脉高压及中毒性心肌炎有关。

观察患儿有无烦躁不安加重、气喘加剧现象,监测、记录心率有无加速、肝脏有无在短时间内急剧增大表现。

(2) 中毒性脑病　与缺氧和二氧化碳滞留、病原毒素有关。

观察患儿有无烦躁、肌张力增高、吐奶、惊厥发作。有无神志、呼吸节律改变及瞳孔变化等颅内高压表现。监测记录前囟是否有紧张、隆起。

(3) 中毒性肠麻痹　与毒血症及缺氧有关。

观察患儿有无腹胀、肠鸣音是否有减弱或消失。大便有无出血。

(4) 脓胸、脓气胸　与肺部炎症有关。

观察患儿的呼吸频率,有无呼吸困难、发绀突然加重。检查胸部望、触、叩、听诊有无异常。

【护理目标】

(1) 呼吸道能保持通畅,咳嗽减轻。

(2) 病儿呼吸困难及缺氧改善。

(3) 病儿体温恢复正常。

(4) 病儿摄入充足,表现为体重稳定。

(5) 避免或减少并发症发生,并能及时发现配合医生处理。

【护理措施】

1) 保持呼吸道通畅　及时清除呼吸道分泌物是保持呼吸道通畅护理的重要手段。

(1) 湿化痰液　①提高病室湿度,维持 60% 左右,以湿化空气。吸氧时可让氧气温湿化,有利痰液的稀释排出。②保证充足的水分及营养供给,鼓励患儿多饮水,必要时由静脉补充。给予易消化、营养丰富的饮食,发热期间进食以流质或半流质为宜。既有利痰液的湿化也有利营养的消化、摄入。③定时超声雾化吸入或蒸汽吸入。常用的超声雾化吸入配方:生理盐水或蒸馏水 30 ml,庆大霉素 2 万 U,α-糜蛋白酶 5 mg,地塞米松 1 mg,每日 2～3 次。每次雾化吸入时间不超过 20 分钟,以免引起肺泡内水肿。

（2）及时清除鼻腔分泌物、促进痰液引流　卧床时头、胸部稍抬高,宜经常更换体位,拍背,使呼吸道分泌物易于排出,也可促进炎症消散。如果分泌物多,影响呼吸时,必要时可用吸痰器,及时清除痰液,保持呼吸道通畅。

（3）药物应用　必要时,遵循医嘱使用支气管解痉剂、祛痰药,如氨茶碱、氯化铵合剂等。

2）改善呼吸困难纠正缺氧

（1）镇静　保持安静、减少刺激、避免哭吵,以降低氧耗量。

（2）氧疗　有助于改善发绀,改善低氧血症。凡有呼吸困难、喘憋、口周发绀应立即吸氧。给氧时应注意给氧浓度及氧流量,主张以低浓度、低流量、温湿化给氧为宜。纯氧吸入不应超过 6 小时,以防氧损伤。

给氧的方法有鼻前庭导管给氧,面罩给氧等方法,必要时也可选择器械通气给氧,临床根据不同情况选择应用。①一般采用浅鼻导管或鼻塞法,将导管头放入鼻前庭,胶布固定,方法简单,比较安全,是儿童常用的给氧方法。新生儿,婴幼儿的氧流量为 0.5～1 L/min、氧浓度不超过 40%。②缺氧明显者可采用面罩法给氧,氧流量 2～4 L/min,氧浓度 50%～60%。氧气应温湿化,将氧气瓶装置的湿化瓶盛入 60℃左右的温水,因为,氧通过雾化,部分雾滴可到达细支气管,高湿度可以防止氧气干燥,稀释痰液使其易于咯出,有利于保持呼吸道通畅。③正压给氧法,危重病儿当发生呼吸衰竭时给予器械呼吸正压给氧,根据患儿的不同情况分别给予持续正压给氧（continuous positive airway pressure, CPAP）,间歇正压给氧（intermittent positive pressure breathing, IPPB）或呼吸终未正压给氧（positive end-expiratory pressure, PEEP）等。

3）高热的护理　高热可使机体代谢加快,耗氧量增加,使机体缺氧加重、消耗增加,同时又可诱发高热惊厥的发生。故应监测体温,采取相应的降温措施（参阅本章第二节"高热的护理"）。

4）保证液体入量及热量供给　应选择富有营养易消化的流质或半流质,多饮水。婴儿每日热量供给不少于 230 kJ(55 kcal)/(kg·d),液体入量每日 60～80 ml/(kg·d)。应耐心喂哺、少量多餐。静脉输液时滴注的速度应控制在每小时 5 ml/kg 以下。

5）密切观察病情,及时发现并发症

（1）如果患儿出现烦躁不安、面色苍白、气喘加剧并有心率加速（>160～180 次/min）、肝在短时间内急剧增大,是心力衰竭的表现,应及时报告医师。

（2）由于病原体毒素、中毒性脑病、缺氧和二氧化碳潴留可使脑毛细血管扩张及血脑屏障通透性增加而致脑水肿,故应密切观察神志情况、瞳孔的变化及肌张力等,若有烦躁或嗜睡、惊厥、昏迷、呼吸不规则、肌张力增高等颅内高压表现时,应立即与医师共同抢救。

（3）观察有无腹胀、肠鸣音是否减弱或消失及是否有便血，以便及时发现中毒性肠麻痹和消化道出血。

（4）并发脓气胸时，剧咳、气急加重、烦躁不安、呼吸困难、紫绀加重。必须紧急胸腔穿刺抽液和抽气。

【健康教育】

（1）增强体质　指导患儿加强营养、增强体质。进食高蛋白、高维生素饮食，开展户外活动，提高对气温变化的适应能力。进行体格锻炼，尤其加强呼吸运动锻炼，改善呼吸功能。积极预防、治疗容易引起呼吸系统急性炎症的疾病如营养不良、佝偻病等。

（2）养成良好的卫生习惯　教育患儿咳嗽时，用手帕或纸捂嘴，尽量勿使痰飞沫向周围喷射。不随地吐痰，防止病菌污染空气而传染他人。

（3）对家长进行卫生宣传　在肺炎高发季节，对易患肺炎的高危儿加强卫生管理，劝嘱他们不要到公共场所去，以防交叉感染。

第五节　支气管哮喘

小儿支气管哮喘（bronchial asthma）简称哮喘，是在支气管高反应状态下，由于变应原或其他因素引起的可逆性的气道阻塞性疾病。主要表现为反复发作的咳嗽和带有哮鸣音的呼吸困难，常在夜间和（或）清晨发作加剧，可自行或经治疗后缓解。以 1～6 岁患病较多，大多在 3 岁以内起病。

【病因与发病机制】

哮喘的发病机理极为复杂，尚未完全清楚，与免疫、神经、精神、内分泌因素和遗传学背景密切有关。

1. 免疫因素　特应质是发生哮喘的最确定危险因素，哮喘患者伴有高 IgE 血症、肥大细胞、嗜酸性粒细胞和 T 淋巴细胞浸润性慢性气道炎症，提示免疫反应在哮喘发病中具有重要意义。

2. 神经、精神和内分泌因素　哮喘患儿的 β-肾上腺素能受体功能低下和迷走神经张力亢进，或同时伴有 α-肾上腺能神经反应性增强，从而发生气道高反应性。

一些患儿哮喘发作与情绪有关，大哭大笑或激怒恐惧后可引起哮喘发作。约 2/3 的病儿于青春期哮喘症状完全消失，于月经期症状加重，均提示哮喘的发病可能与内分泌功能紊乱有关。

3. 遗传学背景　哮喘具有明显遗传倾向，病儿及其家庭成员患过敏性疾病和特应性体质者明显高于正常人群。

4. 诱发因素 呼吸道感染、非特异性刺激物（如灰尘、烟、化学气体、油漆、冷空气），气候变化，剧烈运动，食物（鸡蛋、花生和鱼虾等）和药物（如阿司匹林等）均可能成为哮喘急性发作的诱因。

【临床表现】

咳嗽和喘息呈阵发性发作，以夜间和清晨为重。发作前可以有流涕、打喷嚏和胸闷，发作时呼吸困难、呼气延长伴有喘鸣声。严重病例呈端坐呼吸、恐惧不安，大汗淋漓，面色青灰。体格检查，可见桶状胸、三凹症，肺部满布哮鸣音。重者患者气道广泛阻塞，哮鸣音反之消失，呼吸音减弱。发作间歇期可无任何症状和体征。

若哮喘发作在合理应用常规缓解药物治疗后，仍不能在 24 小时内缓解，称为哮喘持续状态。

【儿童哮喘诊断标准】

（1）反复发作的喘息、气促、胸闷或咳嗽，多与接触变应原、冷空气、物理或化学性刺激、病毒性上、下呼吸道感染、运动等有关。

（2）发作时双肺可闻及散在或弥漫性以呼气相为主的哮鸣音，呼气相延长。

（3）支气管舒张剂有显著疗效。

（4）除外其他疾病所引起的喘息、气促、胸闷或咳嗽。

（5）对于症状不典型的患儿，同时在肺部闻及哮鸣音者，可酌情采用以下任何 1 项支气管舒张试验协助诊断，若阳性可诊断为哮喘：①速效 β_2 受体激动剂雾化溶液或气雾剂吸入；②以 0.1％肾上腺素 0.01 ml/kg 皮下注射（最大不超过 0.3 ml/次）。在进行以上任何 1 种试验后的 15～30 分钟内，如果喘息明显缓解，哮鸣音明显减少者为阳性。5 岁以上患儿若有条件可在治疗前后测呼气峰流速（PEF）或第 1 秒用力呼气容积（FEV1），治疗后上升≥15％者为阳性。如果肺部未闻及哮鸣音，且 FEV1＞75％者，可做支气管激发试验，若阳性可诊断为哮喘。

【实验室及其他检查】

外周血嗜酸性粒细胞增高。胸部 X 线检查示过度肺充气。肺功能测定显示换气流率和潮气量降低，残气量增加。用多种吸入性过敏源或食物性过敏源提取液所做的过敏源皮肤试验，可提示患者对该过敏源过敏有否。

【治疗要点】

治疗原则为去除病因，控制发作和预防复发。实施长期、持续、规范和个体化治疗。急性发作时采用多种措施缓解支气管痉挛，改善肺通气功能，控制感染。对哮喘急性发作的治疗，主要包括吸氧、支气管扩张药和皮质类固醇。所用药物种类和剂量取决于哮喘发作的严重性。

【常见护理诊断与评估】

（1）低效性呼吸型态 与气道梗阻有关。

评估有反复发作性气喘、呼气性呼吸困难，常在夜间和（或）清晨发作加剧。伴端坐呼吸、紫绀、鼻翼扇动,三凹征。双肺可闻及哮鸣音。X线检查可见双肺过度充气,动脉血气分析,动脉血氧分压(P_aO_2),病情严重时,动脉血二氧化碳分压(P_aCO_2)增高。

(2) **活动无耐力**　与缺氧有关。

评估有全身虚弱、头晕、呼吸困难、精疲力竭,面色苍白、发绀。

(3) **潜在并发症**　心力衰竭与肺循环阻力增加有关。

评估患儿有无烦躁不安、气喘加剧现象,监测、记录心率有无加速、肝脏有无在短时间内急剧增大等表现。

(4) **焦虑**　与哮喘反复发作有关。

评估有呼吸急促、端坐呼吸、心慌、焦虑不安等表现。有出虚汗、失眠、厌食以及对治疗失去信心等现象。

【护理措施】

1) **低效性呼吸型态护理**　消除呼吸窘迫,维持气道通畅。

(1) **用药护理**　遵医嘱使用支气管扩张剂(如拟肾上腺素类、茶碱类及抗胆碱药物),并评价其效果和不良反应。用药途径,可采用吸入疗法、口服、皮下注射或静脉滴注等方式给药。其中吸入治疗具有用量少、起效快、不良反应小等优点,是首选的药物治疗方法。使用时可嘱患儿充分摇匀药物,在按压喷药于咽喉部的同时,闭口屏气10秒,然后用鼻缓缓呼气,最后清水漱口,将获较好效果。

常用的拟肾上腺素类药物有沙丁胺醇(舒喘灵,喘乐宁)、特布他林(舒喘宁)等。不良反应主要是心动过速、血压升高、虚弱、恶心、过敏反应及反常的支气管痉挛。

常用茶碱类药物有氨茶碱,不良反应主要有胃部不适、恶心呕吐、头晕、头痛、心悸及心律不齐等。肾上腺皮质激素类是目前治疗哮喘最有效的药物,长期使用可产生众多的不良反应,如感染、肥胖、高血压等。

(2) **吸氧**　患儿哮喘时大多有缺氧现象,应给予氧气吸入,以减少无氧代谢,预防酸中毒。一般采用鼻导管或面罩给氧,氧气浓度以30%～40%为宜。密切监测动脉血气分析值,作为治疗效果的评价。

(3) **体位**　采取半卧位或坐位以利肺部扩张。保持病房适宜的温湿度,保证患儿摄入足够的水分以降低呼吸道分泌物的黏稠度,并可采用体位引流以协助患儿排痰。

2) **提高活动耐力**　协助患儿的日常生活。教会并鼓励患儿做深而慢的呼吸运动,过度的呼吸运动、低氧血症使患儿感到极度疲倦。患儿活动前后,监测其呼吸和心率,根据病情逐渐增加活动量。护理操作应尽可能地集中进行。

3) **保证休息**　避免情绪激动及紧张的活动。缓解患儿恐惧心理,促使患儿放松。给患儿提供一个安静、舒适的环境以利于休息。

4) **密切观察病情** 监测患儿是否有烦躁不安、气喘加剧、心率加快、肝在短时间内急剧增大及血压变化等情况,警惕心力衰竭及呼吸骤停等合并症的发生。呼吸困难加重时,注意有无呼吸音及哮鸣音的减弱或消失、有无心率加快等。

【健康教育】

目的是对患儿及家长进行哮喘基本防治知识教育。指导患儿、家长认识哮喘主要诱发因素,避免接触各种可能的致病危险因素。加强体格锻炼,增强体质,预防呼吸道感染。教会患儿及家长辨认哮喘发作的早期征象并能作出适当的处理。教会患儿及家长选用长期预防与快速缓解哮喘的药物,并能正确、安全地使用。

第六节　急性呼吸衰竭

急性呼吸衰竭(acute respiratory failure,ARF)系指因各种疾病累及呼吸中枢或呼吸器管,导致肺通气和(或)换气功能严重障碍,出现低氧血症和(或)高碳酸血症,引起一系列生理功能和代谢紊乱的临床综合征。儿童呼吸衰竭多为急性呼吸衰竭,是儿科重要的危重病。

【病因及发病机制】

急性呼吸衰竭分为中枢性和周围性两种。

1. 中枢性呼吸衰竭 因呼吸中枢病变所致。如新生儿窒息、脑炎、脑膜炎、颅内出血、脑外伤、脑肿瘤等。

2. 周围性呼吸衰竭 因呼吸器官或呼吸肌麻痹所致。①呼吸道疾病,如急性喉炎、支气管肺炎、哮喘持续状态、气管异物等;②胸廓病变,如脓胸、气胸、手术创伤等;③神经肌肉病变,如急性感染性多发性神经根炎、脊髓灰质炎等。

呼吸衰竭的主要生理病理改变是肺通气量明显减少,通气与血流比例失调,肺泡与血液间气体约弥散功能障碍,导致缺氧、二氧化碳潴留和呼吸性酸中毒,对脑、心、肾等重要器官造成影响。缺氧和二氧化碳潴留使脑细胞渗透性发生改变,出现脑水肿、颅内压增高、呼吸中枢受损,使通气量进一步减少,其结果又加重缺氧和呼吸性酸中毒。严重的呼吸性酸中毒影响心肌收缩力,使心搏出量减少,血压下降,肾血流量减少,肾小球滤过率降低,导致肾功能不全。

【临床表现】

1. 呼吸系统表现 气道阻塞性疾病出现呼吸频率加快,鼻翼扇动、三凹征。上呼吸道梗阻以吸气性呼吸困难为主,下呼吸道梗阻以呼气性呼吸困难为主。中枢性呼吸衰竭常表现为呼吸节律紊乱,呈潮式呼吸、叹息样呼吸、呼吸暂停及下颌呼吸等。呼吸肌麻痹者呼吸浅而无力。

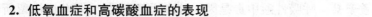

2. 低氧血症和高碳酸血症的表现

（1）发绀　以唇、口周、甲床处明显，但在血红蛋白低于 50 g/L 时发绀可不明显。

（2）高碳酸血症症状　患儿可见出汗、摇头、烦躁不安、意识障碍；由于体表毛细血管扩张，可有皮肤潮红；严重者出现惊厥、昏迷、视神经乳头水肿。

3. 其他表现

（1）循环系统　早期血压升高，心率增快、以后则心率减慢、心律不齐，血压下降，甚至休克。

（2）消化系统　严重者出现消化道出血、肝功能改变等。

（3）神经系统　早期有烦躁、易激动、视力模糊，继而表情淡漠、嗜睡、意识模糊等，严重者可以颅内压增高、脑疝的表现。

（4）泌尿系统　少尿可无尿，尿中出现蛋白、红细胞、白细胞及管型，甚至肾功能衰竭。

【实验室及其他检查】

血气分析：呼吸衰竭早期或轻症，PaO_2 降低，$PaCO_2$ 正常（Ⅰ型呼衰）；晚期及重症，PaO_2 降低，$PaCO_2$ 升高（Ⅱ型呼衰）。在安静状态下，$PaO_2 \leqslant 50$ mmHg（6.65 kpa），$PaCO_2 \geqslant 50$ mmHg（6.65 kpa），$SaO_2 \leqslant 85\%$，可确诊为呼吸衰竭。

【治疗要点】

治疗目的为积极治疗原发病。改善呼吸功能，维持血液气体正常或近于正常。维持心、脑、肺、肾的功能，使并发症降低到最小程度，争取时间度过危机。

1）**建立畅通的呼吸道**　这是救治呼衰最基本的也是最重要的一环。

（1）应用舒张支气管药物　应用舒张支气管药物对降低气道阻力，保持呼吸道通畅十分重要。常用的舒张支气管药物有：溴化异丙托品及 β_2 受体激动剂吸入剂、茶碱类等。

（2）稀化痰液、促进排痰　呼吸道感染，使呼吸道常积聚许多分泌物。呼吸急促、发热、饮水不足等原因，使痰液黏稠，可增加呼吸阻力，降低通气量，因此稀化痰液以利排除尤为重要。

2）**合理氧疗**　氧疗是治疗慢性呼衰的重要措施之一。

3）**改善通气**　建立和保持通畅的呼吸道是改善通气的先决条件。

（1）呼吸兴奋剂的应用　一般来说，对于中枢抑制为主的患者，呼吸兴奋剂有较好的疗效；对于神经传导系统和呼吸肌病变，以及肺炎、肺水肿致的换气功能障碍者，呼吸兴奋剂有弊无利，不宜使用。

（2）机械通气　当一般治疗措施不能奏效时，可采取机械通气治疗。

4）**控制感染**　病原微生物的确定，这对于选择适宜的抗生素非常重要。痰细菌培养仍是目前临床上最常用的方法。抗细菌药物的选择，应根据临床表现和痰涂片染色结果初步选用适当的抗细菌药物，以后按痰培养药敏结果加以调整。

5）纠正酸碱失衡和电解质紊乱　呼吸性酸中毒是因为肺泡通气不足，二氧化碳潴留所致，只有增加肺泡通气量才能有效地纠正呼吸性酸中毒。

6）营养支持治疗

【常见护理诊断与评估】

（1）气体交换受损　与肺通气及换气功能障碍有关。

评估有无气急、烦躁、肢端皮肤发绀表现及程度。评估血气分析 PaO_2、$PaCO_2$、SaO_2 的程度及变化。氧分压下降，二氧化碳分压上升，血氧饱和度下降。

（2）不能维持自主呼吸　与呼吸中枢功能障碍或呼吸肌麻痹有关。

评估呼吸频率、节律、呼吸的形式、胸廓的扩张和呼吸音。呼吸急促经常是婴儿期呼吸窘迫的最初表现，而当患急性疾病的婴儿和儿童出现呼吸次数减慢和不规则的现象时，则常常提示病情恶化。

（3）潜在并发症　继发感染、多器管功能障碍等与缺氧、高碳酸血症有关。

评估患儿心、脑、肾功能的变化及监测 P、R、BP 等生命体征和改变。

（4）恐惧　与病情危重有关。

评估家长对本病预后的了解程度，对治疗和护理操作的理解程度，能否配合医院抢救。

【护理措施】

1）保持呼吸道通畅，改善呼吸功能

（1）湿化气道　鼓励饮水，遵医嘱使用超声雾化吸入，每次 15 分钟，每日 3～4 次。

（2）帮助排痰　鼓励并指导清醒患儿用力咳嗽，对咳嗽无力的患儿定时翻身拍背，以利于排痰。必要时用吸痰器吸痰，吸痰时动作轻柔敏捷，负压不宜过大，时间不宜过长（参阅本章第四节肺炎"护理措施"）。

（3）合理用氧　根据不同情况选择合适的吸氧方法，一般采用鼻导管、头罩或面罩给氧。通常鼻导管给氧，氧流量 1～2 L/min，浓度 30%～40%。Ⅰ型呼衰患者无 CO_2 潴留，可采取不限制给氧或按需给氧，使 PaO_2 达到 8.0kPa（60 mmHg）以上。Ⅱ型呼衰患者有 CO_2 潴留，氧疗原则为低浓度（<35%）持续给氧。因为Ⅱ型呼衰患者呼吸中枢对 CO_2 的敏感性降低，主要靠缺氧刺激外周化学感器兴奋呼吸，若不限制给氧，氧分压迅速达到较高水平，低氧对呼吸的兴奋作用减弱或消失，呼吸被抑制。氧疗期间应定期监测血气分析。

2）应用人工辅助呼吸，维持有效呼吸　应用指征：①呼吸突然停止或即将停止；②呼吸频率过慢，仅为正常的 1/2 或频繁发生呼吸暂停，时间长达 10 秒以上。③虽吸入高浓度氧，但缺氧症状不能缓解，PaO_2 仍低于 60 mmHg；④呼吸肌麻痹所致呼吸微弱，两肺呼吸音降低者。

注意事项：使用呼吸机时要根据患儿血气分析结果调整呼吸机各项参数，定时检查各项参数是否符合要求,同时做好记录。注意观察患儿的胸廓起伏、神志、面色、周围循环等,防止通气不足或通气过度。防止发生堵管或脱管等情况。

3) **密切观察病情,防止并发症**　将患儿安置在重症监护病房进行特别护理。监测患儿生命体征、血气分析等。注意观察患儿全身情况。

4) **心理护理**　关心体贴患儿,耐心向患儿及家长介绍病情及主要处理措施,减轻患儿及家长的恐心理,指导家长掌握常用的护理方法,使诊疗工作顺利进行。

【健康教育】

教会患儿家属识别与其自身疾病有关的诱发因素,如二手烟、刺激性气体的吸入、呼吸道感染等。按出院指导进行耐寒锻炼和呼吸功能锻炼,如用冷水洗脸,条件允许可进行冬游锻炼。注意休息,避免过度劳累。指导患儿进行有效咳嗽的训练,促使患儿及时排除呼吸道内分泌物。

(1)**爆发性咳嗽**　先吸气而后声带关闭,随之胸部肌肉骤然收缩,咳嗽一声气流将痰液冲出。

(2)**发声性咳嗽**　嘱患儿深吸气,然后张口,保持声门开放后咳嗽。

(3)**分段咳嗽**　连续小声咳嗽,此种方法排痰效果差,患儿易疲劳,目前已较少采用。教给患儿家属家庭氧疗知识,使患儿在出院后,仍能达到连续性治疗及保健。

(李美珍)

思考题

1. 为什么小儿容易患呼吸道感染?

2. 小儿急性上呼吸道感染的护理要点是什么?

3. 小儿急性上呼吸道感染与成人有什么不同?

4. 轻、重症肺炎的临床表现有何不同?

5. 如何使肺炎患儿保持呼吸道通畅?

6. 急性呼吸衰竭使用人工呼吸机的适应证有哪些?

7. 鼻前庭导管给氧、面罩给氧方法,氧流量和给氧浓度分别是多少?

8. 护理病例:患儿,女,年龄 6 个半月。发热、咳嗽 3 天,伴气急,烦躁不安 2 天入院。体检:体温 39.8℃,体重 8 kg。精神委靡,阵发性烦躁气急,面色苍白,口周发绀,鼻翼扇动、三凹征明显。呼吸 70 次/min,两肺闻及广泛中细湿啰音。心音低钝,心率 180 次/min。腹软,肝肋下4.5 cm。四肢无异。

要求:①列出临床诊断;②列出主要护理诊断;③提出相应的护理措施。

第九章　循环系统疾病患儿的护理

学习指导

　　学习目标:掌握先天性心脏病及病毒性心肌炎的护理措施。熟悉常见先天性心脏病的临床表现、X线检查、心电图和超声心动图特点。熟悉病毒性心肌炎的临床表现及实验室检查、心电图与X线检查的临床意义。了解正常胎儿血液循环及出生后血液循环途径的改变。

　　学习重点:正常小儿循环系统的生理特点;法洛四联症缺氧发作护理;心衰护理;心源性休克护理;先天性心脏病及病毒性心肌炎潜在并发症的观察要点。

第一节　小儿循环系统解剖生理特点

一、心脏胚胎发育

　　胚胎第2周形成一个纵直的原始心管,由外表的收缩环自下而上把它分成心房、心室和心球三部分。在胚胎第4周形成共腔的房室,第4周后开始形成间隔,至第8周房室中隔完全长成,即成为四腔心脏。所以胚胎期心脏发育的关键时期在第2～8周,先天性心脏病畸形的形成主要在这时期。

二、胎儿血液循环及出生后改变

　　1. 正常胎儿血液循环　　胎儿的营养代谢与气体交换是通过脐血管与母体之间以弥散的方式进行。胎盘的动脉血经脐静脉进入胎儿体内,在肝下缘分成两支:一支入肝与门静脉吻合;另一支经静脉导管入下腔静脉,与来自下半身的静脉血混合,共同流入右心房。此混合血约三分之一经卵圆孔入左心房,再经左心室流入升主动脉,主要供应心脏、脑及上肢;其余的流入右心室。从上腔静脉回流的、来自上半身的静脉血,入右心房后绝大部分流入右心室,与来自下腔静脉的血液一起进入肺动脉。由于胎儿肺脏处于压缩状态,肺血管阻力高,故肺动脉的血只有少量流入肺,而大部分经动脉导管入降主动脉,供应腹腔器官及下肢,最后经脐动脉回至胎盘,获取营养及氧气。故胎儿期供应脑、心、肝及上肢的血氧量远较下肢为高

（图 9 - 1）。

2. 出生后血液循环的改变　出生后脐血管结扎，呼吸建立，肺脏进行有效的气体交换，肺循环阻力下降，从右心经肺动脉入肺的血液增多，左心房压力增高，当左心房压力超过右心房时，卵圆孔发生功能性关闭，生后 5～7 个月可形成解剖上的关闭。同时由于肺循环压力的降低与体循环压力的上升，流经动脉导管的血流逐渐减少，最后停止，形成功能上的关闭。正常足月儿动脉导管在生后 24 小时发生功能性关闭，80% 婴儿在生后 3 个月，95% 在出生 1 年内形成解剖上的关闭。脐带结扎后 6～8 周，脐血管完全闭锁形成韧带。

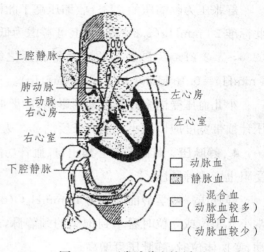

上腔静脉
肺动脉
主动脉
右心房
右心室
左心房
左心室
下腔静脉

□ 动脉血
▨ 静脉血
□ 混合血（动脉血较多）
□ 混合血（动脉血较少）

图 9 - 1　正常胎儿血液循环

三、正常小儿心脏、心率、血压的特点

1. 心脏大小与位置　小儿心脏相对比成人大，新生儿心脏重量约 20 ～25 g，占体重的 0.8%。1 岁时达 60 g，相当于新生儿的 2 倍；青春后期增至 12～14 倍，达到成人水平。初生时心腔容积为 20～22 ml，1 岁时为出生时的 2 倍，7 岁时为 5 倍，为 100～120 ml；青春期为 140 ml，18～20 岁达 240～250 ml，为初生时的 12 倍。小儿心脏的位置随年龄增长而变化。2 岁以下幼儿心脏多呈横位，心尖搏动在左侧第 4 肋间隙锁骨中线外。2 岁以后心脏由横位逐渐转为斜位，3～7 岁时心尖搏动在第 5 肋间隙锁骨中线处，7 岁以后心尖搏动移到第 5 肋间隙锁骨中线内 0.5～1.0 cm。

2. 心率　年龄越小，心率越快。哭闹、体力活动、进食、发热或精神紧张，心率可明显加速。一般体温每增高 1℃，心率每分钟增加约 15 次。睡眠时心率每分钟可减少 20 次左右。新生儿每分钟平均心率 120～140 次，婴儿 110～130 次，2～3 岁 100～120 次，4～7 岁 80～100 次，8～14 岁 70～90 次。

3. 动脉血压（简称血压）　其高低主要取决于心搏出量和外周血管阻力。小儿年龄越小，动脉压力越低。新生儿血压较低，不易测定，采用触诊法或皮肤转红法也只测到收缩压的近似值。新生儿收缩压在 53～71 mmHg（7.1～9.4 kPa）之间，平均为 65 mmHg（8.7 kPa），1 岁时 85 mmHg（11.3 kPa）。2 岁以上小儿上肢血压正常值可按下列公式计算：

收缩压（mmHg）＝年龄×2＋80 mmHg，或收缩压（kPa）＝年龄×0.26＋10.7 kPa

舒张压为收缩压的 2/3。收缩压高于此标准 20 mmHg(2.6 kPa)以上考虑为高血压,低于此标准 20 mmHg(2.6 kPa)以上可考虑为低血压。正常下肢血压比上肢约高 20~40 mmHg (2.6~5.3 kPa)。脉压为收缩与舒张压之差,正常为 30~40 mmHg (4.0~5.2 kPa)(注:1 mmHg=0.13 kPa,1 kPa=7.5 mmHg)。

小儿血压受诸多外界因素的影响,如哭叫、体位变动、情绪紧张皆可使血压暂时升高。血压计袖带宽度应以该小儿上臂长度的 2/3 为宜,过窄测得的血压偏高,过宽测得的血压偏低。

4. 静脉压 其高低与心搏出量、血管功能及循环血容量有关。上、下腔静脉血返回右心室受阻也影响静脉压。

静脉压一般学龄前儿童为 40 mmH$_2$O(0.4 kPa),学龄儿童约为 60 mmH$_2$O(0.6 kPa)。正常小儿坐位或立位时看不到饱满的颈静脉,若能看到则提示静脉压增高。小儿哭叫、体力活动、变换体位时,静脉压可增高。

第二节　先天性心脏病

一、概述

先天性心脏病(congenital heart disease)是指胎儿时期心脏、血管发育异常而致的心血管畸形,人群总体发生率在 0.50%~1.25%,成为出生缺陷发生的第一位原因,也是围产儿和儿童死亡的主要原因。最常见先天性心脏病的类型是室间隔缺损(ventricular septal defect,VSD)、房间隔缺损(atrial septal defect,ASD)和动脉导管未闭(patent ductus arteriosus,PDA)。随着超声心动图、心导管和心血管造影术、放射性核素造影、计算机断层扫描及磁共振成像等新技术的迅速发展,较复杂的先天性心血管畸形在新生儿期即可作出诊断。治疗上,低温麻醉、体外循环下心脏直视手术的发展,介入性导管术用于堵塞动脉导管、关闭房间隔及室间隔缺损、瓣膜和血管扩张等,使临床上先天性心脏病诊断、治疗和预后都有了显著的进步。

【病因】

先天性心脏病的病因目前还不完全明了。多数学者认为,除了少数先天性心脏病是单基因突变和染色体畸变引起,如 21 -、13 -、15 -、18 -三体综合征、马凡综合征等可合并心血管畸形;大多数先天性心脏病属于多基因遗传病,是由遗传和环境因素相互作用所致。环境因素主要为早期宫内病毒感染、孕母接受大剂量放射线和服用药物史、宫内慢性缺氧、妊娠早期酗酒或吸食毒品等。

【分类】

按血流动力学、解剖学特点及分流方向等可分为三类。

1. 左向右分流型（潜在青紫型）　是临床上最常见的类型。在左、右心之间或主动脉与肺动脉之间有异常通路，由于左心压力高于右心压力，主动脉压力高于肺动脉压力，血流方向由左向右，平时不出现青紫。在特殊情况下，如肺炎、哭闹、右心衰竭时，右心或肺动脉压力大于左心时，血流从右向左分流，出现暂时性青紫。出现显著肺动脉高压时，左向右分流变为双向分流或逆向分流而出现持续性青紫，称为艾森曼格综合征（Eisenmenger syndrome）。常见的有室间隔缺损、房间隔缺损和动脉导管未闭等。

2. 右向左分流型（青紫型）　为先天性心脏病中最严重、病死率很高的类型。由于畸形的存在，造成右心压力增高超过左心，使血液从右向左分流；或大血管起源异常，使大量静脉血流入体循环，出现持续性青紫。以法洛四联症和大血管错位最常见。

3. 无分流型（无青紫型）　心脏的左、右两侧或动、静脉之间无异常通道或分流，不出现青紫。如肺动脉狭窄和主动脉缩窄。

二、临床常见的先天性心脏病

1. 室间隔缺损　室间隔缺损（ventricular septal defect，VSD）是先天性心脏病中最常见的类型。根据缺损位置不同，可分为：①位于室上嵴上方，肺动脉瓣或主动脉瓣下，又称干下型；②位于室上嵴下方；③位于三尖瓣后方；④位于室间隔肌部。②③型又称为膜部缺损。

根据缺损大小不同还可分为三型：①小型缺损，缺损直径＜0.5 cm，常见于肌部，又称为 Roger病；②中型缺损，缺损直径为 0.5～1 cm；③大型缺损，缺损直径＞1 cm（图 9-2）。

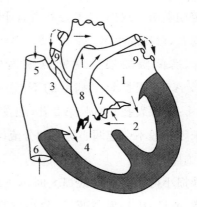

1. 左心房；2. 左心室；3. 右心房；4. 右心室；5. 上腔静脉；6. 下腔静脉；7. 主动脉；8. 肺动脉；9. 肺静脉

图 9-2　室间隔缺损血液循环示意图

【临床表现】

小型缺损常无明显症状，生长发育不受影响。中、大型缺损者，分流量超过体循环 2 倍以上时，肺循环内明显充血，体循环血量减少，影响生长发育。患儿表现消瘦、乏力、多汗、喂养困难、面色苍白、活动后心慌、气急；易患肺部感染和充血性心力衰竭。肺动脉的扩张压迫喉返神经，可引起声音嘶哑。体检：心前区隆起，心尖搏动弥散，心界扩大。胸骨左缘第 3、4 肋间有响亮粗糙的Ⅲ～Ⅳ级以上全收缩期杂音，杂音最响处可触及收缩期震颤。肺动脉第二心音增强。

分流量较大时,肺静脉回流入左心房血量过多,可于心尖部听到舒张期隆隆样杂音。

室间隔缺损易并发支气管炎、支气管肺炎、充血性心力衰竭和亚急性细菌性心内膜炎。

【辅助检查】

(1) X线检查　小型缺损心影可正常或仅有左心室轻度扩大及肺充血。大型缺损左、右心室或右心室增大,左心房扩大,肺动脉段突出,肺血管影增粗,搏动强烈(肺门"舞蹈征"),主动脉弓影缩小。

(2) 超声心动图　可见左心室、左心房和右心室内径增大,主动脉内径缩小。室间隔回声中断,可提示缺损位置和大小。多普勒彩色血流显像可显示分流的位置、方向及分流量。

(3) 心电图　小型缺损可正常或轻度左心室肥大,大型缺损左、右心室均肥大。

(4) 心导管检查　右心室血氧含量高于右心房,可测定肺动脉压和肺小动脉阻力。心导管可通过缺损进入左心室。

【治疗要点】

约20%～50%的膜部和肌部的室间隔缺损有自然闭合的可能,缺损小者不一定需要治疗,但应定期随访。缺损大,有症状者宜于学龄前期手术治疗。反复患肺炎、难以控制的充血性心力衰竭者,可提前手术。

2. 房间隔缺损　房间隔缺损(atrial septal defect,ASD)根据解剖病变的不同分为卵圆孔未闭、第1孔(原发孔)缺损、第2孔(继发孔)缺损。卵圆孔未闭一般不引起两心房间的分流(图9-3)。

【临床表现】

缺损小可无症状。缺损大时可出现乏力、活动后气急、心悸、生长发育落后,易患呼吸道感染。体检可见心前区隆起,心尖搏动弥散,心界扩大。胸骨左缘第2～3肋间闻及Ⅱ～Ⅲ级喷射性收缩期杂音,肺动脉瓣区第二音增强,呈固定分裂。

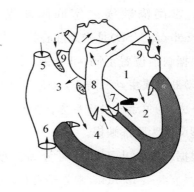

1. 左心房;2. 左心室;3. 右心房;4. 右心室;5. 上腔静脉;6. 下腔静脉;7. 主动脉;8. 肺动脉;9. 肺静脉

图9-3　房间隔缺损血液循环示意图

【辅助检查】

(1) X线检查　小型缺损时心影正常。大型缺损可见右心房、右心室增大,肺动脉段突出,肺血管影增粗,搏动强烈,主动脉弓影缩小。

(2) 心电图　典型表现为电轴右偏和不完全性右束支传导阻滞,部分病例可有右心房和右心室肥大。第1孔未闭伴二尖瓣关闭不全者,左心室也增大。

(3) 超声心动图　示右心房和右心室内径增大。可见房间隔回声中断,可显示缺损位置和大小。多普勒彩色血流显像可观察分流的位置、方向及分流的大小。

（4）心导管检查　右心房血氧含量高于上、下腔静脉，导管可通过缺损由右心房插入左心房。

【治疗要点】

缺损较大影响生长发育者应争取在2～4岁时做房间隔缺损修补术。亦可通过介入性心导管封堵装置关闭缺损。少数婴儿症状明显或并发心力衰竭者可提前治疗。

3. 动脉导管未闭　动脉导管未闭（patent ductus arteriosus，PDA）约占先天性心脏病发病总数的15%～20%。小儿出生后随着呼吸的开始，肺循环压力降低，血氧分压提高，促使动脉导管收缩，生后在功能上关闭。多数婴儿于生后3个月左右解剖上关闭，95%在1年内关闭。若持续开放并出现左向右分流者即为动脉导管未闭。根据未闭的动脉导管大小、长短、形态的不同分管型、漏斗型及窗型三种类型（图9-4）。

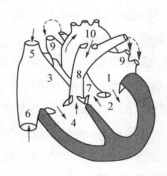

1. 左心房；2. 左心室；3. 右心房；4. 右心室；5. 上腔静脉；6. 下腔静脉；7. 主动脉；8. 肺动脉；9. 肺静脉；10. 动脉导管

图9-4　动脉导管未闭血液循环示意图

【临床表现】

分流量小可无症状。分流量大者有体循环供血不足的表现，如消瘦、乏力、多汗、心悸、生长发育落后等。易患呼吸道感染、充血性心力衰竭。肺动脉扩张可压迫喉返神经引起声音嘶哑。体检可见心前区隆起，心尖搏动弥散，心界扩大。胸骨左缘第2肋间闻及粗糙响亮的连续性机器样杂音，以收缩期末最响，向左锁骨下、颈部和腋下传导；杂音最响处可触及收缩期或收缩、舒张两期震颤。分流量较大时，肺静脉回流入左心房血量过多，可引起相对性二尖瓣狭窄的杂音。肺动脉第二心音增强。婴幼儿期、肺动脉高压、心力衰竭或哭闹时，主动脉与肺动脉舒张期压力差很小，可仅听到收缩期杂音。此外，动脉舒张压降低，脉压差大于5.3 kPa（40 mmHg），可有水冲脉、毛细血管搏动和股动脉枪击音等周围血管征。有显著肺动脉高压时，产生右向左分流，出现下半身青紫和杵状指（趾），称为差异性青紫。

【辅助检查】

（1）X线检查　典型病例可显示左心室和左心房增大，肺动脉段突出，肺血管影增粗，搏动强烈，主动脉弓增宽。晚期肺动脉高压时右心室亦增大。分流量小者可无异常发现。

（2）心电图　可正常或不同程度左心室肥大，电轴左偏。晚期合并肺动脉高压时右心室肥大。

（3）超声心动图　示左心房、左心室和主动脉内径增宽。多普勒彩色血流显像可直接测分流方向和大小。

（4）心导管检查　肺动脉血氧含量高于右心室，导管可通过未闭的动脉导管进入降主动脉，肺动脉压大于右心室。

【治疗要点】

新生儿、早产儿可在生后 2～7 天内试用吲哚美辛（消炎痛）或布洛芬治疗，促使动脉导管关闭。手术结扎或切断导管即可治愈，手术时间以学龄前期较适宜。如心脏明显扩大，有心力衰竭或肺动脉压增高者，可以提早手术。近年来，介入导管用微型弹簧圈或蘑菇伞等封堵动脉导管，效果较满意。

4. 法洛四联症　法洛四联症（tetralogy of Fallot, TOF）是存活婴儿中最常见的青紫型心脏病。由以下 4 种畸形组成：①肺动脉狭窄，以漏斗部狭窄多见；②室间隔缺损；③主动脉骑跨，主动脉骑跨于室间隔；④右心室肥厚，为肺动脉狭窄后右心室负荷增加的结果。4 种畸形中以肺动脉狭窄最重要（图 9-5）。

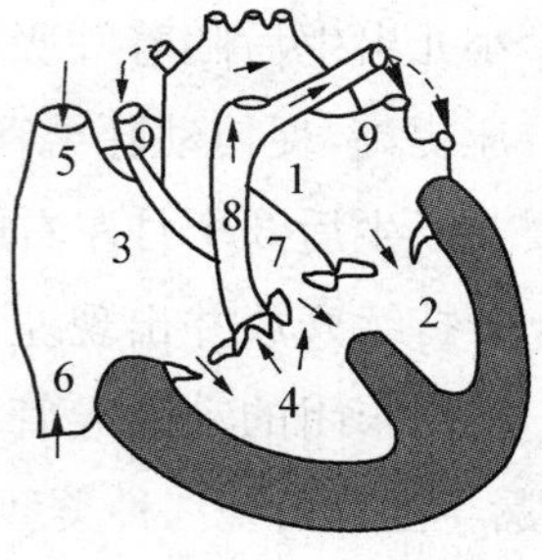

1. 左心房；2. 左心室；3. 右心房；4. 右心室；5. 上腔静脉；6. 下腔静脉；7. 主动脉；8. 肺动脉；9. 肺静脉

图 9-5　法洛四联症血液循环示意图

【临床表现】

（1）青紫　出生后青紫逐渐加重为主要表现，尤在毛细血管丰富的部位如唇、指（趾）甲、球结膜、耳垂等。由于缺氧，哭闹、吃奶及活动后气促及青紫加重。

（2）缺氧发作　有时吃奶、哭闹或用力时可突发性呼吸困难，青紫加重，重症可晕厥，抽搐，甚至死亡。这是由于肺动脉漏斗部肌肉痉挛，肺动脉一过性梗阻，脑缺氧加重所致。

（3）蹲踞现象　患儿在行走、活动中自行下蹲片刻后再行走。蹲踞时下肢屈曲，使静脉回心血量减少，心脏负荷减轻；同时体循环阻力增加，右向左分流减少，缺氧的症状得以暂时缓解。

（4）其他表现　长期缺氧使侧支循环增多，出现杵状指（趾）、眼结膜充血等表现。长期缺氧还使红细胞代偿性增多，血液黏稠度增高，引起脑栓塞，若为细菌性血栓，则易形成脑脓肿。

（5）体格检查　体格发育落后。心前区可隆起，抬举性心尖搏动，胸骨左缘第 2～4 肋间可闻及 Ⅱ～Ⅳ 级喷射性收缩期杂音。杂音响度取决于肺动脉狭窄程度，严重的狭窄使流经肺动脉的血液减少，杂音则轻而短。部分伴有收缩期震颤。肺动脉瓣区第二音减弱或消失。

【辅助检查】

（1）X 线检查　心影大小正常或稍大。典型病例右心室肥厚，心尖圆钝上翘，肺动脉凹陷，心影呈靴形。肺血管影缩小，肺纹理减小，肺野清晰，部分患儿肺野出现网状侧支循环影。

（2）心电图　心电轴右偏，右心室肥大。

（3）超声心动图　可显示主动脉内径增宽并向右移位。右心室内径增大，流出道狭窄。多普勒彩色血流显像可见右心室的血液流入骑跨的主动脉。

（4）心导管检查　右心室压力增高，导管较易从右心室进入主动脉，主动脉血氧饱和度明显下降。

【治疗要点】

以根治手术治疗为主。手术年龄一般在2～3岁以上。肺血管发育较差不宜作根治手术，以姑息分流手术为主，可增加肺血流量，待年长后一般情况改善时再作根治术。

缺氧发作时，置患儿于胸膝位，皮下注射吗啡0.1～0.2 mg/kg，并及时吸氧和纠正酸中毒等处理。此外可口服普萘洛尔（心得安）预防发作。

三、先天性心脏病患儿的护理

【常见护理诊断与评估】

（1）活动无耐力　与体循环血量减少或血氧饱和度下降，组织缺氧有关。

评估患儿有无面色苍白、多汗、吃奶中断、乏力或不爱活动、活动后气急、心悸等表现，法洛四联症患儿有无阵发性呼吸困难或昏厥、蹲踞现象。

（2）营养失调　与心脏畸形导致组织、细胞长期缺氧、缺血及喂养困难有关。

评估患儿有无喂养困难、体重不增或消瘦、生长发育落后。

（3）有感染的危险　与机体免疫力下降、长期肺充血和心内膜损伤有关。

评估有无发热、咳嗽、气促等反复呼吸道感染症状。

（4）潜在并发症　心力衰竭、亚急性细菌性心内膜炎、血栓形成。

评估有无心率加快、呼吸困难、发绀、水肿等表现；有无长期发热、皮肤淤斑、贫血、肝脾肿大等；有无肢体活动障碍、语言障碍、呕吐、双眼凝视等症状。

（5）焦虑　与发病时间长、经济负担加重、预后难以预测有关。

评估患儿和家长有无焦虑、自卑、抑郁、恐惧心理，评估患儿及家长对疾病认识的程度，有无积极配合治疗的信心。

【护理目标】

（1）患儿活动量适当限制，能满足基本生活需要。

（2）患儿获得充足的营养，满足生长发育的需要。

（3）不发生感染。

（4）不发生并发症或能及时发现并发症，得到及时处理。

(5)患儿及家长能获得本病的有关知识和心理支持,较好地配合诊断检查和治疗。

【护理措施】

(1)**建立合理的生活制度** 根据不同类型先天性心脏病,制定相应的生活制度。轻症无症状者可与正常小儿一样活动;有症状者应限制活动量,避免情绪激动和剧烈哭闹,以免加重心脏负担;重症患儿应卧床休息,给予吸氧,采取半坐位。

(2)**供给充足营养** 给予适合各年龄生长发育的饮食,保证充足的热量、蛋白质和维生素的供应。对喂养困难的婴儿要耐心喂养,可少量多餐。心功能不全时有水肿者,适当限制钠盐。多食蔬菜、水果等粗纤维食品,有利于大便通畅。

(3)**预防感染** 环境要空气新鲜,穿衣服冷暖适中,避免受凉引起呼吸道感染。避免与感染性疾病接触。除严重心力衰竭者外,应按时预防接种。在各种手术前后都需应用足量、有效抗生素,预防亚急性细菌性心内膜炎。

(4)**注意观察病情,防止并发症发生** 监测患儿体温、呼吸、脉搏、血压、心率、心律及心脏杂音的变化。出现心率增快、呼吸困难、端坐呼吸、吐泡沫样痰、水肿、肝大等心力衰竭表现时,立即置患儿于半坐卧位,给予吸氧,及时报告医生,并按心衰护理。法洛四联症一旦出现缺氧发作,应立即给予胸膝卧位,吸氧,按医嘱注射吗啡、普萘洛尔等。青紫型先天性心脏病因代偿性红细胞增多,血液黏稠度增高,易形成血栓。对发热、多汗、吐泻应注意增加液体摄入量,避免脱水。

(5)**心理护理** 鼓励患儿与正常儿童交往,建立正常的社会行为方式。向家长及年长儿介绍治疗原则、并发症的预防措施、预后和手术等相关事宜,使家长及患儿减少焦虑、恐惧,树立信心,主动配合检查及治疗。

【健康教育】

指导家长掌握先天性心脏病患儿的日常护理,建立合理的生活制度。定期复查。合理用药,预防感染和其他并发症,维持心功能正常,使患儿能安全到达手术年龄,通过手术治愈。

第三节 病毒性心肌炎

病毒性心肌炎(viral myocarditis)是病毒侵犯心脏所致,以心肌炎性病变为主要表现的疾病,有的可伴有心包炎和心内膜炎。本病临床表现轻重不一,多数病例属轻症,预后良好,但重症可发生心力衰竭、心源性休克,甚至猝死。

【病因及发病机制】

引起心肌炎的病毒有柯萨奇病毒、埃可病毒、脊髓灰质炎病毒、腺病毒、流感和副流感病毒、流行性腮腺炎病毒、麻疹病毒、风疹病毒及疱疹病毒等。本病发病机制尚不完全清楚,一般认为与病毒及其毒素早期直接侵犯心肌细胞有关,病毒感染后的变态反应和自身免疫也与发病有关。

【临床表现】

各年龄均可发病,但以学龄前及学龄儿童多见,好发于夏秋季。多数病例在起病前 1～2 周或同时有上呼吸道感染或消化道感染的前驱病史。临床表现轻重不一,轻者仅似"感冒"样表现,典型病例有疲乏、头晕、苍白、恶心、呕吐、气促、心悸和心前区不适等表现。体检可发现心脏扩大,心搏异常,安静时心动过速,第一心音低钝及奔马律。重者可出现心力衰竭、心源性休克,甚至猝死。

【实验室及其他检查】

(1) 血象及血沉　急性期白细胞总数多增高,以中性粒细胞为主;部分血沉轻度增高。

(2) 血清心肌酶谱测定　早期血清肌酸激酶(CK)及其同工酶(CK—MB)、乳酸脱氢酶(LDH)及其同工酶(LDH_1)、血清天冬氨酸氨基转移酶(AST)均增高。

(3) 心电图检查　持续性心动过速,多导联 ST 段偏移和 T 波低平、双向或倒置、QRS 波低电压。重症出现 QT 间期延长。心律失常以室性早搏为多见,可有阵发性心动过速、心房扑动、房室传导阻滞、室内传导阻滞等。

(4) X 线检查　心影正常或普遍扩大,合并大量心包积液、心力衰竭时,心搏动减弱;心功能不全时两肺血管影增粗。

(5) 病毒学诊断　通过病毒分离和血清相应的抗体测定,可应用免疫荧光技术及免疫电子显微镜检查等方法证实病毒存在。

【治疗要点】

主要是休息,减轻心脏负担;大剂量维生素 C 和能量合剂改善心肌代谢和心脏功能,促进心肌修复。心力衰竭治疗时,可根据病情联合应用利尿剂、洋地黄、血管活性药物。由于心肌炎时对洋地黄制剂比较敏感,使用洋地黄制剂一般用饱和剂量的 1/3～1/2 量。心源性休克时大剂量静脉滴注肾上腺皮质激素或静脉推注大剂量维生素 C 常可取得较好的效果,效果不满意时可应用多巴胺、异丙肾上腺、阿拉明等加强心肌收缩、维持血压和改善微循环。

【常见护理诊断与评估】

(1) 活动无耐力　与心肌收缩力下降,组织供氧不足有关。

评估有无乏力、多汗、面色苍白、青紫、心悸、气促、头晕等症状。

(2) 潜在并发症　心律失常、心力衰竭、心源性休克。

评估有无胸闷、心前区不适、呼吸困难、水肿、皮肤花纹;评估有无血压、心率、心律、心音强弱的改变。

【护理措施】

1)减轻心脏负担 主要是休息。急性期卧床休息,至热退后3~4周,逐渐增加活动量,一般总休息时间不少于3~6个月。严重者心脏扩大,有心力衰竭,应延长卧床时间至少3~6个月,待病情好转、心脏缩小后逐渐开始活动。

2)严密观察病情,及时发现及处理并发症 密切观察并记录心率、脉搏的强弱和节律,注意血压、体温、呼吸及精神状态的变化,以便对病情的发展做出正确的估计。对严重心律失常者应持续进行心电监护。发现多源性早搏、心动过速、心动过缓、完全性房室传导阻滞或扑动、颤动,需立即通知医师,并采取紧急措施。

3)对症及用药护理

(1)有胸闷、气促、心悸、心律失常者应给予供氧。应用抗心律失常药物时应了解所用药物的性能、特点和不良反应。

(2)烦躁不安者应保持病室环境安静,按医嘱给予镇静剂。

(3)心力衰竭时取半卧位,保持安静;静脉输液应注意控制输液速度不要过快;使用洋地黄类药物时剂量应偏小,用药期间应密切观察心率、心律和恶心、呕吐等消化道症状。如心率过缓或其他不良反应出现时,应及时报告医师妥善处理,避免洋地黄中毒。

(4)对心源性休克应积极做好输液准备,及时有效的扩充血容量,改善微循环。使用血管活性药物和扩张血管药时,要准确控制滴速,以免血压过大波动。

【健康教育】

对患儿及家长介绍本病的治疗过程和预后,减少患儿和家长的焦虑和恐惧心理。强调休息对心肌炎恢复有重要意义,严格按心功能状况保证休息。告知预防呼吸道和消化道感染的常识,流行期间尽量少到公共场所。一旦发病及时就诊治疗。心律失常患儿家长,应了解常用抗心律失常药物名称、使用方法、用药时间及不良反应。定期到门诊复查,接受医务人员的康复指导,防止复发。

(王莉莉)

思考题

1. 简述小儿心率、血压正常值及胎儿血液循环的特点。

2. 简述先天性心脏病的分类及护理措施。

3. 说出先天性心脏病的护理诊断,并给予健康指导。

4. 护理病例：患儿，女，3 岁。经常患上呼吸道感染和肺炎，平时活动后气促、多汗、消瘦、矮小，哭闹时有口周发绀。体检：心前区隆起，胸骨左缘第 3、4 肋间闻及响亮粗糙的Ⅲ～Ⅳ级收缩期杂音，杂音最响处可触及收缩期震颤。肺动脉瓣区第二音增强。胸部 X 线检查显示：左心室和右心室增大，肺动脉段突出，肺野充血，肺门"舞蹈"征。

要求：①列出主要护理诊断；②说出预防呼吸道感染方法；③说出健康教育要点。

5. 说出病毒性心肌炎护理诊断。

6. 简述病毒性心肌炎护理措施。

7. 如何及早发现病毒性心肌炎并发症？

第十章　泌尿系统疾病患儿的护理

　　泌尿系统疾病是儿科的常见病、多发病，其中急性肾小球肾炎发病率位于首位，其次是肾病综合征。由于泌尿系统疾病的病因、发病机制、病理生理、临床表现、治疗要点及预后不同，其在护理和健康教育等方面也各有其特点。

第一节　小儿泌尿系统解剖生理特点

【解剖特点】

1. 肾脏　小儿年龄越小，肾脏相对越大。由于婴儿期腰部较短，肝脏位置偏低，故右肾位置低于左肾，加之腹壁肌肉薄而松弛，故2岁以内正常小儿腹部常可扪及右肾。新生儿肾脏表面呈分叶状，至2～4岁时分叶完全消失。

2. 输尿管　婴幼儿输尿管长而弯曲，管壁肌肉及弹力纤维发育不良，故容易受压及扭曲而导致梗阻，造成尿潴留而诱发泌尿道感染。

3. 膀胱　婴儿膀胱位置较高，膀胱充盈时易升入腹腔，触诊时容易扪及，以后随着年龄的增长逐渐下降至骨盆内。

4. 尿道　男婴尿道较长，但常有包茎或包皮过长致尿垢积聚；女婴尿道仅长1 cm（性成熟期为3～5 cm），外口暴露且接近肛门，故男女婴均可引起上行性细菌感染。

【生理特点】

1. 肾功能　新生儿出生时肾单位数量已达成人水平，但其生理功能尚不完善。新生儿出生时肾小球滤过率（GFR）平均约每分钟20 ml/1.73 m^2，早产儿更低，生后1周为成人的1/4，3～6个月为成人的1/2，6～12个月为成人的3/4，2岁达成人水平，故不能有效地排出过多的水分和溶质;新生儿及幼婴肾小管的功能不够成熟,对水和钠的调节幅度有限,在应激状态下,往往不能作出相应的反应,容易发生水钠潴留而水肿;初生婴儿由于髓袢短,尿素形成少以及抗利尿激素分泌不足,在应激状态下,对尿的浓缩功能不及年长儿和成人;婴儿每由尿中排出1 mmol溶质时需水分1.4～2.4 ml,成人仅需0.7 ml,婴儿尿最高渗透压为700 mmol/L,成人可达1 400 mmol/L,即婴儿排泄功能较差,故用药种类及剂量均应慎重选择,当水分摄入不足时易发生脱水甚至诱发急性肾功能不全;生后头10天的新生儿,血钾偏高;小儿肾功能一般到1～1.5岁才达成人水平。

2. 小儿排尿及尿液特点

1) **排尿次数及尿量**　93%的新生儿生后24小时内开始排尿,99%在48小时内排尿。生后头几天每日排尿仅4～5次,1周后增至20～25次,1岁时减至15～16次,至3岁后每日6～7次。小儿正常尿量为每小时1～3 ml/kg或正常每日尿量(ml)约为(年龄-1)×100+400,即每日尿量婴儿为400～500 ml,幼儿为500～600 ml,学龄前儿童为600～800 ml,学龄儿童为800～1400 ml。当每小时尿量<1 ml/kg或每日尿量婴幼儿<200 ml,学龄前儿童<300 ml,学龄儿童<400 ml时为少尿;每小时尿量<0.5 ml/kg或每日尿量<50 ml为无尿;每日尿量超过正常排出量的3倍以上为多尿。

2) **排尿控制**　小儿一般到3岁左右已能控制排尿。

3) **尿液特点**

(1) **尿色及酸碱度**　正常婴幼儿尿液淡黄、透明。生后头几天新生儿尿色较深,稍混浊,放置后有红褐色沉淀,为尿酸盐结晶。在寒冷季节尿液排出后可变为乳白色沉淀,为盐类结晶。尿pH值多为5～7。

(2) **尿渗透压和尿比重**　新生儿尿渗透压平均为240 mmol/L,尿比重范围为1.006～1.008,1岁以后接近成人水平;儿童尿渗透压通常为500～800 mmol/L,尿比重为1.011～1.025。

(3) **尿蛋白**　正常小儿尿蛋白定量通常≤100 mg/(m² · 24 h),定性为阴性。随意一次尿蛋白(mg/dl)/尿肌酐(mg/dl)≤0.2。

(4) **尿细胞和管型**　正常新鲜尿液离心后沉渣镜检:红细胞<3个/HP,白细胞<5个/HP,管型一般不出现。12小时尿细胞计数(Addis count)正常为:红细胞<50万,白细胞<100万,管型<5 000个。

第二节　急性肾小球肾炎

急性肾小球肾炎(acute glomerulonephritis,AGN)简称急性肾炎,是儿科常见的免疫反应性疾病。主要表现为水肿少尿、血尿、高血压。临床可分为急性链球菌感染后肾炎(APSGN)和急性非链球菌感染后肾炎。本节主要叙述 APSGN。

【病因】

本病由多种病原体感染后引起,如细菌有溶血性链球菌、葡萄球菌、肺炎链球菌等,病毒有流感病毒、腮腺炎病毒、柯萨奇病毒、麻疹病毒、乙型肝炎病毒、巨细胞病毒、EB 病毒等,还有肺炎支原体、白色念珠菌、钩端螺旋体、立克次体、疟原虫等,其中最常见的是 A 组 β 溶血性链球菌。

【发病机制】

APSGN 是由 A 组 β 溶血性链球菌中的致肾炎菌株引起的上呼吸道感染或皮肤感染后的一种免疫反应。致肾炎链球菌作为抗原刺激机体产生相应抗体,抗原抗体形成循环免疫复合物沉积于肾小球基底膜上;抗原也可以先"植入"毛细血管壁,再与抗体形成免疫复合物(原位免疫复合物)。免疫复合物在局部激活补体系统,引起一系列炎症反应和免疫损伤。炎症反应使得肾小球毛细血管管腔变窄,甚至闭塞,导致肾小球血流量减少,肾小球滤过率降低,水钠潴留,细胞外液和血容量增多,临床出现水肿少尿、高血压,严重者出现急性循环充血、急性肾衰竭、高血压脑病等症状;又因免疫损伤使肾小球基膜断裂,血液成分漏到肾小球囊内,临床出现血尿、蛋白尿、管型尿。另外,免疫反应激活补体系统产生过敏毒素,使全身毛细血管通透性增加,血浆蛋白渗出到组织间隙,使间质中蛋白质含量增高,故水肿多为非凹陷性(图 10-1)。

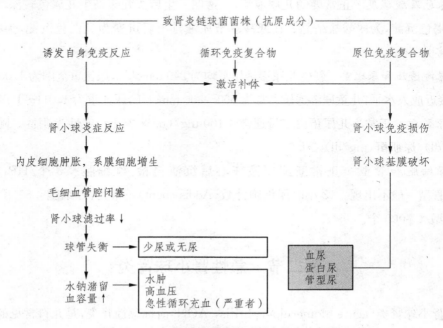

图 10-1 急性链球菌感染后肾炎的发病机制

【临床表现】

本病好发年龄 5～14 岁,男女比为 2∶1。起病前 1～3 周有链球菌的前驱感染病史,如上呼吸道感染(化脓性扁桃体炎、咽炎)或皮肤感染(脓皮病),偶见猩红热。

APSGN 临床表现轻重不一,轻者可无临床症状,仅于尿常规检查时发现异常;重者可在起病 2 周内出现急性循环充血、高血压脑病、急性肾衰竭而危及生命。

1. 典型表现

(1) 水肿少尿　约 70% 的患儿有水肿,初为晨起眼睑、面部水肿,渐波及全身,呈非凹陷性;一般多为轻、中度水肿。在水肿的同时尿量明显减少,一般 1～2 周内水肿消退,尿量亦随之增多。

(2) 血尿　几乎所有患儿均有血尿,其中 30%～50% 为肉眼血尿,呈浓茶色或烟灰水样(酸性尿),也可呈洗肉水样(中性或弱碱性尿)。肉眼血尿多在 1～2 周内消失,镜下血尿可持续数月,运动后或并发感染时可暂时加剧。

(3) 高血压　30%～70% 患儿有高血压,多为轻、中度(16.0～20.0/10.7～14.4 kPa 或 120～150/80～110 mmHg),于病程 1～2 周后随尿量增多而降至正常。

2. 严重表现(合并症)　少数病例在起病 2 周内可出现下列严重的临床表现,应提高警惕,及时发现和处理。

(1) 严重循环充血　由于水钠潴留,血浆容量增加而出现循环充血。表现为气急、发绀、频咳、端坐呼吸、咳粉红色泡沫痰,两肺底湿性啰音,心率增快,有时出现奔马律;肝脏肿大,肝颈征阳性,颈静脉怒张。

(2) 高血压脑病　由于血压骤升,超过脑血管代偿性收缩机制,使脑血管痉挛或脑血管高度充血扩张而致脑水肿。血压往往在 150～160/100～110 mmHg 以上。表现为剧烈头痛,呕吐,复视或一过性失明,严重者突然惊厥、昏迷。

(3) 急性肾功能衰竭　由于少尿或无尿,出现暂时性氮质血症、代谢性酸中毒和电解质紊乱(高钾血症)。一般 3～5 天后随着尿量增加,肾功能逐渐恢复正常。

3. 非典型表现

(1) 无症状性急性肾炎　患儿仅有尿改变而无水肿、高血压等临床症状,但血清 ASO 增高、C_3 降低。

(2) 肾外症状性急性肾炎　患儿有水肿和(或)高血压,甚至有严重循环充血或高血压脑病,而尿改变轻微或无改变。

(3) 以肾病综合征表现的急性肾炎　患儿以急性肾炎起病,但水肿和蛋白尿突出,伴轻度低蛋白血症和高胆固醇血症,似肾病综合征表现。

【实验室及其他检查】

(1) 尿常规　尿蛋白＋～＋＋＋,红细胞＋＋～＋＋＋,白细胞＋～＋＋,可见透明、颗粒或红细胞管型。

(2) 血常规　常有轻、中度贫血(与血容量增加,血液稀释有关),白细胞可正常或增高。

(3) 红细胞沉降率(血沉)　多数轻度增快,提示疾病处于活动期,其增快与疾病的严重程度无关。一般2～3个月内恢复正常。

(4) 免疫学检查　抗链球菌溶血素"O"(ASO)、抗透明质酸酶、抗脱氧核糖核酸酶滴度多数升高,是诊断APSGN的依据;血清补体测定CH_{50}、C_3早期下降,多于病后6～8周恢复正常。

(5) 肾功能检查　重症患儿可有血尿素氮和肌酐增高。

(6) 肾脏B超检查　可见双侧肾脏弥漫性增大。

【治疗要点】

本病为自限性疾病,无特效疗法。主要是对症处理(利尿、降压),抗感染,加强护理(休息、饮食),防止合并症的发生;同时中医中药治疗。

病案演示

姓名:×××　　性别:男　　年龄:12岁　　床号:××

住院号:××××　　入院日期:2006年10月10日4pm

入院诊断:急性链球菌感染后肾炎(APSGN)合并高血压脑病

简要病史:因水肿少尿3天,头痛3小时,抽搐1次入院。患儿既往常"感冒",2周前曾患"扁桃体炎"。体格检查:体温36.5℃,脉搏88次/min,呼吸24次/min,血压150/105 mmHg,体重36 kg。神志清楚,精神委靡。颜面、双下肢水肿,指压不凹陷。双侧瞳孔等大等圆,直径约3 mm,对光反射存在。双侧扁桃体Ⅱ°肿大。心肺腹(一)。神经系统(一)。门诊查尿常规:RBC 20个/HP,蛋白(＋＋),颗粒管型1～3个/HP;血常规:RBC $3.5×10^{12}$/L,Hb 100 g/L,WBC $12.0×10^9$/L,NC 0.75,LC 0.25;ASO＞500 U,ESR 25 mm/h,C_3下降。胸部X线检查未见异常。

要求:

(1) 列出常见护理诊断和评估依据,提出护理目标及护理措施,并作出护理评价;

(2) 向家长及患儿进行健康教育。

【常见护理诊断与评估】

(1) 体液过多　与肾小球滤过率下降,水钠潴留,血容量增加有关。

评估依据：12 岁患儿；水肿少尿 3 天；体检发现颜面部、双下肢水肿。

（2）**高血压脑病**　与血压骤升，使脑血管痉挛或脑血管高度充血、扩张导致脑水肿有关。

评估依据：患儿有高血压（150/105 mmHg），并有头痛、抽搐等高血压脑病的临床表现。

（3）**潜在合并症**　如严重循环充血、急性肾衰竭。

评估依据：患儿 12 岁；2 周前曾患"扁桃体炎"，提示可能有 A 组 β 溶血性链球菌感染；水肿少尿 3 天、高血压（150/105 mmHg）及头痛 3 小时、抽搐 1 次等高血压脑病的临床表现；尿常规提示血尿、蛋白尿和颗粒管型尿，血常规提示轻度贫血和感染，ASO 升高提示新近有链球菌感染，C_3 下降提示存在免疫反应导致补体被消耗。以上资料均支持急性链球菌感染后肾炎的诊断。因此在起病 2 周内应考虑除高血压脑病以外的其他合并症的发生，如严重循环充血、急性肾衰竭。

（4）**知识缺乏**　与家长和（或）患儿缺乏对本病的认识有关。

评估依据：了解家长和（或）患儿对本病的认识程度。

【护理目标】

（1）患儿在 1～2 周内尿量增多，水肿消退。

（2）患儿血压在 1～2 周内得到控制。

（3）患儿在起病 2 周内不发生严重循环充血、肾衰竭，或发生时能及时发现和处理。

（4）家长和（或）患儿基本了解本病的有关知识，配合护理工作。

【护理措施】

1）**休息**　可减轻心脏负担，增加心排血量，使肾血流量增加，从而提高肾小球滤过率，减少水钠潴留，防止严重病例（合并症）的发生。故起病 2 周内应卧床休息，待水肿消退、血压正常、肉眼血尿消失，则可下床轻微活动；红细胞沉降率（血沉）正常方可上学，但应避免剧烈体育活动；Addis 计数正常后可恢复正常生活。

2）**饮食管理**　应限制钠盐摄入（有水肿少尿及高血压者），食盐以每日 60 mg/kg 为宜；除外严重少尿或循环充血，一般不必严格限水；有氮质血症时应限制蛋白质，予优质蛋白每日 0.5 g/kg，同时供给高糖饮食以满足小儿热量需求。当尿量增加、水肿消退、血压正常时，应尽早恢复正常饮食，以保证小儿生长发育的需要。

3）**用药护理**　遵医嘱给予利尿剂、降压药及镇静剂。

（1）有明显水肿少尿、高血压（或循环充血）患儿，均应使用利尿剂、降压药。利尿剂一般口服氢氯噻嗪，无效时静脉注射呋塞米；降压药有硝苯地平（心痛定）、利舍平（利血平）、卡托普利、硝普钠。有抽搐者使用镇静剂。

（2）利尿剂可致水电解质紊乱，故应用前后除应注意观察并记录体重、尿量（色）、水肿、血压变化外，还应观察有无脱水和低血容量、低钾血症、低钠血症等电解质紊乱表现；静脉注射过量呋塞米可致一过性耳聋,也应密切观察。

（3）硝普钠遇光分解变色,将影响疗效,故应用时应新鲜配制,用黑纸或铝箔包裹遮光;同时控制液体速度为 $1\ \mu g/(kg \cdot min)$,严密监测血压、心率和药物不良反应,如恶心、呕吐、情绪不稳定、头痛和肌痉挛等。

4）**病情观察** 观察病情变化,以防合并症发生。

（1）**严重循环充血** 应密切观察生命体征变化,若突然出现气急、发绀、频咳、端坐呼吸、咳粉红色泡沫痰、两肺底湿性啰音,心率增快,有时出现奔马律,肝脏肿大,肝颈征阳性,颈静脉怒张,则提示发生循环充血状态,此时应立即将患儿置于半卧位,吸氧,配合医生积极治疗。

（2）**急性肾衰竭** 详见《内科护理学》。

【护理评价】

（1）实施护理措施 1～2 周,评价患儿尿量有无增多,水肿有无消退。

（2）实施护理措施 1～2 周,评价患儿血压有无控制,头痛有无缓解或消失,抽搐有无再次发作。

（3）评价患儿在起病 2 周内有无发生循环充血、肾衰竭或发生时有无及时发现和处理。

（4）评价家长和（或）患儿对本病的认识程度,能否配合护理工作。

【健康教育】

（1）向家长和（或）患儿讲解饮食、休息、定时测量血压和体重的重要性。告之低盐饮食还应包括少食味精、酱油、面包、饼干、汽水等含钠食物,少尿期应少食橘子、香蕉、苹果等含钾丰富的食物。强调活动期患儿一定要注意休息;每 4～6 小时测血压是为了及时发现高血压及高血压脑病的发生;每周测体重 2 次以了解水肿消退程度,要求家长和（或）患儿配合护理工作。

（2）介绍降压药可能出现的不良反应,如利舍平（利血平）可致鼻塞、面红、嗜睡,以消除顾虑。

（3）平时应多锻炼身体,增强体质,避免或减少上呼吸道感染或皮肤感染,一旦发生急性扁桃体炎、脓皮病或猩红热,应及早使用青霉素 7～10 天,以彻底清除体内残余的链球菌。同时告诉家长,当患儿感染后 1～3 周内应检查尿常规,及时发现和治疗本病。

（4）说明本病的预后情况,如 95％APSGN 患儿能完全恢复,仅少数患儿（＜5％）发展为慢性肾炎和慢性肾衰竭,＜1％患儿死于急性肾衰竭。

第三节 肾病综合征

肾病综合征（nephrotic syndrome, NS）简称肾病,是一组由多种原因引起的肾小球基底膜通透性增高,导致大量蛋白质从尿中丢失的临床综合征。主要表现为:①大量蛋白尿;②低蛋白血症;③高脂血症;④不同程度的水肿。其中①②为必备条件。发病年龄多为学龄前儿童,3~5岁为发病高峰。临床上按病因可分为原发性、继发性和先天性三大类,原发性肾病占90%以上。原发性肾病按临床表现分单纯性和肾炎性,以单纯性肾病多见。继发性肾病是指在诊断明确的原发病基础上出现肾病表现,如继发于过敏性紫癜、系统性红斑狼疮、乙型肝炎、糖尿病、D-青霉胺中毒及恶性肿瘤等。先天性肾病属常染色体隐性遗传,多见于新生儿或3个月内的小婴儿,国内少见,预后差。本节主要叙述原发性肾病(primary nephritic syndrome,PNS)。

【病因及发病机制】

原发性肾病的病因及发病机制目前尚不明确。单纯性肾病的发病机制可能与T淋巴细胞免疫功能紊乱有关,肾炎性肾病患儿的肾组织中可见免疫球蛋白和补体成分沉积,提示与免疫病理损伤有关。近年来研究发现肾病的发病具有遗传基础,与HLA-DR7、HLA-DR9有关;还有家族性表现,且绝大多数是同胞患病;与人种及环境有关,如黑种人肾病症状表现重,对糖皮质激素反应差。

【病理生理】

(1)大量蛋白尿　正常情况下肾小球基底膜静电屏障和分子屏障作用阻碍血浆蛋白从肾小球毛细血管腔排出。当该屏障作用受损时,毛细血管通透性增加,大量小分子、带阴电荷的白蛋白由尿中丢失,称为大量蛋白尿,又称选择性蛋白尿。大量蛋白尿是本病最主要的病理生理改变。长时间持续大量蛋白尿能促进肾小球系膜硬化和间质病变,导致肾功能不全。

(2)低蛋白血症　大量白蛋白经尿中丢失及肾小管对重吸收的白蛋白分解,是导致低蛋白血症的主要原因;蛋白丢失超过肝脏合成的速度也使血浆蛋白降低。

(3)高脂血症　低蛋白血症刺激肝脏合成脂蛋白(胆固醇、低密度和极低密度脂蛋白)增加,因其相对分子质量较大,不能从肾小球滤出而在血中蓄积形成高脂血症。

(4)水肿　低蛋白血症使血浆胶体渗透压下降,造成血浆中水分自血管外渗到组织间隙引起水肿;血浆胶体渗透压下降致有效循环血量减少,刺激渗透压和容量感受器,使抗利尿激素(ADH)、肾素-血管紧张素-醛固酮分泌增加,心钠素减少,远端肾小管水钠吸收增加,造成水钠潴留;循环血量减少使交感神经兴奋性增高,近端肾小管钠吸收增加;某些肾内因子改变了肾小管管周体液平衡机制,使近曲小管钠吸收增加。以上因素均可引起不同程度的水肿(见图10-2)。

【病理】

原发性肾病综合征可有各种病理类型:微小病变型、局灶性节段性肾小球硬化、膜性增生

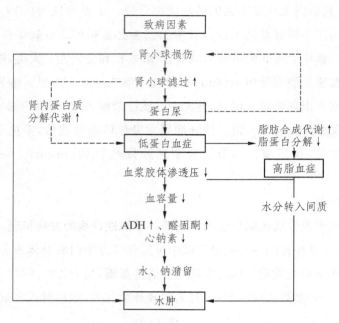

图 10-2 原发性肾病综合征的病理生理

性肾小球肾炎、单纯系膜增生、增生性肾小球肾炎、局灶性球性硬化、膜性肾病等。其中，微小病变型是原发性肾病综合征最主要的病理变化。

【临床表现】

任何年龄均可发病，男孩多见。起病前常有上呼吸道感染或劳累病史。

1）**单纯性肾病**　多见 2~7 岁患儿。具备肾病四大特征，即大量蛋白尿、低蛋白血症、高脂血症和水肿。临床主要表现为全身凹陷性水肿，多呈中、重度，以颜面、下肢、阴囊明显，常有腹水。尿量减少。

2）**肾炎性肾病**　多见学龄期患儿。除具备肾病四大特征外，尚有血尿、高血压、氮质血症、血清补体 C_3 下降四项中的一项或多项。水肿一般不严重。

【并发症】

（1）**感染**　由于肾病患儿免疫功能低下，蛋白质营养不良及应用肾上腺糖皮质激素和（或）免疫抑制剂治疗，使患儿常并发各种感染，如呼吸道、泌尿道、皮肤感染和原发性腹膜炎等，其中以上呼吸道感染最常见。感染可使病情加重或使病情复发。

（2）**电解质紊乱**　由于长期应用利尿剂、肾上腺糖皮质激素以及饮食限制等引起低钠、低钾血症，其中低钠血症较多见，表现为软弱无力，食欲减退，水肿加重，甚至昏厥或休克等。由于钙在血液中与清蛋白结合，可随蛋白尿丢失，以及肾病时维生素 D 水平降低可致低钙血症，发生手足搐搦症。

（3）低血容量休克 由于低蛋白血症使血浆胶体渗透压下降，液体外渗到组织间隙，导致血容量不足。在腹泻、呕吐或不恰当利尿时更易诱发低血容量休克。

（4）高凝状态及血栓形成 由于肝脏合成凝血因子和纤维蛋白原增加，尿中丢失抗凝血酶原Ⅲ；高脂血症时血液黏滞度增高，血流缓慢，血小板聚集增加等原因，使肾病患儿常存在高凝状态，易形成血栓。临床以肾静脉血栓最常见，表现为突发性腰痛，血尿或血尿加重，少尿，甚至肾衰竭。

【实验室及其他检查】

（1）尿液检查 尿蛋白定性多为＋＋＋～＋＋＋＋，24 小时尿蛋白定量＞50 mg/kg，或随意一次尿蛋白（mg/dl）/尿肌酐（mg/dl）＞3.5，可有透明管型、颗粒管型，肾炎性肾病可有较多红细胞。

（2）血液检查 血浆总蛋白及白蛋白降低，血浆白蛋白＜25 g/L，白/球（A/G）倒置。血胆固醇＞5.7 mmol/L，三酰甘油增高，低密度脂蛋白（LDL）和极低密度脂蛋白（VLDL）增高。红细胞沉降率增快。肾炎性肾病有轻重不等的肾功能异常，补体多降低。高凝状态和血栓形成时，血小板明显增高，血浆纤维蛋白原、尿纤维蛋白裂解产物增高。

（3）肾穿刺组织病理学检查 见前叙述。

【治疗要点】

（1）肾上腺糖皮质激素 本病一旦确诊，首选肾上腺糖皮质激素治疗，常用泼尼松。一般分两个阶段给药，开始足量 2 mg/（kg·d），但每日总量不大于 60 mg，分 3～4 次服用；若 4 周内尿蛋白转阴，则原量至少巩固 2 周，再改为隔日 2 mg/kg 早餐后顿服，继用 4 周，以后每 2～4 周减量 2.5～5 mg，直至停药，疗程必须达 6 个月（中程疗法）。若开始治疗后 4 周尿蛋白未转阴者可继服至转阴后 2 周，一般不超过 8 周，以后减量方法同前，疗程为 9 个月（长程疗法）。泼尼松疗效较差者，可换用地塞米松、阿赛松（曲安西龙）、康宁克通 A 等。

（2）一般治疗 主要是休息和饮食，详见护理措施。

（3）对症治疗 水肿较重患儿可用氢氯噻嗪、螺内酯（安体舒通）、呋塞米利尿，水肿显著患儿可用低分子右旋糖酐，也可输注白蛋白。

（4）免疫抑制剂 对激素耐药、依赖及频复发或频反复、激素治疗有严重不良反应患儿，泼尼松可联合使用免疫抑制剂治疗，如环磷酰胺、苯丁酸氮芥、雷公藤、环孢素等。常用环磷酰胺 2～3 mg/（kg·d），分 3 次口服，疗程 8～12 周，总量不超过 200 mg/kg。或用静脉冲击疗法 8～12 mg/（kg·d），连用 2 天，停 2 周再用，2～3 个月后改为每月 1 次，总量小于 150～200 mg/kg。

（5）其他治疗　血管紧张素转换酶抑制剂（如卡托普利）以减少蛋白尿，延缓肾小球硬化，保护肾功能；应用肝素、尿激酶等抗凝及纤溶药物治疗；可用左旋咪唑调节免疫功能；中医中药治疗。

【常见护理诊断与评估】

（1）体液过多　与低蛋白血症等导致水钠潴留有关。

评估患儿有无水肿及程度，尿量多少，血浆总蛋白及白蛋白是否降低。

（2）营养失调：低于机体需要量　与大量蛋白尿丢失致低蛋白血症有关。

评估患儿24小时尿蛋白是否＞50 mg/kg，尿蛋白（mg/dl）/尿肌酐（mg/dl）是否＞3.5；血浆总蛋白及清蛋白是否降低。

（3）有皮肤完整性受损的危险　与高度水肿致局部血循环不良等有关。

评估患儿皮肤有无受压、破损情况。

（4）有并发感染的危险　与低蛋白血症、长期使用糖皮质激素或免疫抑制剂致机体抵抗力下降有关。

评估患儿有无呼吸道、泌尿道、皮肤感染和原发性腹膜炎等临床表现。

（5）自我形象紊乱　与长期应用糖皮质激素致库欣综合征和（或）环磷酰胺等免疫抑制剂致脱发有关。

评估患儿有无库欣貌、脱发现象。

【护理目标】

（1）患儿4～8周内水肿消退，体液分布正常。

（2）患儿能摄入足够的营养素。

（3）患儿住院期间不发生皮肤完整性受损。

（4）患儿住院期间不发生感染。

（5）患儿对自我形象改变有正确的认识。

【护理措施】

1）休息　一般无须严格限制活动，除有高度水肿和高血压患儿应卧床休息，同时应在床上经常变换体位以防血栓形成；腹水严重出现呼吸困难患儿，应采取半卧位。避免劳累过度以免病情复发或加重。

2）饮食管理

（1）饮食不宜限制过严，因患儿水肿主要是低蛋白血症所致。有高度水肿和高血压患儿应低盐饮食，限制水分每日为60 ml/kg左右。待水肿消退、血压正常，即应恢复正常饮食，过分限制易致低钠血症和食欲下降。

（2）蛋白质应控制在每日 2 g/kg 左右，以补充优质蛋白如乳、鱼、蛋及瘦肉等为宜，过量摄入不能改善患儿的低蛋白血症，相反可使尿蛋白剧增，肾血流量增加，造成肾脏高灌注、高滤过，从而加速肾小球硬化。尿蛋白消失后长期用糖皮质激素治疗期间应多补充蛋白质，因激素可使机体蛋白质分解代谢增强，出现负氮平衡。

（3）应选择高糖、植物性脂肪和清淡、易消化饮食为宜，以减轻高脂血症；补充钙和维生素 D，以防骨质疏松。

3）**皮肤护理**　保持皮肤清洁干燥；及时更换内衣，内衣及被褥应松软；卧床期间勤翻身每 2 小时 1 次，局部按摩，促进血循环；臀部及四肢水肿严重时，可垫橡皮气垫或棉圈；阴囊水肿时用棉垫或吊带托起；若皮肤破损，则覆盖消毒敷料。若臀部皮肤破损，则予 1∶5 000 高锰酸钾液坐浴，每天 2 次，预防感染；并发腹膜炎出现腹水时，尽量避免诊断性穿刺；严重水肿患儿应尽量避免肌内注射，因水肿导致药物不易吸收而外渗，造成局部潮湿、糜烂或感染等；静脉注射时要选好血管，争取 1 次成功。

4）**预防感染**　与感染性疾病患儿分室收治，做好保护性隔离；定时开窗通风每天 2 次，保持室内空气新鲜、流通，避免对流，防止受凉；不去或少去人多的公共场所，减少探视。

5）**用药护理**

（1）应用利尿剂时注意准确记录 24 小时尿量和尿色，按时送检尿及血标本，观察尿常规变化和有无低血钾、低血钠等并发症的发生。

（2）激素治疗期间注意患儿体重、腹围、血压、尿量、尿蛋白等变化，评估水肿改善、尿蛋白转阴情况；严格遵医嘱发放药物，并保证患儿服药；注意观察激素的不良反应，如高血压、消化道溃疡、骨质疏松、库欣综合征等，待病情好转后改为隔日晨起顿服，减轻其对体内自身皮质醇分泌的抑制作用；按医嘱补充钙剂和维生素 D 制剂。

（3）应用免疫抑制剂如环磷酰胺时，注意观察胃肠道反应、出血性膀胱炎、脱发、骨髓抑制和肝功能损害等不良反应，远期还有性腺损害。嘱咐多饮水，观察尿量和尿色，每周检查 1～2 次血常规，当白细胞计数＜4×10^9/L，血小板计数＜50×10^9/L 时应暂停用药，待回升后再继续。

（4）在使用肝素过程中注意监测凝血时间及凝血酶原时间。

6）**关爱患儿**　多与患儿和家长交谈，使患儿明白由药物引起的形象改变可在停药后自行恢复，以消除其焦虑、自卑心理，保持良好情绪，增强治愈信心。

【健康教育】

（1）向家长及患儿讲解泼尼松和（或）环磷酰胺治疗本病的重要性，使他们主动配合，坚持系统而正规的治疗，不可擅自减量或停药，以取得满意的疗效。同时让家长了解激素疗效的临床判断：根据激素正规足量治疗 8 周后的效应（以 1 周内连续检查尿蛋白 3 次的结果为准）分为：①激素敏感（完全效应）：尿蛋白完全转阴；②激素部分敏感（部分效应）：尿蛋白减少至＋～＋＋；③激素不敏感（无效应）：尿蛋白仍＞＋＋＋。后两者实际上为激素耐药；④激素依赖：即对激素敏感，用药后缓解，减量或停药 2 周内复发，恢复用量或再次用药又缓解，并重复 2 次以上；⑤复发和反复：尿蛋白已转阴，停用激素 4 周以上，尿蛋白又＞＋＋者为复发；如在激素治疗过程中出现上述变化者为反复。

（2）指导家长做好出院后的家庭护理，定期门诊随访，复查尿常规。

（3）向家长及患儿强调预防感染的重要性，避免感染和劳累，防止肾病复发或反复，以缩短病程。严重感染者可危及生命，故应不去或少去公共场所，避免交叉感染。

（4）告诉家长预防接种可使肾病复发，故患儿应在病情完全缓解且停用肾上腺糖皮质激素治疗 3 个月后进行。

（5）必要时向家长讲解肾脏穿刺组织病理学检查的重要性，解除家长顾虑，如肾病的病理变化可反映疾病的严重程度，还可判断预后，如微小病变型预后最好，90％～95％的微小病变型患儿对首次应用肾上腺糖皮质激素有效，但要注意糖皮质激素的严重不良反应。其中 85％可有复发，复发在第一年比以后更常见，3～4 年未复发者，其后有 95％的机会不复发。局灶性节段性肾小球硬化预后最差，但如对糖皮质激素敏感者，则预后可改善。

第四节　泌尿道感染

泌尿道感染（urinary tract infection，UTI）是指病原体直接侵入尿路，在尿中生长繁殖，并侵犯尿路黏膜或组织而引起的损伤。按病原体侵袭的部位不同分肾盂肾炎、膀胱炎和尿道炎，肾盂肾炎又称上尿路感染，膀胱炎和尿道炎合称下尿路感染。由于小儿时期泌尿系感染局限于某一部位者较少，且临床上又难以定位，故统称泌尿道感染。泌尿道感染是小儿泌尿系常见病之一，女性发病率高于男性，但在新生儿或婴幼儿早期，男孩发病率却高于女孩。

【病因】

任何致病菌均可为引起泌尿道感染，多数为革兰阴性杆菌，其中大肠杆菌最常见，占60％～80％；其次为克雷伯杆菌、肠杆菌、变形杆菌等，少数为肠球菌和葡萄球菌等革兰阳性菌。

【发病机制】

1. 感染途径

（1）上行感染　是泌尿道感染最主要的途径。膀胱输尿管反流（VUR）常是细菌上行性感染的直接通道。

（2）血源性感染　继发于新生儿败血症、菌血症等，致病菌主要是金黄色葡萄球菌。

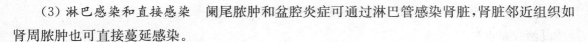

（3）淋巴感染和直接感染 阑尾脓肿和盆腔炎症可通过淋巴管感染肾脏，肾脏邻近组织如肾周脓肿也可直接蔓延感染。

2. 易感因素

（1）小儿泌尿道解剖生理特点决定。

（2）泌尿道先天畸形、尿路梗阻及膀胱输尿管返流均可增加泌尿道感染的危险性，也是泌尿道感染迁延不愈和导致重复感染的原因。

（3）泌尿道抵抗感染功能缺陷，如尿中 sIgA 浓度减低，增加发生泌尿道感染的机会。

（4）其他，如糖尿病、高血压及长期使用糖皮质激素或免疫抑制剂的患儿，其泌尿道感染的发病率可增高；蛲虫由肛周移行至外阴等。

【临床表现】

1）**急性泌尿道感染** 不同年龄患儿的临床表现差异较大。

（1）新生儿期 症状极不典型，以全身症状为主，表现为发热或体温不升、皮肤苍白、体重不增、拒奶、腹泻、嗜睡和惊厥，伴有黄疸者较多见。新生儿常伴有败血症，多由血源性感染引起。

（2）婴幼儿期 女孩多见，仍以全身症状为主，表现为高热、呕吐、面色苍白、腹胀、腹泻等，甚至出现精神委靡和惊厥；局部症状可有排尿时哭闹、排尿中断、夜间遗尿等，应细心观察。

（3）儿童期 发热、寒战、腹痛、遗尿等全身症状突出，常伴有腰痛和肾区叩击痛，膀胱刺激症状明显，可出现尿频、尿急、尿痛，尿液混浊，偶见肉眼血尿。

2）**慢性泌尿道感染** 病程多在 6 个月以上。轻者可无明显症状，也可间断出现发热、脓尿或菌尿，反复发作者可有贫血、乏力、发育迟缓、高血压及肾功能减退等。

【实验室及其他检查】

（1）尿常规 清洁中段尿沉渣白细胞≥5 个/HP 即可怀疑泌尿道感染；如出现白细胞成堆、白细胞管型、蛋白尿有助于肾盂肾炎的诊断，肾盏乳头处炎症及膀胱炎可出现血尿。

（2）尿液涂片找细菌 每油镜视野≥1 个细菌，表明尿内细菌数＞10^5/ml 以上，有诊断意义。

（3）尿培养及菌落计数 清洁中段尿培养及菌落计数是诊断 UTI 的主要依据。通常认为中段尿培养尿内菌落数≥10^5/ml 可确诊，$10^4 \sim 10^5$/ml 为可疑，＜10^4/ml 系污染。通过耻骨上膀胱穿刺获取的尿培养，只要发现有细菌生长，即有诊断意义。临床高度怀疑 UTI 而尿普通细菌培养阴性者，应作 L-型细菌和厌氧菌培养。

（4）影像学检查 反复感染或迁延不愈者应进行影像学检查，以观察有无泌尿系畸形和膀胱输尿管反流。常用有 B 型超声波检查、静脉肾盂造影加断层摄片（检查肾瘢痕形成）、排泄性膀胱尿路造影(检查 VUR)、肾放射性核素造影和 CT 扫描等。

【治疗要点】

合理使用抗生素,以清除病原体;积极矫治尿路畸形,防止复发;鼓励多饮水,以碱化尿液;清洁外阴,加强护理。

【常见护理诊断与评估】

(1) 体温过高　与尿路细菌感染有关。

评估患儿有无发热;尿常规检查白细胞有无≥5 个/HP 或出现白细胞成堆、白细胞管型,尿涂片每油镜视野有无≥1 个细菌,中段尿培养菌落数有无≥10^5/ml。

(2) 排尿异常　与膀胱、尿道炎症有关。

评估患儿有无排尿时哭闹、排尿中断、遗尿等症状,儿童期患儿有无尿频、尿急、尿痛等症状。

【护理措施】

1) 维持正常体温

(1) 休息和饮食　急性期应卧床休息,鼓励患儿多饮水,必要时静脉输液以增加尿量,冲洗尿道,促进细菌和毒素的排出。高热患儿宜给予高热量、富含蛋白质和维生素、易消化的流质或半流质饮食,以增强机体抵抗力。

(2) 降温　每 4 小时测 1 次体温,并准确记录;高热者给予物理降温或药物降温;退热处理1 小时后应测体温,并观察体温有无骤降、大量出汗、软弱无力等虚脱表现,如出现应保暖、饮热水,严重时静脉补液。

2) 使排尿正常

(1) 局部护理　保持患儿会阴部清洁,如便后冲洗外阴,3%硼酸坐浴每日 2 次;小婴儿勤换尿布,尿布在阳光下曝晒或用开水烫洗晒干,必要时煮沸高压消毒。

(2) 用药护理　遵医嘱应用抗菌药物治疗,尿道刺激症状明显者,遵医嘱应用 654－2 等抗胆碱药。同时,注意抗菌药物的不良反应,如口服呋喃妥因(坦啶)、磺胺药可出现胃肠道反应,故宜饭后服用;服用磺胺药时由于其易在尿中形成结晶,故应多饮水,并注意有无血尿、尿少或无尿等不良反应发生。

【健康教育】

向家长和(或)患儿解释本病的护理要点及预防知识,如注意个人卫生,幼儿不穿开裆裤,为婴儿勤换尿布,便后洗净臀部;女孩清洗外阴时应从前往后擦洗,单独使用洁具,防止上行性感染;及时发现和处理男孩包茎、女孩处女膜伞及蛲虫前行感染等;及时矫治尿路畸形,防止尿路梗阻和肾瘢痕形成。安慰并指导年长患儿按时、正规服药,增强治愈信心,克服惧怕心理;向家长解释本病的预后,如急性泌尿道感染经合理抗菌治疗,多数于数日内症状消失,但有近50%患儿可复发与再感染,故必须定期复查。一般急性泌尿道感染于疗程结束后每月随访一次,除检查尿常规外,还应做中段尿培养,连续3个月,如无复发可认为治愈;反复发作者每3～6个月复查一次,共2年或更长时间。告诉家长留取尿标本前,应清洁患儿外阴后再留中段尿;尿标本必须及时送检,避免污染;中段尿培养标本必须在未使用抗生素之前采集,以提高阳性检出率。

(姚静婵)

思考题

1. 用解剖特点来解释为什么小儿易患泌尿道感染?

2. 简述急性肾小球肾炎的主要临床表现及指导患儿如何休息和饮食。

3. 肾病综合征患儿使用肾上腺糖皮质激素、免疫抑制剂治疗的不良反应有哪些?

4. 护理病例:某4岁小儿,全身明显水肿1个月,尿蛋白(＋＋＋),红细胞3～5个/HP,白细胞5～7个/HP,血浆白蛋白22 g/L,血胆固醇8.1 mmol/L,BUN 5.4 mmol/L。

问题:①根据评估,本例最可能诊断的是什么? ②请列出常见的护理诊断及相应的护理措施?

第十一章　血液系统疾病患儿的护理

学习指导

　　学习目标:掌握小儿营养性缺铁性贫血、巨幼红细胞性贫血、小儿急性白血病的临床表现、护理措施。熟悉小儿贫血的定义、分度;小儿营养性缺铁性贫血及巨幼红细胞性贫血的病因。了解小儿造血和血液特点。

　　学习重点:小儿营养性缺铁性贫血、巨幼红细胞性贫血、急性白血病的临床表现、护理措施。

第一节　小儿造血和血液特点

一、造血特点

小儿造血可分为胚胎期造血和生后造血。

1. 胚胎期造血

(1)中胚叶造血期　约从胚胎第 3 周开始,在卵黄囊形成许多血岛,其间的细胞分化为原始的血细胞,主要是原始有核红细胞。从胚胎第 6 周后,中胚叶造血开始减退。

(2)肝、脾造血期　肝脏造血约从胚胎第 6~8 周开始,4~5 个月达高峰,成为胎儿中期造血的主要部位。肝造血主要产生有核红细胞,也产生少量粒细胞和巨核细胞,至 6 个月后造血逐渐减退,约于出生时停止。

胚胎第 8 周时,脾脏也参与造血,以生成红细胞为主,但时间较短,造血功能不强,而制造淋巴细胞的功能可维持终身。

胸腺、淋巴结于胚胎第 8~11 周开始,参与淋巴细胞的形成。

(3)骨髓造血期　胚胎第 4~5 个月开始,骨髓迅速成为造血的主要器官,直至生后成为唯一的造血场所。

2. 生后造血

(1)骨髓造血　出生后主要是骨髓造血。婴幼儿期所有骨髓均为红骨髓,全部参与造血,以满足生长发育的需要。5～7 岁后长骨中的红骨髓逐渐被脂肪细胞组成的黄骨髓所代替,因此至成人期红骨髓仅限于肋骨、胸骨、脊椎、骨盆、颅骨、锁骨和肩胛骨。黄骨髓具有潜在的造血功能,当造血需要增加时,它可转变为红骨髓而恢复造血功能。婴幼儿因缺少黄骨髓,造血的代偿潜力低,如果造血需要增加时,就容易出现骨髓外造血。

（2）骨髓外造血　在正常情况下,骨髓外造血极少。婴幼儿时期,当发生严重感染或溶血性贫血等需要增加造血时,肝、脾和淋巴结可恢复到胎儿时期的造血状态,出现肝、脾、淋巴结肿大,外周血中可出现有核红细胞和(或)幼稚中性粒细胞,称为"骨髓外造血",当病因去除后,可恢复正常的骨髓造血。

二、血液特点

1. 红细胞数及血红蛋白量　由于胎儿期处于相对缺氧状态,故红细胞数和血红蛋白量较高,出生时红细胞数约为 $(5.0～7.0)\times 10^{12}$ /L,血红蛋白量约为 150～220 g/L。出生后随着自主呼吸的建立,血氧含量增加,而胎儿红细胞寿命较短,且破坏较多(生理性溶血),加之婴儿生长发育迅速,血循环量迅速增加、骨髓造血功能暂时下降、红细胞生成素减少等因素,红细胞数和血红蛋白量逐渐降低。至生后 2～3 个月时红细胞数降至 3.0×10^{12} /L,血红蛋白量降至 110 g/L 左右,出现轻度贫血,称为"生理性贫血"。3 个月以后,红细胞生成素增加,红细胞数和血红蛋白量又逐渐增加,约至 12 岁时达成人水平。

2. 白细胞数及分类　出生时白细胞总数为 $(15～20)\times 10^9$ /L,生后 6～12 小时达 $(21～28)\times 10^9$ /L,以后逐渐下降,婴儿期白细胞数维持在 10×10^9 /L 左右;8 岁以后接近成人水平。

白细胞分类主要是中性粒细胞与淋巴细胞比例的变化。出生时中性粒细胞约占 65%,淋巴细胞约占 30%。随着白细胞总数的下降,中性粒细胞比例也相应下降,生后 4～6 天时两者比例约相等;之后淋巴细胞约占 60%,中性粒细胞约占 35%,至 4～6 岁时两者又相等;7 岁后白细胞分类与成人相似。

3. 血小板数　血小板数与成人相似,约为 $(150～250)\times 10^9$ /L。

4. 血红蛋白的种类　正常人红细胞含成人型血红蛋白(HbA、HbA_2)和胎儿型血红蛋白(HbF)。胎儿期至 2 岁的小儿,月龄越小,胎儿型血红蛋白所占的比例越大:胎儿期约占 90%,出生时约为 70%,1 周岁时 HbF<5%,2 岁后达成人水平,HbF<2%。

5. 血容量　小儿血容量相对较成人多,新生儿血容量约占体重的 10%,平均 300 ml;儿童约占体重的 8%～10%,成人约占体重的 6%～8 %。

第二节 小 儿 贫 血

一、概 述

1. 贫血的定义和诊断标准

(1) 定义 贫血(anemia)是指末梢血中单位容积内的红细胞数或血红蛋白量低于正常。

(2) 诊断标准 小儿贫血的国内诊断标准是:新生儿期血红蛋白(Hb)<145 g/L,1～4月时 Hb<90 g/L,4～6月时 Hb<100 g/L 者为贫血。6个月以上则按世界卫生组织的标准:6个月～6岁 Hb<110 g/L,6～14岁 Hb<120 g/L 为贫血。海拔每升高1 000 m,血红蛋白上升 4%。

2. 贫血的分度 根据外周血的血红蛋白含量可将贫血分为轻、中、重、极重四度(表 11 - 1)。

表 11 - 1 　　　　　　　　　　　　　　　　贫血的分度

	轻 度	中 度	重 度	极重度
儿童血红蛋白量(g/L)	120～90	90～60	60～30	<30
新生儿血红蛋白量(g/L)	144～120	120～90	90～60	<60
红细胞数($\times 10^{12}$/L)	400～300	300～200	200～100	<100

3. 贫血的分类 一般采用病因学和形态学分类。

1) **病因学分类** 根据贫血发生的原因和发病机制进行分类。

(1) 红细胞和血红蛋白生成不足性贫血 如缺乏铁、维生素 B_{12}、叶酸、维生素 B_6 等造血物质及造血功能障碍等原因引起的贫血。

(2) 溶血性贫血 可由红细胞内在异常因素或红细胞外在因素引起,如遗传性球形红细胞增多症、葡萄糖-6-磷酸脱氢酶缺乏症、血红蛋白病及感染、物理化学因素、毒素、免疫因素等。

(3) 失血性贫血 包括急性和慢性失血,如外伤、钩虫、肠息肉等。

2) **形态分类** 根据红细胞平均容积(MCV)、红细胞平均血红蛋白量(MCH)和红细胞平均血红蛋白浓度(MCHC)进行分类(表 11 - 2)。

表 11 - 2 　　　　　　　　　　　　　贫血的细胞形态分类

	MCV(fl)	MCH(pg)	MCHC($\%$)
正常值	80～94	28～32	32～38
大细胞性	>94	>32	32～38
正细胞性	80～94	28～32	32～38

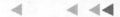

续　表

	MCV(fl)	MCH(pg)	MCHC(%)
单纯小细胞性	<80	<28	32～38
小细胞低色素性	<80	<28	<32

临床大多采用病因学诊断,形态学诊断有助于病因推断。

二、营养性缺铁性贫血

营养性缺铁性贫血(iron deficiency anemia，IDA)是由于体内铁缺乏导致血红蛋白合成减少而引起的一种小细胞低色素性贫血。本病多发生于 6 个月至 2 岁的婴幼儿,是小儿贫血中最常见的一种类型,严重危害小儿的健康,为我国重点防治的小儿疾病之一。临床以小细胞低色素性、血清铁和铁蛋白减少、铁剂治疗有效等为其特点。

【病因】

任何引起体内铁缺乏的原因均可导致贫血。

(1)先天储铁不足　胎儿从母体获得的铁以妊娠最后 3 个月为最多,足以满足其生后 4～5 个月造血的需要。如因早产、双胎、胎儿失血和孕母患严重缺铁性贫血等均可使胎儿储铁减少。

(2)铁摄入量不足　单纯人乳、牛乳、谷物等低铁食品喂养而未及时添加含铁丰富的辅食,年长儿偏食、挑食等因素导致食物铁摄入量不足,是引起小儿缺铁性贫血的主要原因。

(3)生长发育快　婴儿期、青春期生长发育迅速,早产儿、极低出生体重儿生长发育更快,对铁的需要量增多,更容易发生缺铁。

(4)铁的丢失过多或吸收减少　长期小量慢性失血如肠息肉、膈疝、溃疡病、钩虫病等可造成肠道慢性失血;以不经加热处理的鲜牛奶喂养的婴儿可因对鲜牛奶蛋白过敏而发生肠出血;食物搭配不合理、慢性腹泻等可影响铁的吸收。

【发病机制】

(1)对造血系统的影响　铁是合成血红蛋白的原料。缺铁时血红素形成不足,血红蛋白合成减少,因而新生的红细胞内血红蛋白含量不足,细胞质减少,红细胞体积变小;而缺铁对细胞的分裂、增殖影响较小,故红细胞数量减少的程度不如血红蛋白减少明显,从而形成小细胞低色素性贫血。

(2)对其他系统的影响　机体缺铁导致血红蛋白合成减少,红细胞运载氧的功能下降,使组织缺氧。缺铁还可影响肌红蛋白的合成。铁缺乏使体内许多含铁酶和铁依赖酶(如细胞色 C、单胺氧化酶、核糖核苷酸还原酶、琥珀酸脱氢酶等)的活性降低,这些酶与生物氧化、组织呼吸、神经介质的合成和分解有关,酶活性降低时,细胞功能发生紊乱,因而出现一些非血液系统症状,如影响小儿的神经精神行为、消化吸收功能紊乱、免疫力下降而易感染;缺铁还可引起皮肤、黏膜上皮损害,出现口腔炎、舌炎、胃酸缺乏、反甲等。

【临床表现】

任何年龄均可发病,以6个月至2岁最多见,且发病缓慢。

1) 一般表现　皮肤黏膜逐渐苍白,以唇、口腔黏膜及甲床最为明显。易疲乏无力,不爱活动,常有烦躁不安或精神不振。年长儿可诉头晕、耳鸣、眼前发黑等。此外,病程较长的还常有毛发干枯、营养不良、体格发育迟缓等症状。

2) 髓外造血表现　由于骨髓外造血反应,肝、脾可轻度肿大,年龄越小病程越长,病程越长,贫血越重,则肝脾肿大越明显,淋巴结肿大程度较轻,质韧不硬。

3) 非造血系统症状

(1) 消化系统症状　食欲减退,少数有异食癖,如喜食泥土、墙皮、煤渣等。常有呕吐、腹泻。可出现口腔炎、舌炎或舌乳头萎缩。重者可出现萎缩性胃炎或吸收不良综合征症状。

(2) 神经系统症状　常有烦躁不安或委靡不振,精神不集中、记忆力减退,智力多数低于同龄儿。

(3) 心血管系统症状　明显贫血时心率增快,心脏扩大,重者可发生心力衰竭。

(4) 其他　皮肤干燥、毛发枯黄,易脱落。因细胞免疫功能低下,常合并感染。可因上皮组织异常而出现反甲。

【实验室检查】

(1) 血常规　血红蛋白降低比红细胞数减少明显,呈小细胞低色素性贫血。血涂片可见红细胞大小不等,以小细胞为多,中央淡染区扩大。网织红细胞数正常或轻度减少。白细胞、血小板一般无明显异常。

(2) 骨髓象　红细胞系增生活跃,以中、晚幼红细胞增生为主。各期红细胞均较小,胞质少,染色偏蓝。

(3) 有关铁代谢的检查　①血清铁蛋白(SF)$<12\ \mu g/L$,SF值可较敏感地反映体内贮铁情况;②血清铁(SI)$<10.7\mu mol/L$;③总铁结合力(TIBC)$>62.7\ \mu mol/L$;④红细胞游离原卟啉(FEP)$>0.9\ \mu mol/L$;⑤运铁蛋白饱和度(TS)$<15\%$。以上检测值提示小儿缺铁。

【治疗要点】

主要是去除病因及补充铁剂。

(1) 去除病因　合理安排饮食,纠正不合理的饮食习惯,及时添加含铁及维生素丰富的辅助食品。有慢性失血性疾病者(如钩虫病、消化道畸形等)应予及时治疗。对重症患者应加强护理,避免感染,注意休息,保护心脏功能。

(2) 铁剂治疗 铁剂是治疗缺铁性贫血的特效药。二价铁盐较易吸收,常用制剂有硫酸亚铁(含铁 20%)、富马酸铁(含铁 30%)、葡萄糖酸亚铁(含铁 12%)等。多采用口服,剂量以元素铁计算,每日 $2\sim6$ mg/kg,分 3 次口服。疗程至血红蛋白达正常后 $2\sim3$ 个月停药。口服铁剂不能耐受或吸收不良者可采用注射铁剂(如右旋糖酐铁)。

(3) 输血治疗 一般患儿不需输血。重症贫血并发心功能不全或明显感染者可输给浓缩红细胞或压积红细胞,但应注意输注的量和速度。

【常见护理诊断与评估】

(1) 活动无耐力 与贫血致组织器官缺氧有关。

评估患儿有无疲乏或软弱无力、不爱活动,活动后气促、心悸、呼吸困难;有无烦躁或委靡、注意力不集中、记忆力减退、头晕、耳鸣、眼前发黑等症状。

(2) 营养失调:低于机体的需要量 与铁的供应不足,吸收不良,丢失过多或消耗增加有关。

评估患儿有无食欲减退、呕吐、腹泻、异食癖;有无皮肤干燥、毛发枯黄、反甲等症状。

(3) 有感染的危险 与机体免疫功能下降有关。

评估患儿有无体温异常、皮肤黏膜破损、咳嗽、腹泻等症状。

(4) 知识缺乏 家长及年长患儿的营养知识不足,缺乏本病的防护知识。

评估患儿的喂养方法,有无不良的饮食习惯;是否及时添加辅助食品,饮食搭配是否合理等。

【护理目标】

(1) 患儿倦怠乏力有所减轻,活动耐力逐步增强。

(2) 患儿食欲好转,体重恢复至正常水平。

(3) 患儿不发生感染。

(4) 家长及年长患儿能主动配合治疗,纠正不良的饮食习惯,合理搭配饮食。

【护理措施】

1) 合理安排休息与活动 根据患儿活动耐受情况制定休息方式、活动强度及持续时间。①贫血程度较轻者,一般不需卧床休息,但生活要有规律,睡眠要充足,避免剧烈运动;②重症患儿应限制其活动量,并协助患儿的日常生活,减少机体耗氧量,防止发生心力衰竭。

2) 合理安排饮食 ①补充含铁丰富且易吸收的食物,如动物肝、血、瘦肉、鱼类、蛋黄、豆类、黑木耳、紫菜、海带及绿叶蔬菜等;②养成均衡饮食习惯,纠正偏食、挑食、零食过多的不良饮食习惯;③合理搭配饮食:维生素 C、稀盐酸、氨基酸、果糖等有利于铁的吸收,可与铁剂或含铁食品同时进食,牛奶、茶、咖啡、蛋类、麦麸、植物纤维、抗酸药物可抑制铁的吸收,应避免与含铁食品同服;④婴儿提倡母乳喂养,按时添加含铁丰富的辅食或补充铁强化食品如铁强化乳、铁强化食盐。

3) 指导正确应用铁剂

(1) 口服铁剂应从小剂量开始,逐渐加至足量,并在两餐之间服用,以减少对胃肠道的刺激,同时亦有利于吸收。

(2) 铁剂可与维生素 C、果汁、稀盐酸等同服,以利于吸收;避免与抑制铁吸收的食物同服。

(3) 液体铁剂可使牙染黑,可用吸管或滴管服药;服用铁剂后,大便可呈黑色或柏油样,停药后恢复。

(4) 注射铁剂应深部肌内注射,每次更换注射部位,减少局部刺激,并观察有无不良反应。

(5) 观察疗效。服用铁剂后 12~24 小时,烦躁等精神症状减轻,食欲增加。36~48 小时后骨髓出现红系增生现象。网织红细胞 2~3 天后升高,5~7 天达高峰,2~3 周降至正常。

4) 预防感染　注意保暖,避免受凉感冒;尽量不到人群集中的公共场所去,不要与感染病儿同居一室,避免交互感染;鼓励患儿多饮水,保持口腔清洁;保持皮肤清洁,勤洗澡及更换内衣。

【护理评价】

(1) 患儿乏力等症状有无改善,活动耐力有无逐步提高,贫血是否纠正。

(2) 能否正确选择含铁丰富的食物,并正确服用铁剂。

(3) 有无发生感染情况。

(4) 家长是否掌握了饮食的合理搭配,小儿的不良饮食习惯是否得到纠正。

【健康教育】

本病是可预防性疾病,通过卫生宣传教育工作,使家长及年长儿认识到缺铁的危害性和做好预防工作的重要性。孕妇及乳母应多食含铁丰富的食物,及时发现和治疗贫血。提倡母乳喂养,及时添加含铁丰富的辅食。合理安排小儿饮食,培养良好饮食习惯。早产儿及极低出生体重儿,应从出生后 2 个月左右给予铁剂预防。

三、营养性巨幼红细胞性贫血

营养性巨幼红细胞性贫血(nutritional megaloblastic anemia)是由于缺乏维生素 B_{12} 和(或)叶酸所引起的一种大细胞性贫血,主要临床特点为贫血、神经精神症状、红细胞数的减少比血红蛋白减少更为明显、红细胞的胞体变大、骨髓中出现巨幼红细胞、用维生素 B_{12} 和(或)叶酸治疗有效。

【病因】

人体所需的维生素 B_{12} 主要从动物性食物(如肉类、肝、肾、海产品、禽蛋等)中摄取,植物性食物中维生素 B_{12} 含量甚少,羊乳几乎不含维生素 B_{12} 和叶酸。叶酸在新鲜绿叶蔬菜、瓜果、瘦肉、肝、肾等食物中含量丰富,但经加热易被分解破坏,各种乳类(尤其是羊乳)含量均很少。食物中的维生素 B_{12} 和叶酸在肠道吸收后,主要贮存于肝脏。

导致维生素 B_{12} 和叶酸缺乏的常见原因有：

（1）摄入量不足　胎儿可通过母体胎盘获得维生素 B_{12} 和叶酸贮存于肝内供出生后利用。出生后单纯以母乳或奶粉、羊乳喂养而未及时添加辅食的婴儿以及年长儿偏食、挑食者容易发生维生素 B_{12} 和叶酸缺乏。

（2）吸收障碍　严重营养不良、慢性腹泻或吸收不良综合征可使维生素 B_{12} 和（或）叶酸缺乏。

（3）需要量增加　早产儿、婴幼儿因生长发育较快，对维生素 B_{12} 和叶酸的需要量增加；严重感染可使维生素 B_{12} 和叶酸的消耗增加。

（4）药物影响　长期服用广谱抗生素或用抗叶酸代谢药、抗癫痫药等可致叶酸缺乏。

【发病机制】

体内叶酸在维生素 B_{12} 的催化下，经叶酸还原酶还原成四氢叶酸，后者是合成 DNA 过程中必需的辅酶。因此，维生素 B_{12} 和叶酸缺乏均可引起 DNA 合成减少，使红细胞的分裂延迟，胞质成熟而核发育落后，因其胞质的血红蛋白合成不受影响，红细胞的胞体变大，形成巨幼红细胞。这些异形红细胞在骨髓内易被破坏，进入血循环的成熟红细胞寿命也较短，故造成贫血。DNA 的合成不足也可致粒细胞的成熟障碍，胞体增大，出现巨大幼稚粒细胞和中性粒细胞分叶过多现象。

维生素 B_{12} 与神经髓鞘中脂蛋白的形成有关，因而能保持中枢和外周有髓鞘神经纤维的完整功能；当其缺乏时，可导致周围神经变性，脊髓亚急性联合变性和大脑损害，因而出现神经精神症状。还可使中性粒细胞和巨噬细胞的杀灭作用减退而易感染。

【临床表现】

以 6 个月～2 岁的婴幼儿多见，起病缓慢。

（1）一般表现　多呈虚胖或伴轻度水肿，毛发稀疏发黄，严重患者可有皮肤出血点或淤斑。

（2）贫血表现　轻度或中度贫血者占大多数。患儿面色苍黄，疲乏无力。常伴有肝、脾肿大。

（3）神经精神症状　患儿可出现烦躁不安、易怒等症状。维生素 B_{12} 缺乏者还可出现表情呆滞、嗜睡，对外界反应迟钝，少哭不笑，智力、动作发育落后，甚至倒退。重者可出现肢体、躯干、头部和全身震颤，甚至抽搐、感觉异常、共济失调等。

（4）消化系统症状　常有食欲不振、腹泻、呕吐和舌炎等。

【实验室及其他检查】

（1）血常规　呈大细胞性贫血，红细胞胞体变大，中央淡染区不明显，可见巨大幼稚粒细胞和中性粒细胞分叶过多现象。红细胞数的减少比血红蛋白量的减少更为明显。

（2）骨髓象　骨髓增生明显活跃，以红细胞系增生为主，各期幼红细胞均出现巨幼变，核浆发育不一。巨核细胞分叶过多。

（3）血清维生素 B_{12} 和叶酸的测定　血清维生素 B_{12} <100 ng/L（正常值 200～800 ng/L），叶酸<3 $\mu g/L$（正常值 5～6 $\mu g/L$），提示两者缺乏，为确诊本病的主要依据。

【治疗要点】

（1）一般治疗　注意营养，及时添加辅食，防止感染。

（2）维生素 B_{12} 和叶酸治疗　维生素 B_{12} 肌注，每次 100 μg，每周 2～3 次；叶酸每次 5 mg，每日 3 次，连用数周。

（3）对症治疗　肌肉震颤可用镇静剂治疗；重症贫血者可予输血。

【常见护理诊断与评估】

（1）活动无耐力　与贫血致组织缺氧有关。

评估患儿有无面色苍黄，疲乏无力，不爱活动，活动后气促等症状。

（2）营养失调：低于机体的需要量　与维生素 B_{12} 和（或）叶酸摄入不足，吸收不良有关。

评估患儿的喂养情况，是否及时添加辅食，有无不良饮食习惯，有无慢性腹泻等。

（3）生长发育改变　与营养不足、贫血及维生素 B_{12} 缺乏影响生长发育有关。

评估患儿有无智力、动作发育落后情况。

【护理目标】

（1）患儿活动耐力增强，活动量逐渐增加。

（2）患儿食欲恢复，精神好转。

（3）患儿体格、智能发育逐渐恢复正常。

【护理措施】

（1）注意休息，适当活动　根据患儿的活动耐受情况安排其休息与活动。一般不需严格卧床，严重贫血者适当限制活动，协助满足其日常生活所需。烦躁、震颤、抽搐者可按医嘱用镇静剂。

（2）指导喂养，加强营养　婴幼儿应及时添加富含维生素 B_{12} 和叶酸的辅食；年长儿要改善饮食结构，培养良好饮食习惯，纠正偏食；贫血患儿要注意食物的色、香、味的调配，增加患儿的食欲，鼓励患儿进食，保证机体对营养物质的需要。

（3）监测生长发育　评估患儿的体格、智力、运动发育情况，对发育落后者加强训练和教育。

【护理评价】

（1）患儿活动量是否逐渐增加，活动耐力是否增强，贫血有否纠正。

（2）患儿食欲、体重是否恢复，精神是否好转。

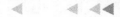

（3）患儿体格、智能发育是否逐步恢复。

【健康教育】

向家长进行营养、喂养知识的宣传，提供营养指导。积极治疗影响血清维生素 B_{12} 和（或）叶酸吸收的疾病。指导合理用药。

【附】　其他常见小儿贫血性疾病

其他常见小儿贫血性疾病比较见表 11-3。

表 11-3　　　　　　　　　　其他常见贫血性疾病比较

疾　病	病　因	临床表现	实验室检查	治　疗	护　理
再生障碍性贫血	原发性或因物理、化学、生物等因素使骨髓造血功能受抑制	进行性贫血、出血、反复感染、肝、脾、淋巴结一般不肿大	全血细胞、Hb减少，骨髓增生低下	激素、中药、抗生素、造血干细胞移植	加强营养，防治感染，贫血和出血的护理，去除病因，忌用抑制骨髓的药物
红细胞葡萄糖6-磷酸脱氢酶缺陷症	G-6-PD缺乏，与遗传有关	常见于吃蚕豆或服药后出现黄疸、血红蛋白尿、贫血	Hb、RBC减少，网织红细胞计数增高，血清间接胆红素增高，G-6-PD活性下降	除治诱因，碱化尿液，输G-6-PD正常的红细胞制剂	避免食用蚕豆及其制品，忌服用氧化型药物，观察溶血症状，防治感染，高发区进行普查
海洋性贫血	遗传因素（常染色体不完全显性遗传）致珠蛋白生成障碍	发病早，慢性进行性贫血、肝脾肿大、生长发育不良、轻度黄疸、特殊面容	Hb、RBC减少，网织红细胞计数增高，骨髓红细胞系增生明显活跃，HbF或HbH增加	输血、脾切除、造血干细胞移植	注意休息与营养，防治感染，开展人群普查与遗传咨询

第三节　急性白血病

白血病（leukemia）是造血系统的恶性增生性疾病，其特点为造血组织中某一血细胞系统过度增生、进入血液并浸润到各组织和器官，引起一系列临床表现。在儿童时期的恶性肿瘤中，白血病的发病率居首位，约占儿童恶性肿瘤的 35%，10 岁以下的小儿白血病发生率约为 3/10 万～4/10 万。任何年龄均可发病，但以学龄前期和学龄期小儿多见，90% 以上为急性白血病。

【病因及发病机制】

病因至今尚不完全明了,可能与以下因素有关。

(1) **病毒感染**   属于 RNA 病毒的反转录病毒与人类 T 淋巴细胞性白血病有关。病毒感染宿主后,激活宿主的癌基因的癌变潜力,从而导致白血病的发生。

(2) **物理化学因素**   电离辐射、放射、核辐射等可激活隐藏体内的白血病病毒,使癌基因畸变或抑制机体的免疫功能而致白血病。

苯及其衍生物、重金属、氯霉素、保泰松和细胞毒药物等可破坏机体的免疫功能,使免疫监视功能降低,而诱发白血病。

(3) **遗传或体质因素**   本病不属于遗传性疾病,但可能与遗传有关。有染色体畸变的人群白血病的发病率高于正常人。家庭中有一个成员发生白血病时,其近亲白血病的发生率比一般人高 4 倍。单卵双生中如一个患急性白血病,另一个发生率为 20%～25%。因此,提示白血病的病因可能与遗传有关。

【分类和分型】

(1) **分类**   根据增生的白细胞种类不同,可分为急性淋巴细胞性白血病(简称急淋,ALL)和急性非淋巴细胞性白血病(简称急非淋,ANLL)两大类。小儿白血病以急淋发病率最高。

(2) **分型**   目前,采用形态学(M)、免疫学(I)、细胞遗传学(C)及分子生物学(M),即MICM 综合分型,更有利于指导治疗和判断预后。形态学分型(FAB 分型)将急淋分为 L_1、L_2、L_3 三型,将急非淋分为 M_1、M_2、M_3、M_4、M_5、M_6、M_7 七型。

【临床表现】

各型白血病的临床表现大致相同。主要表现为发热、贫血、出血、白血病细胞浸润所致的症状和体征。

1) **起病**   大多较急。早期症状有面色苍白,精神不振,乏力,鼻出血和(或)齿龈出血等;少数以发热和类似风湿热的骨关节疼痛为首发症状。

2) **发热**   为最常见症状。热型不定,多为不规则发热,一般不伴寒战,抗生素治疗无效。发热原因之一是白血病性发热(白血病细胞核蛋白代谢亢进),另一原因是感染。常见呼吸道感染、齿龈炎、皮肤疖肿、肾盂肾炎、败血症等。

3) **贫血**   常为首发症状,并随病情加重而加重。表现为苍白、头晕、虚弱无力、活动后气促。贫血主要是由于骨髓造血干细胞受抑制所致。

4) **出血**   以皮肤、黏膜出血多见,表现为紫癜、淤斑、鼻出血、齿龈出血、消化道出血和血尿。偶见颅内出血,是白血病死亡的主要原因之一。出血的主要原因是由于白血病细胞浸润骨髓,巨核细胞受抑制使血小板的生成减少。

5) 白血病细胞浸润的症状和体征

（1）肝、脾、淋巴结肿大　可有压痛，纵隔淋巴结肿大时可致压迫症状如呛咳、呼吸困难和静脉回流受阻。

（2）骨关节疼痛　多见于急淋。以四肢长骨及肩、膝、腕、踝等关节疼痛为首发症状，常伴有胸骨压痛或叩击痛。

（3）中枢神经系统白血病　白血病细胞侵犯脑实质、脑膜所致。表现为头痛、呕吐、嗜睡、视神经乳头水肿、惊厥、昏迷、脑膜刺激症等，脑脊液可发现白血病细胞。因多数化疗药物不易透过血-脑屏障，故中枢神经系统便成为白血病细胞的"庇护所"，它是导致急性白血病复发的主要原因。

（4）睾丸白血病　表现为睾丸肿大，触痛，阴囊皮肤可呈黑色。由于化疗药物不易透过睾丸，故睾丸白血病常常为白血病复发的另一重要原因。

（5）其他器官浸润　白血病细胞浸润眶骨、颅骨、胸骨、肋骨或肝、肾、肌肉等组织，在局部呈块状隆起而形成绿色瘤；皮肤、心脏、肾脏、口腔黏膜、齿龈等组织器官均可因白血病细胞浸润而出现相应的症状和体征。

【实验室及其他检查】

（1）血常规　红细胞及血红蛋白均减少，呈正细胞正色素性贫血；网织红细胞数较低；血小板减少；白细胞计数高低不一，增高者约占50%以上，以原始和幼稚细胞为主。

（2）骨髓象　白血病原始和幼稚细胞极度增生，幼红细胞和巨核细胞减少。少数患儿表现为骨髓低下。骨髓检查是确立诊断和评定疗效的重要依据。

（3）组织化学染色和溶菌酶检查　有助于鉴别白血病细胞类型。

【治疗要点】

白血病治疗的根本目的是使病人长期无病存活直至治愈。近20年来，白血病（尤其是急淋）的治疗和预后已有显著的提高和改善，目前欧美发达国家急淋5年生存率已达78%～85%，治愈率（至少10年无病生存）达80%，新的资料还显示不久的将来急淋治愈率将接近90%，表明儿童急性淋巴细胞性白血病是完全可以治愈的疾病。

目前主要采用以化疗为主的综合治疗措施。

1. 原则

（1）早期诊断、早期治疗、严格分型、按型选择治疗方案、争取尽快完全缓解。

（2）早期预防中枢神经系统白血病和睾丸白血病。

（3）重视支持疗法。

（4）造血干细胞移植。

2. 联合化疗　化疗是当前主要治疗手段,可使白血病缓解,延长病人生存时间。化疗原则为联合、足量、间歇、交替、长期、规律。化疗程序,通常按次序、分阶段进行。

1) 诱导缓解

(1) 目的　联合数种化疗药物,最大限度杀灭白血病细胞,使达完全缓解。

(2) 常用药　①急淋:长春新碱(VCR)、泼尼松(Pred)、环磷酰胺(CTX)、柔红霉素(DNR)等。②急非淋:阿糖胞苷(Ara-C)、DNR、依托泊苷(VP-16)等。

2) 巩固、强化治疗

(1) 目的　在缓解状态下,最大限度杀灭微小残留白血病细胞,防止早期复发。

(2) 常用药　①急淋:氨甲蝶呤(MTX)等。②急非淋:Ara-C等。

3) 防治髓外白血病

(1) 目的　防止骨髓复发和治疗失败,使患儿获得长期生存。

(2) 常用药　Ara-C、MTX、地塞米松(Dex)。

4) 维持及加强治疗

(1) 目的　巩固疗效,达到长期缓解或治愈。

(2) 常用药　VCR、CTX、VP-16、MTX等。

3. 支持疗法　可保证化疗顺利进行,防止并发症。应注意休息,加强营养;防治感染;集落刺激因子的应用;成分输血;高尿酸血症的防治。

4. 造血干细胞移植　造血干细胞移植是收集足够量的造血干细胞移植给患者,以重建造血和免疫功能。根据来源分为同种异基因造血干细胞移植,同基因造血干细胞移植,自体干细胞移植。从采集方法分为骨髓移植、外周血干细胞移植和脐血干细胞移植。由于儿童急淋和早幼粒细胞白血病治愈率高,故不作首选,但对高危急淋和 M_3 以外的急非淋,应在化疗缓解后早期移植,高危急淋复发缓解后也可做骨髓移植。

【常见护理诊断与评估】

(1) 体温过高　与大量白细胞浸润、坏死和(或)感染有关。

评估患儿体温情况,注意热型、热度、有无持续高热。

(2) 有感染的危险　与中性粒细胞减少、免疫功能下降有关。

评估患儿有无发热、皮肤破损及红肿、牙龈肿胀、口腔黏膜充血等表现。

(3) 潜在并发症　评估患儿有无出血、药物不良反应。

评估患儿有无紫癜、淤斑、鼻出血、齿龈出血、消化道出血等出血倾向。监测血象、骨髓象,评估有无出现骨髓抑制的情况。

(4) 活动无耐力　与贫血致组织缺氧有关。

评估患儿有无头晕、虚弱无力,活动后气促等症状。

(5) 营养失调:低于机体需要量　与疾病及化疗致食欲下降、营养消耗过多有关。

评估患儿有无食欲下降、恶心、呕吐、腹泻等症状。

(6) 预感性悲哀　与白血病久治不愈有关。

评估患儿有无悲伤、胆怯、焦虑,丧失治疗信心的情绪。

(7) 有执行治疗方案无效的危险　与治疗方案复杂、治疗时间长、患儿难以接受以及家长缺乏白血病的知识有关。

评估患儿及家长对疾病认识的程度,能否积极配合治疗,有无战胜疾病的信心。

【护理目标】

(1) 患儿体温维持在正常范围。

(2) 患儿不发生感染及出血,血液检查、骨髓检查逐渐恢复正常。

(3) 患儿气促、乏力减轻,活动耐力逐渐增强。

(4) 患儿食欲增加,营养状态改善。

(5) 患儿及家长逐渐接受疾病事实,积极配合治疗,增强战胜疾病的信心。

【护理措施】

1) **维持正常体温**　监测体温,观察热型、热度,遵医嘱给降温药。忌用安乃近和酒精擦浴,以免降低白细胞和增加出血倾向。

2) **预防感染**　感染是白血病患儿最常见和最危险的并发症,也是最主要的死亡原因。

(1) **保护性隔离**　①患儿需住在非感染性病房,粒细胞及免疫功能明显低下者,应置单人病室,有条件者置于超净单人病室、空气层流室或单人无菌层流床,以免交叉感染。②病室应每日消毒。③限制探视者的人数及次数。④医务人员及陪护者进入病房前须换鞋、穿隔离衣、戴口罩、洗手。

(2) **注意个人卫生**　保持口腔清洁,进食前后用温开水或漱口液漱口。勤换衣裤,勤洗澡,减少皮肤感染。保持大便通畅,便后用温水或盐水清洁肛门,以防止肛周脓肿形成。

(3) **观察感染的早期表现**　每天检查口腔及咽喉部,有无牙龈肿胀,皮肤有无破损、红肿,外阴、肛周有无异常改变等,发现感染先兆时应及时处理。

(4) **严格执行无菌操作技术**　进行任何穿刺前,必须严格消毒。各种管道或伤口敷料应定时更换,以免细菌生长。

3) **防治出血**　出血是白血病患儿死亡的常见原因之一,应加强观察和护理。

(1) **注意安全,避免出血**　①禁止玩锐利玩具,防止碰伤出血。②避免吃坚硬或刺激性强的食物,防止消化道黏膜损伤出血。③忌用牙签,不抠鼻孔,防止牙龈及鼻腔出血。④保持大便通畅,防止排便用力诱发颅内出血。⑤尽量减少肌内注射或深静脉穿刺抽血,必要时,延长穿刺部位的按压时间,以防出血。

（2）监测生命体征,观察有无出血征象　①患儿若面色苍白加重,呼吸、脉搏增快,出汗,血压下降,提示失血性休克。②若烦躁、嗜睡、头痛、呕吐甚至惊厥、昏迷、颈抵抗等提示颅内出血。③观察有无腹痛、便血、腰痛等消化系统及泌尿系统出血现象。

4）使用化疗药物的护理

（1）掌握化疗方案及给药途径,正确给药。

（2）保护静脉,减少局部刺激。静脉穿刺时应有计划选择血管,提高穿刺水平,防止药物渗漏;不要拍打静脉和挤压皮肤。

（3）鞘内注射时,药物浓度不宜过大,药液量不宜过多,应缓慢推入,术后需去枕平卧4～6小时,以减少不良反应。

（4）观察和处理药物毒性反应:①多数化疗药物均可致骨髓抑制,使患儿易致感染,应监测血象,及时防治感染。②恶心、呕吐严重者,用药前半小时给止吐药。③加强口腔护理。有溃疡者,宜给清淡、易消化的流质或半流质软食。疼痛明显者,进食前,可给局麻药或敷以溃疡膜、溃疡糊剂。④环磷酰胺可致出血性膀胱炎,应保证液量摄入。⑤糖皮质激素长期应用可致满月脸及情绪改变等,应告知家长停药后会消失。

5）休息　患儿需卧床休息,但一般不需绝对卧床。长期卧床者,应常更换体位,预防压疮。

6）加强营养　给予高蛋白、高维生素、高热量易消化的饮食。鼓励患儿进食,不能进食者以静脉补充。注意饮食卫生,食具应消毒。

7）消除心理障碍

（1）热情帮助、关心患儿。帮助家长及年长患儿树立起战胜疾病的信心并对治疗的长期性有充分的思想准备。

（2）进行各项诊疗、护理操作前,应向家长及年长患儿说明其意义、操作过程、如何配合及可能出现的不适,以减轻或消除其恐惧心理。

（3）定期召开家长座谈会或病友联谊会,为新老患儿及家长提供相互交流的机会,提高应对能力,增强治愈的信心。

【护理评价】

（1）住院期间患儿的体温是否能维持在正常范围。

（2）患儿的感染能否得到控制。

（3）出血是否控制,血象及骨髓象是否恢复正常。

（4）摄入的能量和营养素是否足够,体重有无增加。

（5）患儿及家长能否积极配合治疗，有无战胜疾病的信心。

【健康教育】

向家长及年长患儿讲解白血病的有关知识、化疗药物的作用和不良反应。教会家长如何预防感染及出血征象，出现异常及时就诊。让家长及年长患儿明确坚持定期化疗的重要性。鼓励患儿参加体格锻炼，增强抗病能力。定期随访，监测治疗方案执行情况。重视患儿的心理状况，正确引导，使其身心全面正常发展。

（欧少玲）

思考题

1. 护理病例：患儿，女，15 个月，因"面色苍白、体重不增半年余"入院。母乳喂养至 1 周岁，未按时添加辅食，现饮食结构如成人。查体：体重 8 kg，精神委靡，面色、口唇苍白，无皮疹及瘀斑、瘀点。实验室检查：RBC 3×10^{12}/L，Hb 70 g/L，血清铁 9.6 μmol/L。

问题：① 该患儿的可能诊断是什么？② 请列出该患儿的主要护理诊断及相应的护理措施。

2. 护理病例：患儿，男，11 个月，纯母乳喂养。生后 5 个月会笑，7 个月能独坐，会翻身，8 个月会爬。近 1 个月来，面色蜡黄，轻度水肿，头发稀黄，表情呆滞，反应迟钝，少哭不笑，独坐不稳，不会翻身，肢体时有不自主颤抖，肝、脾轻度肿大。RBC 1×10^{12}/L，Hb 80 g/L。

问题：① 该患儿最可能的诊断是什么？② 主要护理诊断有哪些？③ 应采取的护理措施是什么？

第十二章　神经系统疾病患儿的护理

第一节　小儿神经系统特征及检查

一、小儿神经系统的特征

　　小儿处在生长发育的动态变化过程之中,神经系统尚未发育完善,因此不同年龄有其不同的解剖生理特点。

　　1. 小儿脑和脊髓的发育特点　小儿脑的发育较快,年龄越小,发育速度越快,出生时脑的重量约为 370 g,相当于体重的 10%～12%,1 岁时约为出生时的 2 倍,2 岁时约为出生时的 3 倍,出生后脑重量和体积的增加主要是脑细胞体积的增大、树突的增多加长以及神经髓鞘的形成和发育。新生儿脑的形态和结构已与成人无明显差别,有主要的沟和回,但脑回较宽,脑沟较浅,皮质较薄;大脑皮质神经细胞的数目已与成人相同,但细胞分化较差,3 岁时细胞分化基本完成,8 岁时已接近成人水平;神经髓鞘形成不完善,兴奋和抑制的神经冲动传导速度慢且容易扩散而产生泛化现象。因此婴幼儿睡眠的时间长,遇到各种较强的刺激易出现惊厥、昏迷。神经纤维的髓鞘化到 4 岁时基本完成。

　　出生时脊髓的结构已较完善,功能也基本具备。生后脊髓的发育和脊柱的发育不平衡,出生时脊髓末端位于第 3、4 腰椎水平,脊髓的发育落后于脊柱,4 岁时退到 1、2 腰椎之间。故婴幼儿腰椎穿刺的位置要低,以 4、5 腰椎间隙较为安全,4 岁后可与成人相同。

　　2. 神经反射特点　小儿神经系统发育不成熟,神经反射也有其特点,小儿反射异常的表现有：①不对称；②该出现未出现；③应消失时未消失；④出现病理反射征。

（1）出生时已存在，以后逐渐消失的反射 如觅食反射、拥抱反射、握持反射生后3～4个月消失，颈肢反射生后3～6个月消失，吸吮反射4个月后渐被主动的进食动作代替而逐渐消失。这些反射如生后缺乏、短期存在后消失、该消失时仍存在均为病理状态。

（2）出生时即存在，终身不消失的反射 角膜反射、瞳孔反射、结膜反射、吞咽反射，这些反射减弱或消失，提示神经系统有病理改变。

（3）出生时不存在，以后逐渐出现并终身存在的反射 腹壁反射、提睾反射在新生儿期不易引出，到1岁时才稳定。提睾反射正常情况下可有轻度不对称。

（4）病理反射 2岁以内引出踝阵挛、巴宾斯基(Babinski)征阳性可为生理现象，若单侧阳性或2岁后仍出现，应结合临床考虑是否为病理现象。

（5）脑膜刺激征 生后3～4个月小婴儿因屈肌张力较高，克匿格(Kernig)征、布鲁津斯基征(Brudzinski sign)弱阳性无病理意义。又因婴儿颅缝和囟门可以缓解颅内压，所以，当颅内压增高时脑膜刺激征可能不明显或出现较晚。

二、小儿神经系统检查

小儿神经系统的检查方法及内容大致与成人相同，但由于小儿神经系统尚处于生长发育阶段，不同年龄阶段的正常标准和异常表现不尽相同，加之检查时小儿大多不能很好地配合，所以检查方法和判断结果是否正常也有其特点。通常需按不同年龄患儿特点及不同病种选做必要的检查，检查时还要重视儿童的心理和生理特征，在比较中判断正常与异常，对婴幼儿宜通过游戏来完成。有时为避免患儿厌烦和过于疲劳，可分次检查。检查时环境要安静，并从对小儿打扰最小的检查开始，不一定按某一固定顺序进行。

（1）一般检查 包括神志和精神状态、皮肤有无异常色素斑、身体有无特殊气味等。可根据小儿对外界声、光、疼痛、语言等刺激的反应来判断有无意识障碍。

（2）头颅和脊柱检查 应注意检查头颅大小（头围）、形状、前囟是否闭合、有无隆起和凹陷，叩诊有无"破壶音"、颅骨透照试验是否阳性等。检查脊柱有无异常弯曲、压痛、叩击痛、畸形、脊柱裂等。

（3）运动检查 包括肌容积、肌张力、肌力、共济运动、姿势与步态、不自主运动等。观察头、躯干及四肢的随意动作（如卧、坐、立、走、跑、跳及手的动作等）是否达到该年龄的正常标准。运动系统疾病、智力低下和发育落后均可引起随意运动障碍。在小儿哭吵时检查肢体的肌张力不准确，需反复进行。新生儿屈肌张力较高，手呈握拳状态，3个月后才自然松开，否则属异常。6个月做"蒙面试验"，正常小儿能将覆盖物从脸上移开，智力低下及肢体瘫痪小儿不能完成该动作。

（4）反射检查　包括先天性的反射、终身存在的反射、病理反射等（具体内容同上述神经反射特点）。

第二节　化脓性脑膜炎

化脓性脑膜炎（purulent meningitis），简称化脑，是由各种化脓性细菌感染引起的脑膜炎症，又称细菌性脑膜炎（bacterial meningitis）。是小儿时期，尤其是婴幼儿时期常见的一种神经系统急性感染性疾病。临床上以发热、头痛、呕吐、惊厥、昏迷、脑膜刺激征阳性和脑脊液呈化脓性改变为其特点。本病病死率较高，神经系统后遗症较多。由脑膜炎双球菌引起的，因其有流行病学方面的特征，传染性强，故称为流行性脑脊髓膜炎，在传染病护理学中讲述。

【病因及发病机制】

病原菌以肺炎链球菌和流感嗜血杆菌最多见，其次为大肠杆菌，金黄色葡萄球菌等。其致病原因与年龄、季节、地区、机体免疫功能、头颅外伤以及是否有先天性的神经或皮肤缺陷有关。其中以年龄为最主要的因素。新生儿以大肠杆菌、B组溶血性链球菌、金黄色葡萄球菌感染为主；婴幼儿以肺炎链球菌、流感嗜血杆菌为主；12岁以上以肺炎链球菌为主。肺炎链球菌脑膜炎好发于晚冬及早春，流感嗜血杆菌性脑膜炎好发于晚秋及早冬。

多数病例致病菌由体内感染灶（如上呼吸道、消化道、皮肤黏膜或新生儿脐部）经菌血症或败血症过程侵入脑膜。一般经过四个过程：①上呼吸道或皮肤等处化脓性细菌感染；②致病菌由局部感染灶入血（引起菌血症或败血症）；③致病菌经血循环侵及脑膜；④致病菌繁殖引起脑膜和脑组织炎症性病变。其中以上呼吸道感染最常见，多数患儿局部感染的症状轻微甚至缺如。化脑的确切发病机制尚未完全明了。少数化脓性脑膜炎可因患中耳炎、乳突炎、鼻窦炎、脑脊膜膨出或头颅骨折时，细菌直接蔓延到脑膜所致。

主要病变为蛛网膜、软脑膜和表层脑组织在细菌毒素及多种炎症相关因子作用下形成的炎症，表现为脑膜表面血管极度充血，大量的脓性渗出物覆盖在大脑顶部，逐渐蔓延到颅底及脊髓，并可发生脑室膜炎，导致硬脑膜下积液和（或）积脓、脑积水。炎症还可损害脑实质、颅神经、运动神经和感觉神经而产生相应的临床神经系统体征。

【临床表现】

各种化脓性细菌所致的脑膜炎，其临床表现大致相仿。不同年龄临床表现有较大差异：年长儿较典型；2岁以下婴幼儿因前囟未闭，颅缝可有裂开，颅内压增高时有缓冲余地，故临床表现不典型；新生儿除上述因素外，且因机体反应性较差，神经系统的功能不健全，临床表现极不典型。

于发病前数日常有上呼吸道炎症或胃肠道感染等病史,主要表现为感染中毒及急性脑功能障碍症状、颅内压增高征和脑膜刺激征。

一般起病较急,高热、头痛、呕吐、精神委靡、烦躁不安和嗜睡等,病情加重时可出现惊厥和昏迷。神经系统表现有脑膜刺激征(颈项强直、克匿格征、布鲁津斯基征)阳性、颅内压增高征(持续剧烈的头痛、喷射性呕吐、前囟门饱满,重者发生脑疝,出现双瞳孔不等大、对光反应迟钝、呼吸衰竭)、部分患儿出现Ⅱ、Ⅲ、Ⅵ、Ⅶ对脑神经受损。

3个月以下的小婴儿及新生儿化脑多起病隐匿,缺乏典型的症状和体征。可无发热甚至体温不升;惊厥不典型,仅见面部、肢体局灶或多灶性抽动,局部或全身性肌阵挛,以及各种不显性发作;脑膜刺激征很少出现,颅内压增高征不典型,仅见前囟紧张。常表现出少动、拒乳、呕吐、黄疸、肌张力低下、呼吸不规则、易激惹、烦躁不安、嗜睡、双目凝视、脑性尖叫等。

部分患儿在病程中可并发硬脑膜下积液、脑性低钠血症、脑室管膜炎、脑积水、癫痫等。

【实验室检查】

(1) 血常规　周围血白细胞数增高,分类中性粒细胞升高为主。严重感染者,白细胞总数反而减少。

(2) 血培养　病程早期血培养可帮助确定病原菌。

(3) 脑脊液检查　脑脊液压力增高、外观混浊或脓性、白细胞数多达 $1\,000\times10^6$/L 以上,分类以中性粒细胞为主,糖降低,蛋白质增多。脑脊液常规涂片检查和培养可进一步明确病因(表 12-1)。还可采用对流免疫电泳法、乳胶颗粒凝集法对脑脊液进行病原学检测。

表 12-1　　　　各种情况的脑脊液改变

情　况	压力 (kPa)	外观	潘氏试验	白细胞数 ($\times10^6$/L)	蛋白 (g/L)	糖 (mmol/L)	其　他
正常	0.69~1.96	清	—	0~5	0.2~0.4	2.2~4.4	
化脓性脑膜炎	高	混浊	＋＋~＋＋＋	数百~数万, 多形核为主	1~5	明显减低 (<2.2)	涂片培养可 见细菌
结核性脑膜炎	常升高	毛玻璃样	＋~＋＋＋	数十~数百 淋巴为主	增高	减低	涂片培养可 见结核菌
病毒性脑炎	正常或高	多清	±~＋＋	正常或数百	正常或稍高	正常	病毒抗体 阳性

【治疗要点】

(1) 抗生素治疗　应及早选用对病原菌敏感、易于透过血脑屏障的抗生素。用量要足、疗程要适当,必须静脉注射。在病原菌未明确时,目前主张选用头孢曲松钠(ceftriaxone),每日

100 mg/kg，或头孢噻肟钠(cefotaxime)，每日 200 mg/kg，治疗 10～14 天。病原菌明确后，根据不同的致病菌选用敏感的抗生素(表 12-2)。金黄色葡萄球菌性脑膜炎疗程应达到 3～4 周以上。

表 12-2　　　　　治疗化脓性脑膜炎的抗生素选择

化脓性脑膜炎种类	推荐用抗生素
流感嗜血杆菌性脑膜炎	氨苄青霉素、氯霉素、头孢呋辛钠、头孢曲松钠
肺炎链球菌性脑膜炎	青霉素、头孢噻肟钠、头孢三嗪、氯霉素、万古霉素
脑膜炎双球菌性脑膜炎	青霉素 G
革兰阴性菌脑膜炎	头孢噻肟钠、丁胺卡那霉素
金黄色葡萄球菌性脑膜炎	乙氧萘青霉素、氨基糖苷类、头孢呋辛钠、万古霉素、利福平
新生儿脑膜炎	氨苄西林、氨基糖苷类、头孢呋辛钠、丁胺卡那霉素、头孢曲松钠

(2) 对症和支持治疗　①维持水、电解质平衡；②及时处理高热、控制惊厥和感染性休克；③及时降低颅内压，预防脑疝的形成。

(3) 并发症的治疗　①硬膜下积液多时行穿刺放液，硬膜下积脓时，还需根据病原菌注入相应的抗生素，必要时外科处理；②脑室管膜炎可作侧脑室控制性引流，并注入抗生素；③脑性低钠血症需适当限制液体摄入量，酌情补充钠盐。

【常见护理诊断与评估】

(1) 体温过高　与细菌感染有关。

评估患儿病前有无呼吸道、消化道或皮肤感染史，新生儿应询问生产史、脐带感染史。测量体温、脉搏、呼吸，检查患儿有无发热、头痛等。化脑患儿常有高热、头痛、脉搏和呼吸增快等。

(2) 潜在合并症与并发症　颅内高压症、硬脑膜下积液等。

评估患儿有无呕吐、惊厥、嗜睡及昏迷。注意精神状态、面色、囟门是否隆起或紧张，有无脑膜刺激征等表现。

(3) 营养失调：低于机体需要量　与摄入不足、机体消耗增多有关。

评估患儿有无呕吐、惊厥、嗜睡及昏迷致患儿进食少等情况，评估患儿有无发热等使机体消耗过多的情况。

(4) 有受伤的危险　与抽搐有关。

评估患儿出现惊厥时有无舌咬伤、肢体擦伤、碰伤等危险因素存在。

(5) 恐惧(家长)　与预后不良有关。

评估家长对疾病的了解程度、护理知识的掌握程度,是否有焦虑或恐惧。

【护理目标】

(1) 患儿体温维持在正常范围。

(2) 患儿颅内压能维持正常水平,及时发现并处理硬脑膜下积液等并发症。

(3) 患儿的营养满足机体的需要。

(4) 患儿住院期间没有受伤的情况发生。

(5) 患儿家长能用正确的态度对待疾病,主动配合各项治疗和护理,恐惧感减轻。

【护理措施】

1) 维持正常的体温 保持病室安静、空气新鲜,温、湿度适宜。患儿绝对卧床休息。高热者每 4 小时测体温 1 次,并注意观察热型及伴随症状。体温>38.5℃时,及时给予物理降温或药物降温,以减少大脑耗氧量,防止惊厥,并记录降温效果。鼓励患儿多饮水,必要时静脉补液。大量出汗后应及时更衣等,作好相应的皮肤护理,注意保暖。协助或给予口腔护理,每日 2~3 次。遵医嘱给予抗生素治疗。

2) 病情观察,防治合并症与并发症

(1) 监测生命体征 若患儿出现意识障碍、囟门饱满、瞳孔大小改变、躁动不安、频繁呕吐、肢体强直等惊厥先兆,说明有脑水肿。若患儿呼吸不规则、瞳孔忽大忽小或两侧不等大、对光反应迟钝、血压升高,说明有脑疝及呼吸衰竭。应经常巡视、密切观察、详细记录,以便及早发现并给予急救处理。

(2) 做好并发症的观察 如患儿在治疗中发热不退或退而复升,前囟饱满、颅缝裂开、呕吐不止、频繁惊厥,应考虑有并发症存在,如硬脑膜下积液、脑积水等。可作颅骨透照试验、头颅 CT 扫描检查等,以便及早确诊并及时处理。

(3) 做好抢救药品及器械的准备 准备好氧气、脱水剂、呼吸兴奋剂、吸引器、人工呼吸机、硬脑膜下穿刺包及侧脑室引流包等。

(4) 药物治疗的护理 按遗嘱及时准确给药,如大剂量青霉素(40~80 万 U/kg)每 6 小时静脉给药一次,每日 4 次达到药物浓度高峰,以利于通过血脑屏障。注意各种抗生素的使用要求,如青霉素应在稀释后 1 小时内输完,防止破坏过多,影响疗效;高浓度的青霉素须避免渗出血管外,防止组织坏死。了解所用药物的不良反应,并注意观察,尤其注意观察氯霉素的骨髓抑制作用,定期作血象检查;新生儿尤其早产儿,不用氯霉素,因其肝脏解毒功能差,易出现灰婴综合征。注意静脉用药的配伍禁忌;静脉输液时速度不宜太快,以免加重脑水肿;保护好静脉血管,保证静脉输液通畅;记录 24 小时出入量等。

3) 保证营养供应 根据患儿需要制定合理的饮食计划,给予高热量、高蛋白、高维生素、清淡、易消化的流质或半流质饮食。少量多餐,每日 4～6 次,以减轻胃的饱胀感,并防止呕吐发生。注意食物的调配,鼓励家长带患儿喜欢的食物,以增加患儿的食欲。频繁呕吐不能进食者,应注意观察呕吐情况,并静脉输液,维持水、电解质平衡。

4)**防止外伤**　惊厥时患儿的护理参照本章第四节"小儿惊厥"。呕吐后帮助患儿漱口,保持口腔清洁,及时清除呕吐物,减少不良刺激。做好皮肤护理,及时清除大小便,保持臀部干燥,适当使用气垫等,预防压疮的发生。注意患儿安全,躁动不安时防止坠床等。

5)**心理护理**　向患儿及家长介绍本病虽然很重,但大部分仍能痊愈,使其树立战胜疾病的信心。多给予安慰、关心和爱护,减轻焦虑感。

【健康教育】

必须加强卫生知识的大力宣传,积极锻炼身体,预防上呼吸道感染,接种各种疫苗,增强机体的免疫力,减少化脓性脑膜炎的发生。对患儿及家长根据其接受程度,介绍病情、用药原则、护理方法,使其主动配合,及时解除患儿不适。对恢复期和有神经系统后遗症的患儿,应进行功能训练,指导家长根据不同情况给予相应护理,促使病情尽可能康复。

第三节　病毒性脑炎

病毒性脑炎(viral encephalitis)是指由各种病毒感染所致的中枢神经系统急性感染性疾病。由于病原体的致病性和人体反应过程的差异,可以形成不同的临床类型。若病变主要累及脑膜,临床表现为病毒性脑膜炎;主要累及大脑实质时,以病毒性脑炎为临床特征;当炎症同时累及脑膜和脑实质时,则称为病毒性脑膜脑炎。本病多呈自限性,病情轻重不等,轻者可自行缓解,重者可遗留后遗症,甚至死亡。

【病因和发病机制】

在临床上仅有约 1/4～1/3 的病例可以查出确切的致病病毒,其中 80% 以上的病毒性脑炎患儿是由肠道病毒(如柯萨奇病毒、埃可病毒)引起的,其次是虫媒病毒(如乙型脑炎病毒)、腺病毒、腮腺炎病毒、单纯疱疹病毒等。虽然目前多数患者不能明确病原体,但根据其临床和实验室检查资料,均能支持其颅内急性病毒感染的诊断。

病毒经肠道(如柯萨奇病毒、埃可病毒等)、呼吸道(如腺病毒、出疹性病毒等)或昆虫叮咬(如乙型脑炎病毒)侵入人体,多先在淋巴系统内繁殖,然后经血循环(虫媒病毒直接进入血液)到达颅外某些脏器,使患者出现发热等全身症状。病毒在定居脏器内大量生长繁殖并进一步播散,经血脑屏障入侵脑和脑膜,引起中枢神经系统的感染。此外,病毒亦可经嗅神经或其他周围神经到达中枢神经系统。中枢神经系统的病变可能是病毒直接破坏、损伤脑组织的结果,也可能是患儿对病毒抗原发生了强烈的免疫反应,导致神经脱髓鞘病变、血管及血管周围脑组织的损伤所致。

【临床表现】

临床表现随病毒类型、神经系统受累的部位及患儿免疫功能状态的不同,轻重差异很大。一般来说,病毒性脑炎的临床经过较脑膜炎严重。肠道病毒引起的脑炎病情轻,不遗留后遗症;而流行性乙型脑炎病毒等引起者病情凶险,病死率高,且易出现后遗症。即使是同一病毒引起的脑炎,临床表现也有差异。

患儿呈急性或亚急性起病,病初表现为急性全身感染症状,如发热、头痛、食欲不振、乏力、恶心、呕吐、腹泻等。随着病情的进展,患儿可出现高热、反复惊厥发作,不同程度的意识障碍和颅内压增高的症状。惊厥多呈全身性,严重时呈惊厥持续状态。患儿的意识障碍可有嗜睡、昏睡、浅昏迷、深昏迷、去皮质状态等不同程度。颅内高压表现为头痛、呕吐等,若患儿出现呼吸不规则或双侧瞳孔不等大时,应考虑脑疝形成,严重者甚至可致呼吸、循环衰竭死亡。

由于病变累及的部位不同,患儿可出现不同的局限性神经系统体征,如单瘫、偏瘫、多发性神经根炎、颅神经受损、小脑共济失调、不自主动作等。还可以表现为精神情绪异常,如躁狂、幻觉、定向力、计算力、记忆力障碍等,此类表现多由单纯疱疹病毒等引起。

【实验室检查】

(1)脑脊液检查 压力正常或增高,外观清亮,白细胞数正常或轻度增高,早期以中性粒细胞为主,以后以淋巴细胞为主,蛋白质正常或轻度增高,糖含量正常,涂片和培养无细菌,病毒抗体阳性。

(2)病毒学检查 部分患儿脑脊液病毒培养及特异性抗体检测阳性。恢复期血清特异性抗体滴度高于急性期4倍以上有诊断价值,但部分患儿无法肯定致病病毒。

(3)脑电图检查 病毒性脑炎多为大脑两半球的浅层病变,以弥漫性或局限性异常慢波背景活动为特征,少数伴有棘波、棘-慢综合波。脑电图改变只能提示脑部有病变,不能证实病毒感染性质。部分患儿脑电图也可正常。

【治疗要点】

本病目前无特效治疗,但由于该疾病是一种自限性疾病,急性期正确的对症和支持治疗是患儿病情顺利恢复,降低死亡率、减少致残率的重要措施。

(1)一般治疗 维持水、电解质平衡,合理营养供给,输注营养脑细胞药物,促进脑功能恢复。

(2)对症及支持治疗 发热者药物或物理降温,有明显颅内压增高者用甘露醇等脱水剂降颅压,惊厥者及时控制惊厥发作等。

(3)抗病毒治疗 目前尚无特效的抗病毒制剂,三氮唑核苷,阿糖腺苷、无环鸟苷等抗病毒药物有一定作用。其他如丙种球蛋白、转移因子,干扰素可以提高机体对病毒的抵抗能力,也可应用。

【常见护理诊断与评估】

(1)体温过高　与病毒感染有关。

评估患儿病前有无呼吸道、消化道感染史,接触动物、被昆虫叮咬史,有无预防接种史。监测生命体征,检查患儿有无发热、头痛、呕吐、惊厥等症状、体征。

(2)躯体移动障碍　与病毒感染脑组织,病变累及运动神经有关。

评估患儿有无单瘫、偏瘫、多发性神经根炎、小脑共济失调、不自主动作等症状、体征。

(3)营养失调:低于机体需要量　与摄入不足、机体消耗增多有关。

评估患儿有无呕吐、惊厥、嗜睡及昏迷致患儿无法正常进食等情况,评估患儿有无发热等使机体消耗过多的表现。

(4)潜在合并症　颅内高压症。

评估患儿有无头痛、呕吐、惊厥、嗜睡及昏迷。注意精神状态、囟门是否隆起或紧张,有无脑膜刺激征等。

(5)有受伤的危险　与抽搐有关。

评估患儿出现惊厥时有无舌咬伤、肢体擦伤、碰伤等危险因素存在。

【护理目标】

(1)患儿体温维持在正常范围。

(2)患儿肢体肌力逐渐增强,运动功能逐渐恢复正常。

(3)患儿的营养满足机体的需要。

(4)患儿颅内压能维持正常水平。

(5)患儿住院期间没有受伤的情况发生。

【护理措施】

1)维持正常体温　监测体温,观察热型及伴随症状;体温超过 38.5℃时,及时给予物理降温或药物降温;鼓励患儿多饮水,出汗后应及时更衣等;遵医嘱给予抗病毒治疗。

2)瘫痪的护理　协助患儿进食、大小便、洗漱等,帮助患儿翻身,被动或主动活动瘫痪肢体,骨骼突出处垫气垫预防压疮,保持瘫痪肢体处于功能位等。

3)保证营养供应　根据患儿需要制订合理的饮食计划,对昏迷和吞咽困难的患儿应尽早给予鼻饲或静脉营养,并做好口腔护理。

4)病情观察、防治合并症

(1)密切观察生命体征　若患儿出现意识障碍、囟门饱满、瞳孔大小改变等颅内压增高表现时,应及时报告医生,并给予急救处理。

（2）抢救药品及器械准备　准备好脱水剂、呼吸兴奋剂、吸引器、人工呼吸机等。

（3）昏迷的护理　保持昏迷患儿侧卧位,定时翻身及按摩皮肤,以促进血液循环,防止出现压疮。轻拍患儿背部,促使其排出痰液,减少坠积性肺炎的发生。

（4）药物治疗护理　按医嘱及时准确给药,注意静脉用药的配伍禁忌;静脉输液时速度不宜太快,以免加重脑水肿;保护好静脉血管,保证静脉输液通畅;记录 24 小时出入量等。

5）防止外伤　惊厥患儿的护理参见本章第五节"小儿惊厥"。

【健康教育】

向患儿及家长介绍病情,指导家长根据不同情况给予相应护理,对恢复期和有神经系统后遗症的患儿,做好瘫痪肢体的功能训练和智力训练,促使病情尽可能地康复。

第四节　脑性瘫痪

脑性瘫痪(cerebral palsy)是指出生前到出生后 1 个月内因各种原因所致的非进行性脑损伤,简称脑瘫。临床主要表现为中枢性运动障碍和姿势异常,严重病例还可伴有智力低下、惊厥、视觉及听觉功能、语言功能障碍等。

【病因】

脑性瘫痪可由多种原因引起,致病因素一般分三类:①出生前因素:如胎儿期的感染、缺血、缺氧和发育畸形,母亲妊娠高血压综合征、糖尿病、腹部外伤和接触放射线等。这些因素均可造成胚胎早期发育异常。②出生时因素:羊水或胎粪吸入、脐带绕颈所致的窒息,难产、产钳所致的产伤等,这些因素可致缺氧及新生儿颅内出血。早产婴儿发病率更高,与其血管脆弱易受损害及并发的代谢障碍有关。③出生后因素:核黄疸、严重感染及外伤等。不少病例病因不明。人们还发现,近年来产科和新生儿医学有了极大发展,但脑瘫的发病率未见下降。为此,国内外专家对脑瘫的病因作了更深入的探讨,一直认为胚胎早期阶段的发育异常,很可能就是导致婴儿早产、易出现围生期缺血缺氧等的重要原因。这种胚胎早期的发育异常可能来自受孕前后孕妇体内外环境的影响等。遗传因素在脑性瘫痪发生中的作用逐渐被人们所认识。

【临床表现】

1. 基本表现　以出生后非进行性中枢性运动障碍为特征。

（1）运动发育落后和瘫痪肢体的主动运动减少　表现为患儿不能完成同龄正常小儿应有的运动发育进程,如抬头、翻身、坐立和行走等粗大运动发育落后,手指的精细动作发育更差。自主运动困难;运动僵硬、不协调,不对称。

（2）肌张力异常　表现为肌张力增高、低下或高低变化不定。

（3）姿态异常　如头和四肢不能保持在中线位上，呈现弓状反张或四肢痉挛。足尖着地行走，双下肢呈剪刀状交叉等。

（4）反射异常　原始反射（先天性反射）消失延迟。部分患儿膝腱反射亢进，可有踝阵挛，巴宾斯基征阳性。

2. 临床类型

（1）痉挛型　最常见，占全部病例的 50%～60%。上肢屈肌张力增高，下肢伸肌、内收肌张力增高。婴儿期即出现症状，表现为上肢肘、腕关节屈曲，拇指内收，手呈握拳状。抱起时下肢内收，两腿交叉呈剪刀腿；足跟悬空，足尖着地呈尖足。其表现因受累部位不同，又可分为双侧瘫、四肢瘫、截瘫、单瘫等。

（2）手足徐动型　患儿在安静时常出现缓慢的、不协调、无目的、无规律、不能自控的动作，可呈震颤、舞蹈样动作，面部表情怪异，入睡后消失。

（3）肌张力低下型　因肌张力显著降低而呈软瘫状，自主动作少。仰卧时，四肢外展如同仰翻的青蛙。婴幼儿期多见，常在 2～3 岁后转为其他类型。

（4）强直型　少见。表现为全身肌张力显著增高，身体异常僵硬。此型常有严重的智力低下。

（5）共济失调型　少见。主要表现为协调性差、步态蹒跚，上肢常有意向性震颤等。

（6）混合型　同时兼有以上两种类型的症状，以手足徐动型与痉挛型并存多见。

3. 伴随症状和疾病　脑性瘫痪患儿约有 2/3 合并智能落后，约半数伴视力、听力、语言功能障碍，其他如癫痫发作、容易激惹、小头畸形、行为障碍、学习困难等。

【治疗要点】

主要的目的是促进各系统功能恢复和纠正异常姿势，减轻其伤残程度。主要原则为：早期发现，尽早治疗，促进正常运动发育；采用多样化的综合治疗手段；医师指导和家庭训练相结合。

（1）康复治疗　多采用针灸及按摩疗法、体育锻炼和理疗、语言训练等。

（2）药物治疗　可用脑活素等。癫痫发作时可根据癫痫类型用抗癫痫药物治疗。

（3）手术治疗　主要用于痉挛型，严重肢体痉挛的患儿可考虑作支配该侧的马尾神经切断手术。另外，可用整形外科手术及脑外科手术解除肌紧张，减轻肢体畸形。

【常见护理诊断与评估】

（1）成长发展改变　与脑损伤有关。

评估患儿有无躯体运动障碍及其程度、类型；有无智能落后及其程度，是否伴有视力、听力、语言功能障碍及其程度。

（2）躯体移动障碍 与脑损伤有关。

评估患儿有无肌张力异常及类型，婴儿期有无上肢肘、腕关节屈曲，拇指内收，手呈握拳状，抱起时下肢内收，两腿交叉呈剪刀腿等表现；患儿有无弓状反张、运动僵硬、不协调、不对称等表现。

（3）有废用综合征的危险 与肢体痉挛性瘫痪有关。

评估患儿有无双侧瘫、四肢瘫、截瘫、单瘫等表现。

（4）有受伤的危险 与运动功能障碍有关。

评估患儿有无运动僵硬、不协调、不对称，足尖着地行走，呈剪刀步态等表现；有无不能自控的震颤、舞蹈样动作等表现。

（5）知识缺乏 与智力障碍有关（家长缺乏护理该病患儿的知识）。

评估患儿有无智能落后，是否伴有语言功能障碍、学习困难等。评估家长对本病的了解程度，评估家长是否掌握日常生活护理及功能训练的方法等。

【护理措施】

（1）促进成长 脑瘫患儿往往存在多方面能力缺陷，需指导家长正确护理患儿，注意培养患儿生活自理的能力。指导家长根据患儿年龄进行日常生活动作的训练，如教会患儿在排便前能向大人示意，学会使用手纸、自己穿脱衣裤等；应按正常小儿的语言发育规律进行语言训练，多给患儿丰富的语言刺激，鼓励患儿发音，矫正发音异常，并持之以恒；按正常小儿运动功能发育的规律，多做动作训练，配合推拿、按摩、针刺及理疗等；鼓励患儿与正常儿童一起参加集体活动，多表扬患儿的进步，调动其积极性，防止发生孤独、自卑心理，促进各个方面的健康成长。

（2）重视早期功能训练 脑瘫患儿大脑病损是非进行性的，但所造成的神经功能障碍并非永远固定不变的。临床证实脑瘫患儿如不早期进行功能锻炼，异常姿势和运动模式会固定下来。早期开始训练，轻至中度脑瘫可康复达基本正常，重度也可避免肌肉肌腱挛缩，最大限度地减少、减轻残疾的发生，获得最佳效果。故患儿一经确诊，应立即开始进行功能锻炼。对瘫痪的肢体应保持功能位，并进行被动或主动运动，促进肌肉、关节活动和改善肌力、肌张力。还可配合推拿、按摩、针刺及理疗等，以纠正异常姿势。严重畸形者5岁后可考虑手术矫正。

（3）防止受伤 喂食时保持患儿头处于中线位，避免头后仰导致异物吸入。在患儿牙齿紧咬时切勿用匙硬行喂食，以防损伤牙齿。不要强行按压患侧肢体，以免引起骨折。锻炼活动时注意周围环境，移开阻挡物体并加以保护，避免行动不稳而跌倒受伤。

（4）注意语言的训练及家长的指导 语言是思维的反映，语言的训练要抓紧0～6岁年龄阶段。告诉家长本病不是"不治之症",使其树立信心,掌握日常护理和训练的方法,并和家长共同制定训练计划,评估训练效果。

【健康教育】

该病发病率较高,对家庭和社会负面影响较大,必须及早加以预防,减少该病的发生。健康教育可从以下三方面进行:

(1) 做好孕期及产时保健　在妊娠早期预防感染(如风疹、弓形虫等);避免早产,因为体重过低是脑性瘫痪的一个重要因素;避免难产和产伤,预防胎儿受损。

(2) 做好新生儿期的预防　预防新生儿胆红素脑病及颅内出血等疾病的发生。

(3) 做好脑性瘫痪儿的特殊教育　脑瘫患儿存在不同程度的生活困难,且常影响到他们的情绪和精神发育。为此,对他们应进行一些特殊的教育和职业训练,培养其克服困难的信心。

第五节　小儿惊厥

惊厥(convulsion)俗称惊风、抽风,是小儿时期常见的急症,各年龄小儿均可发生,表现为突然发作的全身或局部骨骼肌群不自主的收缩,常伴有意识障碍。小儿发生率高,约为成人的 10～15 倍,尤以婴幼儿多见。这种神经系统功能的暂时紊乱,主要是由于小儿大脑皮层细胞分化不完全,神经髓鞘发育未完善,兴奋性冲动易于泛化,导致神经细胞突然大量异常反复放电所致。

【病因】

1. 感染性疾病

(1) 颅内感染　细菌、病毒等各种病原体引起的脑膜炎和脑炎。

(2) 颅外感染　热性惊厥,败血症、肺炎、细菌性痢疾引起的中毒性脑病,或其他如破伤风等,其中高热是小儿惊厥最常见的原因。

2. 非感染性疾病

1) **颅内疾病**　①癫痫;②颅内占位病变如肿瘤、囊肿、血肿等;③颅脑损伤如产伤、外伤等;④先天发育异常如脑血管畸形等;⑤脑疾患后遗症如新生儿窒息、新生儿颅内出血、胆红素脑病等。

2) **颅外疾病**

(1) 中毒　①药物中毒:中枢兴奋剂、氨茶碱、阿托品、异烟肼等;②植物中毒:曼陀罗、毒蕈、白果等;③农药中毒:有机磷中毒;④其他:一氧化碳中毒、食物中毒等。

(2) 代谢紊乱　低血钙、低血镁、低血糖、维生素 B_6 缺乏等。

(3) 肾源性　尿毒症、多种肾性高血压。

（4）遗传代谢性疾病 苯丙酮尿症等。

（5）其他 窒息、溺水、瑞氏综合征等。

【临床表现】

1. 惊厥 发作前可有先兆，但多数突然发作，表现为面部和四肢肌群强直性或阵挛性抽动，双眼凝视、斜视或上翻，头后仰，口吐白沫，牙关紧闭，常伴有意识丧失。部分患儿可有喉痉挛，大小便失禁等，发作大多在数秒钟或几分钟内自行停止，严重者可持续数十分钟或反复发作，抽搐停止后多入睡。新生儿惊厥常不典型，如表现为面部、肢体局灶性或多灶性抽动，局部或全身性肌痉挛，或呼吸暂停、青紫、两眼凝视、反复眨眼等不显性发作。

热性惊厥是婴幼儿惊厥最常见的一种，多由急性病毒性上呼吸道感染引起。其特点为：①主要发生在 6 个月至 3 岁之间的小儿，大多数 5 岁以后不再发作；②惊厥大多在疾病的早期，体温骤升至 38.5℃～40℃ 或更高时，突然发生；③惊厥发作时间短暂，在一次发热性疾病中，很少连续发作多次，发作后意识恢复快，没有神经系统异常体征；④已排除了上述其他各种小儿惊厥的病因（尤其颅内病变）；⑤热退后 1 周作脑电图正常。

2. 惊厥持续状态 惊厥发作持续 30 分钟以上，或两次发作间歇期意识不能恢复者称惊厥持续状态。为惊厥的危重型，可引起高热、缺氧性脑损害、脑水肿，甚至死亡。

【实验室及其他检查】

根据需要作有关的实验室检查，如血、尿、粪常规，血糖、血钙、血尿素氮、脑脊液等。必要时作脑电图、头颅 CT 及 MRI 等。

【治疗要点】

1. 立即控制惊厥

（1）止惊药物 ①地西泮为首选药物，静脉注射生效快，但作用短暂，必要时 15 分钟后重复；②苯巴比妥，新生儿惊厥时首选（新生儿破伤风仍应首选地西泮），止惊效果好，起效慢，作用持续时间长，不良反应少；③10％水合氯醛，每次 0.5 ml/kg，1 次最大剂量不超过 10 ml，加等量生理盐水保留灌肠。

（2）针刺法 针刺人中、合谷、百会、涌泉、十宣、内关等，此法适用于药物暂时缺如时。

2. 对症治疗 高热者宜物理降温或药物降温，脑水肿时可静脉注射甘露醇等。

3. 病因治疗 尽快找出病因，采用相应治疗，如抗病毒药物、抗生素抗感染等。

【常见护理诊断与评估】

（1）有窒息的危险 与惊厥发作、意识障碍、咳嗽反射和呕吐反射减弱导致误吸有关。

评估患儿惊厥发作时是否伴有口吐白沫、意识丧失；评估患儿有无喉痉挛等表现。

（2）有受伤危险 与抽搐有关。

评估患儿抽搐时是否伴有意识丧失,评估患儿有无碰伤、擦伤、坠床、舌咬伤的危险因素存在。

(3)体温过高　与感染或惊厥持续状态有关。

评估患儿有无体温升高、上呼吸道感染等表现;评估患儿有无出现惊厥持续状态。

(4)潜在并发症　颅内高压症。

评估患儿有无体温、脉搏、呼吸、血压、瞳孔、神志的改变,评估患儿有无头痛、呕吐、前囟饱满紧张等表现。

【护理目标】

(1)患儿不发生窒息。

(2)患儿没有受伤情况发生。

(3)患儿体温维持在正常范围。

(4)患儿不出现颅内高压症状。

【护理措施】

1)**防止窒息**

(1)保持安静,避免一切不必要的刺激。

(2)惊厥发作时,应立即就地抢救,让患儿去枕仰卧,头偏向一侧并向后仰,松解衣领,及时清除口鼻腔分泌物和呕吐物,将舌轻轻向外牵拉,防止舌后坠阻塞呼吸道,保持呼吸道通畅。备好急救用品,如开口器、吸痰器、气管插管用具等。

(3)按医嘱应用止惊药物如地西泮、苯巴比妥、水合氯醛等以解除肌肉痉挛,观察患儿用药后的反应并及时记录。

2)**防止外伤**　对可能发生皮肤损伤的患儿应将纱布放在患儿的手中、腋下或骨骼隆突与地面摩擦处,防止摩擦受损。已出牙的患儿在上下齿之间放置牙垫,防止舌咬伤。牙关紧闭时,不要强行撬开,避免损伤牙齿及牙龈。拉好床档,防止坠地摔伤;应在栏杆处放置棉垫,防止患儿抽搐时碰到栏杆上,及时移开可能伤害患儿的一切物品。切勿用力强行牵拉或按压患儿肢体,以免骨折或脱臼。

3)**降温**　密切观察体温变化,高热时及时采取正确、合理的降温措施,如药物降温、头部冷敷、冷盐水灌肠等。多饮水,避免虚脱;及时更换汗湿的衣服,保持口腔及皮肤清洁等。

4)**防止颅内压升高**

(1)吸氧:严重者应及时吸氧,减轻脑损伤。

(2)密切观察病情变化:应经常巡视,注意患儿体温、脉搏、呼吸、血压、瞳孔及神志的改变。发现异常,及时通知医生,以便采取紧急抢救措施。

(3)若惊厥持续时间长时,发现患儿收缩压升高、脉率减慢、呼吸节律慢而不规则、双侧瞳孔扩大,则提示颅内压增高,如不及时处理可发生脑疝,应及时报告医生,采用降低颅内压措施,如使用脱水剂20％甘露醇、利尿剂等。

【健康教育】

根据患儿及家长的接受能力选择适当的方式向他们讲解惊厥的有关知识,如惊厥的病因和诱因、预防惊厥的措施等。如热性惊厥的患儿日后可能还会发生,指导家长在患儿发热时及时控制体温的方法,如何进行物理降温,及时使用安乃近滴鼻等。掌握止惊的紧急措施,如发作时要就地抢救,保持安静,针刺(或指压)人中穴,不能摇晃或抱着患儿往医院跑,以免加重惊厥或造成机体损伤。发作缓解时迅速将患儿送往医院查明原因,防止再发作等。

第六节　注意力缺陷多动症

注意力缺陷多动症(attention-deficit hyperactivity disorder,ADHD),又称儿童多动综合征(hyperkinetic syndrome)简称多动症,或多动性障碍。是指智力正常或基本正常的小儿,表现出与年龄不相称的活动过多、注意力不集中、情绪不稳定等症状,并以此为主要特征的一种临床综合征。可有不同程度的学习困难,运动功能不协调及心理异常。

【病因及发病机制】

本病与多种因素有关。遗传因素在本病发生中有相当大的作用,家系调查发现,患儿父母在童年期有多动史者较多,其同胞兄弟姐妹的患病率高于一般人群3倍,同卵双生者患病率高于异卵双生,这些均表明多动症与遗传因素有关,可能是一种多基因遗传代谢性疾病。此外还与妊娠及分娩期轻微的脑损伤、精神发育损害或延迟、神经递质及有关酶的改变、中枢神经系统病毒感染、营养不良及不良的社会与家庭环境、其他心理障碍等有关。

【临床表现】

本症主要表现为注意力缺陷和活动过度两大方面,两者多同时存在。

1. 注意力缺陷　是本症必备表现之一,患儿注意力能集中的时间很短,易随环境转移,各方面的刺激均能引起反应,如窗外鸟叫他们就盯视窗外,同学咳嗽声响他们就会把头转过去。在游戏和学习时往往心不在焉,听课不能专心,常把作业记错或漏掉。做事有始无终,对任何活动均不能持久。因此,患儿不能参加对正常儿童有兴趣的活动,但对他自己有兴趣的活动则可持续相当一段时间。

2. 活动过度　患儿从小表现兴奋多动,在婴儿期表现为不安静,易激惹、睡眠不安;幼儿期及学龄前期不能静坐,好跑动、爬高爬低,任意破坏东西;学龄期上课时小动作不停,摇椅转身,离位走动,叫喊讲话,扰乱课堂秩序,常翻箱倒柜,干扰别人的活动、引人厌烦。

3. 其他表现 患儿任性冲动、情绪不稳、缺乏克制力,对愉快或不满的事情常引起过分的兴奋和愤怒,伴有学习困难;神经发育障碍或延迟(如精细协调动作笨拙、语言发育延迟、智力偏低)等。

按照美国 DSM－IV(1991 年)标准,ADHD 的临床表现可分为注意力和多动两项,ADHD 的诊断必须至少具备这 2 项中的各 4 种表现,或某 1 项中的 8 种表现(表 12－3)。

多动具有发育特点,学龄前及学龄儿童较显著,随小儿年龄增长而逐渐好转,青春期后多无症状,但注意力不集中可持续存在。对于 7 岁以前起病的患儿,根据父母、老师对其行为的评估,病程持续超过半年者可考虑本病,但应与某些器质性(如脑炎、风湿性脑病)或功能性精神疾病(如精神分裂症或躁狂状态)等鉴别。

表 12－3　　　　　　　　　　ADHD诊断依据

注 意 力 项	多 动 项
易受外来影响而激动	在教室常常离开座位
无监督时难以有始有终地完成任务	常未加思考即开始行动
难以持久性集中注意力(作业、游戏)	集体活动中常不按次序
听不进别人在说什么	常在问题尚未说完时即抢答
经常丢失生活和学习用品	难于安静地玩耍
在学校课堂注意力分散、成绩不佳	作出过分的行动如爬高、乱跑
不能组织达到一定目的的活动	参与危险活动
一事未完又做另一事	坐立不安,动手动脚,常干扰别人,说话过多

【治疗要点】

除心理治疗和教育外,对本症惟一有效的药物为神经兴奋剂,如哌醋甲酯(利他林)、苯丙胺、匹莫林等。用药从小剂量开始,白天早餐后顿服,节假日停药。6 岁以下及青春期以后原则上不用药。

【常见护理诊断与评估】

(1)思维过程改变 与神经发育延迟或损伤、遗传等因素有关。

评估患儿有无做事有始无终、对任何活动均不能持久等表现;评估患儿有无上课时小动作不停,摇椅转身,离位走动,叫喊讲话,扰乱课堂秩序等表现;评估患儿有无经常翻箱倒柜,干扰别人的表现。

(2)焦虑(家长) 与学习成绩不良等有关。

评估患儿家长有无打骂、责备患儿的表现;评估家长有无见到患儿的表现就感到厌烦的行为出现。

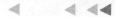

【护理措施】

（1）指导用药 6 岁以前最好以教育为主，尽量不用药。对需要用药物治疗的患儿，指导家长用药的方法、疗效及不良反应的观察。抗精神病药、安眠药对本症无效，有时还会使症状恶化，不宜应用。可选用对本症唯一有效的药物神经兴奋剂，如哌醋甲酯（利他林）、苯丙胺、匹莫林等。但此类药物仅能改善患儿注意力，对多动、冲动等症状无太大作用。长期应用可引起淡漠、社会退缩、刻板动作、食欲减退、影响发育等不良反应，用药中应给予注意，严格按医嘱，避免滥用。一般下午、晚上不用药，以免影响睡眠。

（2）心理护理 需家长、教师、医务人员密切地配合进行。针对患儿临床表现特点，在同情和爱护的基础上，尽可能寻找、去除致病诱因。对患儿的攻击和破坏行为不能袒护，要严加制止，但要注意方式方法，减少对患儿的不良刺激（打骂、责备、歧视等），发现优点予以表扬，以提高自尊心。鼓励患儿积极参加文娱、体育活动，如柔道、打球、走平衡、跑步等，可培养其注意力，提高自我控制意识，并使其过多的精力得以释放。为患儿制订简单可行的规矩，培养一心不二用的习惯，如吃饭时不看书，做作业时不玩玩具等。让患儿将对人对事的不满和意见讲出来，然后和家长一起分析，对者加以肯定，错者加以纠正，使患儿心情舒畅，能和大人融洽相处并相互合作，逐渐提高其社会适应能力。加强家庭与学校的联系，共同教育，持之以恒。

【健康教育】

为父母和教师提供医疗咨询、讲课等，使其了解本病治疗应以教育和训练为主，应本着关心、耐心、爱护的原则进行治疗，不要见到患儿的表现就感到厌烦、蔑视，不要对其进行责骂和体罚。教给他们如何与患儿和睦相处，如何提出目标靶行为，如何建立奖赏制度，正性强化已经建立的好行为，有意忽视其不良行为等。

（关雪茹）

思考题

1. 列出化脓性脑膜炎的护理诊断与护理措施。

2. 注意力缺陷多动症的患儿应如何对其进行心理护理？

3. 解释化脓性脑膜炎的概念。

4. 化脓性脑膜炎患儿主要的临床表现有哪些？

5. 化脓性脑膜炎时的脑脊液有何改变？

6. 小儿惊厥发作时应如何护理？

7. 脑性瘫痪患儿的日常生活护理应注意哪些方面？

第十三章 遗传代谢性疾病患儿的护理

第一节 21-三体综合征

21-三体综合征(21 trisomy syndrome),又称先天愚型或 Down 综合征(唐氏综合征),属常染色体畸变,是小儿染色体病中最常见的一种,活婴中发生率约 0.5‰~0.6‰,主要的临床特征为特殊面容、体格和智力发育差,可伴多发畸形。

【病因】

(1)孕母高龄　发病率与孕母的生育年龄有明显关系,可能与孕母卵细胞衰老有关。孕母的年龄在 20 岁时,本病的发病率为 0.05%,35 岁时约为 0.3%,40 岁以上则可高达 2%~5%。

(2)其他因素　孕期发生病毒感染,接受放射线、放射性同位素照射,接触有毒物质(农药),应用化学制剂等均可使染色体发生畸变。

【发病机制】

本病为常染色体畸变引起,第 21 号染色体呈三体型。其发生主要由于亲代生殖细胞在减数分裂时或受精卵在有丝分裂时 21 号染色体发生不分离,致使细胞内存在一条额外的 21 号染色体。根据染色体的异常,可分三种类型。

(1)标准型　约占本病的 95%,染色体总数为 47 条,核型为 47,XY(或 XX),+21。其发生系因亲代(常见母系)的生殖细胞在减数分裂时染色体不分离使患儿体细胞多一条额外的 21 号染色体所致。

(2)易位型　占 2.5%~5%,染色体总数为 46 条,其中一条是易位染色体。常见为 D/G 易位,即 G 组 21 号染色体与 D 组 14 号染色体发生着丝粒融合,核型为 46,XY(或 XX),−14,+t(14q21q);另一种为 G/G 易位,即 G 组中的两条 21 号染色体发生着丝粒融合,形成等臂染色体,核型为 46,XY(或 XX),−21,+t(21q21q)。

(3) 嵌合体型 占 2%～4%,患儿体内有两种以上细胞株(以两种为多见),一株正常,另一株为 21-三体细胞,形成嵌合体,核型为 46,XY(或 XX)/47,XY(或 XX),＋21。其发生是因受精卵在早期分裂过程中 21 号染色体不分离所致。

【临床表现】

(1) 特殊面容 出生时即有明显的特殊面容(图 13-1):眼距宽,眼裂小,眼外眦上斜,内眦赘皮,鼻梁低平,耳小异形,张口伸舌,流涎不止,头小面圆,前囟大且闭合延迟,颈短而宽。

(2) 智能低下 多数患儿有不同程度的智能发育障碍,随年龄增长而逐渐明显。智商低,通常在 25～50 之间,抽象思维能力受损最大,缺乏理解和思维能力。存活至成人期,则常在 30 岁以后即出现老年性痴呆症状。

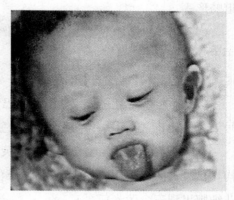

图 13-1 21-三体综合征患儿的面容

(3) 皮纹特征 一侧或双侧通贯手,手掌三叉点 t 移向掌心,atd 角增大,多＞58°(我国正常人为 40°),斗纹少,第 4、5 指桡侧箕形纹多,脚踇趾球胫弓形纹和第 5 趾只有一条趾褶纹等(图 13-2)。

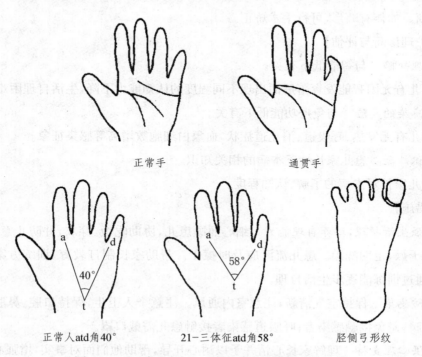

正常手　　　　　　　通贯手

正常人atd角40°　　21-三体征atd角58°　　胫侧弓形纹

图 13-2 正常人和 21-三体综合征患者的掌纹比较

（4）生长发育迟缓　生后体格、动作及性发育均迟缓。身材矮小，四肢短，骨龄落后，坐、立、行延迟，出牙迟缓；四肢肌张力低下，韧带松弛，关节过度弯曲；手指粗短，小指向内弯曲。

（5）多发畸形　约50%的患儿伴有先天性心脏病（常见室间隔缺损、房间隔缺损和动脉导管未闭），其次是消化道的畸形（如十二指肠狭窄、巨结肠、直肠脱垂及肛门闭锁等），脐疝、泌尿道畸形等。

（6）免疫功能低下　易患各种感染性疾病，尤以呼吸道感染多见。白血病的发病率明显高于正常人群。

【实验室及其他检查】

（1）染色体核型分析　外周血淋巴细胞或羊水细胞染色体核型检查可发现本病患儿第21号染色体比正常人多一条，即21号染色体三体，细胞染色体的总数为47条。

（2）分子细胞遗传学检查　通过荧光原位杂交（FISH技术），检测21号染色体数目和结构，可发现异常（采用荧光标记21号染色体探针，与外周血或绒毛、羊水细胞进行原位杂交，患儿细胞出现三个荧光信号）。

【治疗要点】

目前尚无有效治疗方法。应注意加强护理，预防感染及传染病，对轻型患儿可进行长期耐心的教育和训练，提高生活自理能力。可试用维生素 B_6、叶酸、谷氨酸等，以促进小儿的精神活动，改善智商。如伴有畸形，可行手术矫正。

【常见护理诊断与评估】

（1）自理缺陷　与智能低下有关。

评估患儿有无因智能发育落后而出现不同程度的认知能力下降，生活自理困难。

（2）有感染的危险　与免疫功能低下有关。

评估患儿有无发热、呼吸道、消化道症状，血象白细胞数增高等感染征象。

（3）知识缺乏　患儿家长缺乏本病的相关知识。

评估患儿家长对本病的了解、认知程度。

【护理措施】

（1）加强生活护理，培养自理能力　细心照顾患儿，协助吃饭、穿衣，并防止意外事故。保持皮肤清洁干燥，定期洗澡。患儿流涎应及时擦干。帮助家长制订教育、训练方案，并进行示范，使患儿通过训练能逐步生活自理。

（2）预防感染　保持空气清新，注意室内通风。注意个人卫生，保持口腔、鼻腔清洁，勤洗手。注意保暖，避免接触感染者；呼吸道感染者接触患儿需戴口罩。

（3）提供心理支持　理解家长心情并予以耐心开导，帮助他们面对事实，增强心理承受力，

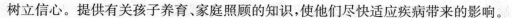

树立信心。提供有关孩子养育、家庭照顾的知识,使他们尽快适应疾病带来的影响。

【健康教育】

(1) 进行婚前检查、遗传咨询,做好生育指导　凡30岁以下的母亲,子代有先天愚型者,或姨表姐妹中有先天愚型者,应及早检查亲代染色体核型。

标准型21-三体综合征的再发风险率为1%,孕母的年龄越大,风险率越高。易位型患儿的双亲应进行核型分析,以便发现平衡易位携带者,如母方为D/G易位,则每一方都有10%的风险率;如父方为D/G易位,则风险率为4%。

(2) 孕期指导　母亲妊娠期间,尤其是妊娠早期应避免接受X线照射,避免滥用药物,预防病毒感染。

(3) 产前诊断　35岁以上妇女,妊娠中期应筛查血清标记物,做绒毛膜细胞染色体检查、羊水细胞染色体检查、脐血染色体检查。

第二节　苯 丙 酮 尿 症

苯丙酮尿症(phenylketonuria, PKU)是由于苯丙氨酸代谢过程中酶缺陷所致的遗传性代谢缺陷疾病,因患儿尿液中排出大量苯丙酮酸等代谢产物而得名,属常染色体隐性遗传。临床主要特征为智力低下,发育迟缓,皮肤毛发颜色变浅。我国发病率约为1/16 500,是目前少数可治疗的遗传代谢病之一。

【病因及发病机制】

根据酶缺陷不同,本病分为典型和非典型两种。①典型的PKU(约占99%)是由于患儿体内的肝细胞缺乏苯丙氨酸羟化酶(PAH),不能将苯丙氨酸转化为酪氨酸,从而导致苯丙氨酸在血、脑脊液、各种组织和尿液中浓度增高,同时产生大量的苯丙酮酸、苯乙酸、苯乳酸等旁路代谢产物并从尿中排出。高浓度的苯丙氨酸及其代谢产物可使脑细胞受损,导致患儿出现神经系统症状。苯乙酸从尿中排出时,尿中出现“鼠尿味”。同时由于酪氨酸生成减少,使黑色素合成不足,患儿皮肤、毛发色素减少,头发黄、皮肤白。②非典型PKU(1%)是由于四氢生物蝶呤(BH_4)的缺乏,使苯丙氨酸不能氧化为酪氨酸,造成多巴胺、5-羟色胺等重要神经递质合成受阻,加重了神经系统功能的损害。

【临床表现】

患儿在新生儿时期发育基本正常,一般生后3～6个月可出现症状,1岁左右症状明显。

(1) 神经系统表现　以智能发育障碍为主,可有行为异常(如兴奋不安,多动、攻击性行为等)、肌痉挛或癫痫发作,少数呈肌张力增高和腱反射亢进。80%有脑电图异常。

BH₄ 缺乏型 PKU 患儿的神经系统症状出现较早且较重,肌张力明显减低,如不及时治疗,常在幼儿期死亡。

(2)外观　生后数月因黑色素合成不足而致毛发变枯黄,皮肤和虹膜色泽变浅。皮肤干燥,常有湿疹。

(3)其他　可有呕吐、喂养困难。尿及汗液有特殊的鼠尿样臭味。

【实验室及其他检查】

(1)新生儿筛查　采用 Guthrie 细菌生长抑制实验可以半定量测定新生儿血液苯丙氨酸浓度。正常人血苯丙氨酸浓度为 $0.06 \sim 0.18$ mmol/L($1 \sim 3$ mg/dl),而患儿血苯丙氨酸浓度可高达 1.2 mmol/L(20 mg/dl)以上。

(2)尿三氯化铁试验和 2,4-二硝基苯肼试验　两者都是检测尿中苯丙氨酸的化学呈色法,由于其特异性欠差,有假阳性和假阴性的可能,一般用作对较大小儿的粗筛。

(3)血游离氨基酸分析和尿液有机酸分析　为本病提供生化诊断依据。

(4)DNA 分析　目前已有 cDNA 探针供作产前基因诊断。

【治疗要点】

本病是少数可治疗的遗传代谢病之一,应力求早期诊断,及时治疗。主要是饮食疗法。

(1)低苯丙氨酸饮食　一经确诊,立即给与低苯丙氨酸饮食,以防脑损害及智能低下的发生。苯丙氨酸的需要量,以维持血中苯丙氨酸浓度在 $0.12 \sim 0.6$ mmol/L($2 \sim 10$ mg/dl)为宜。

(2)BH₄、5-羟色胺酸和 L-DOPA 治疗　对非典型病例除了饮食控制外,需给与此类药物治疗。

【常见护理诊断与评估】

(1)生长发育改变　与高浓度的苯丙氨酸致脑细胞受损有关。

评估患儿有无智能低下及体格发育落后,测量身高、体重、头围,检查肌张力。

(2)有皮肤完整性受损的危险　与皮肤异常的分泌物刺激有关。

评估患儿有无皮肤湿疹等。

(3)知识缺乏(家长)　缺乏早期饮食治疗的有关知识。

评估家长对饮食治疗的认识程度。

【护理措施】

(1)饮食控制　给予低苯丙氨酸饮食,原则是既限制苯丙氨酸的摄入,又能保证患儿的生长发育和体内代谢的最低需要,使血中苯丙氨酸浓度维持在 $0.12 \sim 0.6$ mmol/L($2 \sim 10$ mg/dl)。①婴儿可喂特制的低苯丙氨酸奶粉;幼儿添加辅食时,应以淀粉类、蔬菜和水果等低蛋白质食物为主,忌用肉、蛋、豆类等含蛋白质高的食物,常用食物的苯丙氨酸含量见表13-1;②必须制定周密计划,尽早在 3 个月以前开始治疗,超过 1 岁以后开始治疗,虽可改善抽搐症状,但智力低下已不可逆转;③饮食期间应根据年龄定期随访血中苯丙氨酸浓度,同时注意生长发育情况;④低苯丙氨酸饮食至少持续到青春期以后。

（2）加强皮肤护理　及时更换衣服、尿布,保持皮肤清洁、干燥,减少对皮肤的刺激,发生湿疹时应及时处理。

表 13 - 1　　　　　　　　　　　　　　常用食物的苯丙氨酸含量

食物（每 100 g）	蛋白质含量（g）	苯丙氨酸含量（mg）
人奶	1.3	36
牛奶	2.9	113
籼米	7.0	352
小麦粉	10.9	514
小米	9.3	510
白薯	1.0	51
土豆	2.1	70
胡萝卜	0.9	17
藕粉或麦淀粉	0.8	4
北豆腐	10.2	507
南豆腐	5.5	266
豆腐干	15.8	691
瘦猪肉	17.3	805
瘦牛肉	19.0	700
鸡蛋	14.7	715
水果	1.0	—

摘自:中国预防医学科学院营养食品卫生研究所. 食物成分表,1991.

【健康教育】

（1）提供遗传咨询　宣传优生优育的知识,避免近亲结婚,对有本病家族史夫妇,可采用 DNA 分析或羊水检测,对胎儿进行产前诊断。推行新生儿筛查,早期发现 PKU 病例。

（2）协助制订饮食治疗方案　强调饮食控制与患儿智力和体格发育的关系,从新生儿期开始,应严格控制饮食,给予低苯丙氨酸食物,防止脑损害的发生。

（3）督促定期复查　定期检测血清中苯丙氨酸的浓度,6 个月内每周测苯丙氨酸浓度 2 次,以后每月测 2 次。定期评价小儿生长发育及智能发育情况。

（欧少玲）

思考题

1. 护理病例:男婴,10个月。生后体格及智力发育落后,少哭少动,现仍不会坐,不会站,不会笑,不会用手抓东西。查体:眼距宽,两眼外眦上斜,鼻梁低平,张口伸舌,肌张力低下,指趾粗短,通贯手,小指仅一条指褶纹。

问题:① 初步考虑何种疾病? ② 为明确诊断,应做何种检查? ③ 根据患儿目前的身心状况,列出其主要的护理诊断。④ 如何护理该患儿?

2. 护理病例:患儿,男,14个月。母乳喂养,生后4个月开始出现反复抽搐,喂养困难,头发由黑变黄,并有间歇性呕吐,尿液出现难闻臭味,智力发育落后于同龄儿。查体:神清,表情呆滞,皮肤白,面部湿疹,毛发浅褐色,尿有鼠尿臭味。

问题:① 该患儿的可能医疗诊断是什么? ② 如何做好该患儿的饮食管理?

第十四章　免疫性疾病患儿的护理

免疫(immunity)是机体的一种生理性保护反应。它具有三种功能:①免疫防御:防御病原微生物及其毒素的侵袭,保护机体免受其害。②免疫稳定:清除机体内已衰老、死亡的细胞或损伤的组织,以免其妨碍正常的生理功能或引起自身免疫性疾病,维持内环境的平衡与稳定。③免疫监视:随时识别和清除体内发生突变的细胞,以防其癌变。如果上述免疫功能紊乱,则可发生异常免疫反应:反应过高,表现为各种变态反应或自身免疫性疾病;反应过低,表现为抗感染能力低下或发生免疫缺陷病,容易发生感染性疾病或失去免疫监视而发生恶性肿瘤。

第一节　小儿免疫特征

人类免疫系统的发生、发育始于胚胎早期,到出生时尚未完善,随年龄增长逐渐达到成人的水平,故小儿特别是婴幼儿,处于先天性免疫功能低下状态。

一、非特异性免疫特征

1. 概念　非特异性免疫反应是机体在长期的种族进化过程中不断地与各种病原体相互斗争而建立起来的一系列防卫功能,这是一种天然的免疫力,可以遗传给后代,是生来就有的。因它不是针对某种抗原性异物的,故称为非特异性免疫。主要包括:皮肤、黏膜的屏障作用;淋巴结的过滤作用;白细胞和巨噬细胞的吞噬作用;血脑屏障和胎盘屏障;组织液、汗液和尿液中溶菌酶的杀菌作用;补体被激活后具有生物活性,辅助抗体发挥免疫作用等,所有这些构成有效的防御机制,当病原体侵入机体时首先由非特异免疫反应来对付。

2. 小儿非特异性免疫的特点 小儿处于生长发育过程中,非特异性免疫功能尚未发育完善,随年龄的增长逐渐成熟。新生儿皮肤粘膜薄嫩,容易破损,故屏障作用差,易受损伤而继发感染;新生儿和婴幼儿肠壁通透性高,胃酸较少,杀菌力弱;血-脑屏障未发育成熟;呼吸道纤毛运动功能差;婴幼儿期淋巴结功能尚未成熟,屏障作用较差;血清补体含量较低,调理作用差。这些非特异性免疫力的不足,使小儿容易发生感染和感染后容易扩散。

二、特异性免疫特征

1. 概念 特异性免疫反应是机体在后天生活过程中与抗原物质接触后产生的,不是生下来就有的,是一种后天获得性免疫。这种免疫具有很强的针对性,只有对机体接触过的物质才能产生免疫反应,故称特异性免疫。例如,人只有感染了麻疹病毒或注射了麻疹减毒活疫苗后,才能产生针对麻疹的免疫力。

特异性免疫反应包括细胞免疫和体液免疫两种。T细胞主要担负细胞免疫功能,B细胞主要担负体液免疫功能。

2. 细胞免疫(T细胞免疫)

1) 概念 细胞免疫是由T细胞介导的一种特异性免疫反应。胸腺是T细胞发育成熟的重要场所。T细胞在抗原的刺激下被致敏,再次接触相同的抗原时释放出多种淋巴因子,其主要作用是清除、破坏和杀灭异物和靶细胞,以达到特异性免疫反应。例如,对结核杆菌、某些病毒、真菌、寄生虫的免疫防御作用,对肿瘤的免疫监视作用等。同种异体器官移植后的排斥反应和某些自身免疫性疾病都是由细胞免疫反应引起的。

2) 小儿细胞免疫的特点 胎儿期细胞免疫功能尚未发育成熟,因而对病毒感染还不能产生足够的免疫力,故可造成胎儿长期带病毒现象。出生后,新生儿的细胞免疫功能已充分发育完善,末梢血液中已有较多的T细胞参与细胞免疫反应。新生儿的皮肤迟发型超敏反应在出生后不久即已形成。新生儿接种卡介苗数周后,结核菌素试验即呈阳性反应。

3. 体液免疫(B细胞免疫)

1) 概念 体液免疫是由B细胞在抗原的刺激下转化成浆细胞并产生抗体(免疫球蛋白),它特异地与相应的抗原在体内结合引起免疫反应。骨髓是B细胞成熟的场所,淋巴结是B细胞富集的器官。具有抗体活性的球蛋白称为免疫球蛋白,分为IGg、IgA、IgM、IgD和IgE五类,它们的主要功能是参与体液免疫反应。

2) 小儿体液免疫的特点 小儿处于生长发育阶段,体液免疫功能随年龄的增长逐渐完善。

(1) IgG IgG是唯一可以通过胎盘的免疫球蛋白,通过胎盘从母体传递而来的IgG在小儿生后数月的抗感染中起重要作用。3~5个月后因代谢分解而逐渐减少,至6个月时全部消失,而婴儿自体产生的 IgG 很少,故 6 个月后小儿易患感染性疾病。至 6～7 岁时接近成人水平。

(2) IgM IgM 是抗革兰阴性杆菌的主要抗体。因其不能通过胎盘,新生儿血液中含量较低,故新生儿期易患革兰阴性杆菌感染,尤其是大肠杆菌感染。

(3) IgA 分为血清型和分泌型两种,不能通过胎盘,新生儿体内含量极少,于 12 岁才达到成人水平。分泌型 IgA 是黏膜局部抗感染的重要因素,母亲初乳中含有大量的分泌型 IgA,因此,母乳喂养儿比人工喂养儿少患呼吸道及消化道感染。

(4) IgD IgD 的生理功能至今了解不多,多种疾病特别是变态反应病与慢性疾病的人均能检出特异性 IgD 抗体或较高的血清 IgD 水平。多数学者认为血清 IgD 在机体防御功能上不起重要作用。

(5) IgE IgE 是导致速发型变态反应的主要物质,新生儿 IgE 很低,因而不易出现典型的速发型变态反应,7 岁左右达成人水平。

第二节 原发性免疫缺陷病

原发性免疫缺陷病(primary immunodeficiency disease,PID)是由于免疫系统先天性发育障碍而导致的免疫功能低下的一组疾病(多为遗传性)。多发生于婴幼儿,临床上以抗感染能力低下,易发生反复而严重的感染为特征。

【分类】

原发性免疫缺陷病涉及病种很多,一般根据 B 细胞和 T 细胞的功能缺乏或障碍情况,分为体液免疫缺陷病、细胞免疫缺陷病和联合免疫缺陷病三类。此外,尚有少见的补体缺陷和吞噬细胞功能缺陷性疾病,前三种属特异性免疫缺陷病,约占总发病数的 90%,后两种属非特异性免疫缺陷病,约占总发病数的 10%(表 14－1)。

表 14－1 原发性免疫缺陷病分类

特异性免疫缺陷病

 1. 抗体缺陷病
   (1) X 连锁无丙种球蛋白血症
   (2) 常见变异型低丙种球蛋白血症
   (3) 婴儿暂时性低丙种球蛋白血症
   (4) 选择性 IgA 缺陷
   (5) 选择性 IgM 缺陷
   (6) 选择性 IgG 亚类缺陷(伴有或不伴有 IgA 缺陷)

续　表

　　2. 细胞免疫缺陷病
　　　(1) DiGeorger 综合征(先天性胸腺发育不全症)
　　　(2) Nezolof 综合征(包括嘌呤核苷酸磷酸化酶缺陷)

　　3. 抗体和细胞联合免疫缺陷病
　　　(1) 严重联合免疫缺陷病
　　　(2) 共济失调-毛细血管扩张症
　　　(3) Wiskott-Aldrich 综合征(伴有血小板减少和湿疹的免疫缺陷病)

非特异性免疫缺陷病
　1. 吞噬细胞功能缺陷
　2. 补体系统缺陷

【病因及发病机制】

原发性免疫缺陷的病因目前尚不清楚,这类疾病的表现多种多样,可能与遗传因素、宫内感染等多种因素有关。

【临床表现】

由于免疫功能缺陷的不同,临床表现差异很大。其共同的临床特点是:①对感染的易感性明显增加,反复感染是此病最大的特点。患者容易感染的病原类型主要取决于其免疫系统受损的情况。体液免疫缺陷者易发生细菌性感染,而细胞免疫缺陷者则易发生病毒或其他微生物感染。②容易发生恶性肿瘤,尤其是 T 细胞免疫缺陷更容易导致恶性肿瘤的发生。此外,某些免疫缺陷者易合并自身免疫性疾病。③临床表现及病理损害多种多样。不同成分的免疫系统缺陷可引起不同疾病;同一种免疫缺陷疾病的患者也可有不同表现。这里仅介绍几种常见免疫缺陷病的临床特点。

一、体液免疫缺陷病

体液免疫缺陷病(humoral immunity deficiency)是指因 B 细胞发育障碍、减少或缺乏所致的免疫缺陷病,此类免疫缺陷病的发病率最高。常见的有先天性低丙种球蛋白血症及婴儿暂时性低丙种球蛋白血症。

1. 先天性低丙种球蛋白血症　本病有 2 种遗传型,即伴性隐性遗传(又称 X -连锁无丙种球蛋白血症,或称 X-linked agammaglobulinemia, X-LA,又称 Bruton 病)和常染色体隐性遗传,前者属 X 连锁遗传性疾病,有家族史,女性为携带者,男性发病,后者无性别限制。

临床表现为患儿生后 6 个月内可无临床症状,可能与来自母体的 IgG 防御感染有关。通常 6～12 个月后起病,表现为反复的细菌感染,如肺炎、鼻窦炎、中耳炎、脑膜炎、败血症等。常见的致病菌为肺炎球菌、链球菌、葡萄球菌、脑膜炎双球菌、流感嗜血杆菌以及副大肠杆菌等。患儿对病毒、真菌和原虫感染的抵抗力基本正常,常并发恶性淋巴瘤、白血病和类风湿关节炎等,因反复感染,故一般发育不良。淋巴结和扁桃体缺如或很小,胸腺发育正常。本病预后差,如不积极治疗,约半数患者于10岁之前死亡。常于婴幼儿期死于重症感染。如能及时诊断,坚持应用丙种球蛋白治疗,可使感染减轻,存活延长。

患儿6个月时来自母体的IgG已全部消失,6个月后血清中5种Ig的含量均很少,但T细胞免疫功能正常。

2. 婴儿暂时性低丙种球蛋白血症 婴儿暂时性低丙种球蛋白血症(transient hypogammaglobulinemia of infancy)是一种原因未明的自限性疾病,男女均可发生,以婴儿自体合成免疫球蛋白的时间推迟为特征。较多见于未成熟儿。

偶有家族史。有人认为其发病机制可能是因胎儿的IgG刺激母体,使母体产生抗胎儿IgG抗体,这种抗体通过胎盘进入胎儿血液中,引起胎儿自体产生的免疫球蛋白被破坏或合成被抑制,从而导致发病。

正常婴儿于生后3个月时自体产生免疫球蛋白。本病患儿这种自体产生免疫球蛋白的功能常推迟到生后9~18个月才开始出现,至2~4岁时其含量才能达到正常小儿水平而自然痊愈。在低丙种球蛋白血症期间,易患各种细菌性感染,如肺炎、腹泻、感冒、皮炎等,但病情较轻。

血清IgG<2.5 g/L、IgM、IgA正常或减少,T细胞功能正常。本病预后良好,一般在1.5岁以后可以自愈。

二、细胞免疫缺陷病

细胞免疫缺陷病(cellular immunity deficiency)是T细胞免疫功能缺陷。其主要病因与胸腺发育不良而导致T细胞的发育分化障碍有关。临床常见的是先天性胸腺发育不全(congenital thymic hypoplasia)。

本病又称DiGeorge综合征,男女均可发生,大多为非遗传性的。由于胸腺发育不良,来自骨髓的多能干细胞不能在胸腺内发育分化为T细胞,使T细胞减少,造成细胞免疫缺陷。临床表现的轻重与胸腺、甲状旁腺缺损程度有关。①手足抽搐:由于甲状旁腺发育不良,出生24~48 h后,即可发生低钙血症,反复发作手足抽搐。多于生后1周内死于严重的低钙抽搐。②反复感染:常发生各种严重的病毒、真菌和细菌感染。如风疹、鹅口疮、呼吸道感染和腹泻等,预防接种往往引起全身性感染,甚至死亡。由于反复感染,使发育迟缓、生活能力低下。③心血管畸形:可有一种或多种心血管畸形,如室间隔缺损、房间隔缺损、法洛四联症、右位心、肺动脉狭窄等。④特殊面容,如人中短、两眼间距宽、下颌骨发育不良、耳郭低位并有切迹等。

细胞免疫功能低下,抗体功能和 Ig 水平一般正常。本病预后不良,多于新生儿期死亡。但较轻病例经治疗后 T 细胞功能可以得到恢复,甲状旁腺功能也可能自行恢复。近年来由于采用胸腺移植治疗,预后已有所改善。

三、联合免疫缺陷病

这是由于 T 细胞和 B 细胞均减少而引起细胞免疫和体液免疫机能缺陷的一组疾病。临床较为常见的是严重联合免疫缺陷病。

本病病因尚未完全明了,但从用胸腺移植无效,而骨髓移植有效这一事实看来,提示了其发病原因是与骨髓中多能干细胞的缺乏有密切关系。

多于生后 1~2 个月内发生各种严重感染,包括各种化脓性细菌、病毒和真菌感染等。主要表现为反复发生各种感染,如严重腹泻、反复发生肺炎、严重水痘、麻疹、皮肤黏膜念珠菌病等。免疫接种常导致严重感染,如接种卡介苗可引起全身性结核病。此外,脑膜炎、败血症亦常见。

患者血清中免疫球蛋白含量明显减低,各种抗原注射后无抗体反应,血清同族凝集素缺如,皮肤迟发型超敏反应阴性。

本病预后严重,患儿几乎都于 1 岁左右死亡。近年来使用骨髓移植治疗,取得了较好的疗效。

【实验室及其他检查】

1. 体液免疫功能测定

(1)免疫球蛋白的测定 IgG 在 2.5 g/L(250 mg/dl)以下,IgA 和 IgM 各在 0.1 g/L(10 mg/dl)以下可认为缺乏。

(2)同族血凝素试验 1 岁以上非 AB 血型(即 A 型、B 型、O 型)小儿,血清中抗 A 或 B 滴度应>1∶4,低于此数提示体液免疫缺陷。

(3)特异性抗体测定 正常小儿经全程白喉类毒素预防接种后,皮肤锡克试验(白喉毒素试验)应为阴性。体液免疫和联合免疫缺陷患儿,因缺乏产生抗体的反应,此试验则呈阳性。

(4)骨髓检查或淋巴结活检 缺乏浆细胞。

2. 细胞免疫功能测定

(1)外周血淋巴细胞计数 $<1.2\times10^9$/L(1 200/mm^3)提示细胞免疫缺陷。

(2)皮肤迟发型超敏反应 PPD 试验阴性反应除了表示未接种过卡介苗、无结核菌感染外,还可以提示细胞免疫缺陷。此外,尚可用双链酶、植物血凝素(PHA)作皮试测定。

（3）淋巴母细胞转化试验　T淋巴细胞在体外受植物血凝素的作用,可转化为淋巴母细胞。正常转化率为60%～70%,转化率减低提示T细胞免疫缺陷。

（4）E玫瑰花形成试验　T淋巴细胞表面有绵羊红细胞受体,可以和绵羊红细胞结合,围绕T淋巴细胞周围,形成玫瑰花环状。本试验可反映T淋巴细胞的数量,正常周围血中T淋巴细胞占50%～80%,故此试验的正常值为50%～80%,低于正常则提示T淋巴细胞减少,见于细胞免疫缺陷。

【治疗要点】

（1）防治感染　尽量避免与感染原的接触,使用抗生素以清除或预防细菌、真菌等感染。有细胞免疫缺陷的患儿应禁止接种活疫苗或菌苗,以防发生严重感染。糖皮质激素类药物应慎用。

（2）替代疗法　对体液免疫缺陷者定期注射丙种球蛋白制剂,以提高免疫力,降低感染率。

（3）免疫重建　为患者移植免疫器官或组织,恢复其免疫功能,主要有骨髓移植、胎儿胸腺移植等。

（4）其他治疗　有严重细胞免疫缺陷的患儿不宜输新鲜血制品,以防发生移植物抗宿主反应（GVHR）。原发性免疫缺陷病（PID）患儿一般不做扁桃体和淋巴结切除术,禁忌脾切除术。

【常见护理诊断与评估】

（1）有感染的危险　与免疫功能缺陷有关。

评估患儿有无反复感染的病史,有无扁桃体发育不良、浅表淋巴结较难触及等表现。

（2）焦虑　与反复感染、预后较差有关。

评估家长及患儿有无因患儿反复感染且病情严重、发育不良而焦虑不安的表现。

（3）知识缺乏　患儿及家长缺乏有关免疫性疾病护理和预后的知识。

评估家长是否缺乏对本病的了解,有无预防感染的卫生常识。

【护理措施】

经常反复感染是本病的特征,护理的重点是采用多种措施预防感染。

1）预防感染的护理

（1）日常护理　保证各种营养的摄入,提高机体的免疫力。应鼓励小婴儿采用母乳喂养,因母乳中含有抗感染因子及各种适合婴儿的营养素;较大时选择易消化、富营养、有足够热量、蛋白质和维生素的饮食;食物要新鲜,不吃生、冷、不洁的食物,每日睡前、餐后漱口,防止病从口入;所用食具应定期消毒;注意保持肛周、会阴部的清洁,勤换内衣、内裤。

（2）隔离患儿　患儿应给予保护性隔离,不与感染性疾病患儿接触。病室每日用消毒剂擦拭桌面、地面,经常开窗通风,保持空气新鲜,但要避免对流风,预防伤风感冒。医护人员操作前应严格消毒、戴口罩。尽量减少探视，探视者需戴口罩、洗干净手后再接触患儿，避免交叉感染。并做好患儿口腔及皮肤的护理。

（3）观察病情　仔细观察病情，及时发现感染迹象；合并感染时，遵医嘱给予抗生素。

（4）用药护理　遵医嘱几乎终生使用免疫球蛋白替代疗法，以增强抵抗力。因其偶可发生过敏反应，应用过程中要密切观察病情变化，以免发生意外。

2）**心理护理**　年长儿因反复感染、自幼多病，容易产生焦虑、孤独、沮丧、恐惧等不良心理反应，要经常和患儿及家长沟通，了解患儿心理活动，及时给予安慰支持，帮助其树立战胜疾病的信心，减轻焦虑。

3）**指导家长及患儿自我护理**　向患儿及家长讲述疾病的有关知识，使其能尽量合作，重点介绍预防感染的卫生知识，指导合理喂养，帮助患儿尽量减少感染次数，以利于其正常生长发育。引导患儿以相对正常的方式生活，如鼓励其出门，与其他健康儿童一起玩，一起去学校等。

【健康教育】

教育的重点在于积极预防和控制感染；适当锻炼、合理营养，以增强体质；遵医嘱慎重用药；对原发免疫缺陷病的患儿，应向家长解释病情和预后，对育龄夫妇进行遗传咨询；如在家族其他成员中已发现本病，且遗传方式已确定者，孕期作产前筛查，必要时终止妊娠。

第三节　风　湿　热

风湿热（rheumatic fever）是一种与 A 组乙型溶血性链球菌感染密切相关的具有反复发作倾向的全身结缔组织病。临床主要表现为发热，关节炎、心脏炎、环形红斑、皮下结节、舞蹈病。心脏损害严重且多见，如治疗不当，常发展为慢性风湿性心瓣膜病，严重威胁着小儿的健康。本病发病年龄以 5～15 岁多见，一年四季均可发病，但以冬、春季较多见，寒冷、潮湿地区发病率高。报告显示，我国南方患病率高于北方，可能与气候潮湿有关。

【病因及发病机制】

尚不完全清楚，多数认为风湿热与 A 组乙型溶血性链球菌感染后的免疫反应相关。①自身免疫：链球菌感染人体后，某些患者对具有高度抗原性的溶血性链球菌及其代谢产物产生相应的抗体。抗原抗体沉积于结缔组织（关节滑膜、心肌、心瓣膜等），使组织溶解、破坏，被破坏的组织又可起抗原作用，使人体产生针对该组织的抗体，从而引起自身免疫反应。②变态反应：有些抗链球菌抗体可与人的心脏、丘脑和丘脑下核等组织发生交叉反应，导致Ⅱ型变态反应性组织损伤；风湿性心脏病患者可出现抗心肌细胞抗体，损伤心肌组织发生心肌炎。

【病理】

病变累及全身结缔组织,基本病变为炎症和具有特征性的"风湿小体"(Aschoff 小体),病理过程可分为渗出、增殖和硬化三期,但各期病变可同时存在。主要累及心脏、关节和皮肤而产生相应的临床表现。

【临床表现】

约半数病例在发病前 1～4 周有链球菌感染史,如咽峡炎、扁桃体炎、猩红热等。多呈急性起病,发热和关节炎是最常见的主诉。临床表现的轻重,取决于疾病侵犯的部位和程度。

1. 一般表现 早期低热或中度发热,少数短期高热后转为低热,热型不定,也有无发热者。其他表现有精神不振、疲倦、食欲差、面色苍白、多汗、腹痛等。

2. 主要表现

1) **心脏炎** 是本病最严重的表现,年龄越小,累及心脏的可能性越大,以心肌炎及心内膜炎多见,亦可发生全心炎。

(1) **心肌炎** 轻者可无症状,或仅有心率增快。心率增快不受睡眠的影响,与体温升高不成比例。患儿常诉心慌、胸闷、气短、心前区不适。由于心肌收缩力下降,心尖区第一心音减弱;部分患儿可出现早搏、房室传导阻滞等心律失常;由于心脏扩大,导致相对性二尖瓣关闭不全,心尖部可闻及Ⅱ～Ⅲ级收缩期杂音;重者可伴不同程度的心力衰竭,严重患儿发生心衰时,出现呼吸困难、咳嗽、端坐呼吸、胸痛等症状,患儿心尖搏动弥散、心脏扩大、心音低钝及奔马律。心电图示 P-R 间期延长,可伴有 ST 段下移及 T 波平坦或倒置,常见Ⅰ度房室传导阻滞。

(2) **心内膜炎** 常累及左心房、左心室的内膜和左心瓣膜,其中以二尖瓣最常受累,其次为主动脉瓣,其他瓣膜少见。凡心肌受累者几乎都同时存在心内膜炎。急性期时,瓣膜损害多为充血水肿,心尖部可闻及全收缩期杂音或轻至中度舒张中期杂音,这种杂音多由于二尖瓣相对关闭不全或狭窄所致,为可逆性的,并不一定表示瓣膜已发生不可逆的损害,恢复期可渐消失。多次复发可造成心瓣膜永久性瘢痕形成,导致风湿性心瓣膜病。

(3) **心包炎** 有心包炎表现者,多存在全心炎,病情一般较为严重。早期表现为心前区疼痛、心底部听到心包摩擦音。一般积液量不多,少数积液量多时可表现为心浊音界扩大、心音遥远,肝肿大、颈静脉怒张、奇脉等;X 线检查示心脏搏动减弱或消失,心影向两侧扩大呈烧瓶状;心电图示低电压,早期 ST 段抬高,随后 ST 段下降,T 波平坦或倒置。

2) **关节炎** 以游走性和多发性为特点,主要累及膝、踝、肩、肘、腕等大关节,关节局部红、肿、热、痛,功能障碍。经治疗后关节功能可完全恢复正常,不留任何关节畸形。轻症患儿仅有关节酸痛而无局部红、肿表现,且比典型的关节炎多见。

3) **环形红斑** 多分布于躯干部及四肢屈侧,呈环形或半环形,如钱币大小,色淡红或暗红,边缘稍隆起,环内肤色正常,多于数小时或 1～2 天内消失,反复出现,不留痕迹。

4) **皮下结节**　主要分布于肘、腕、踝等关节伸侧的骨质隆起或肌腱附着处,为可活动无压痛的硬结,呈圆形,粟米到豌豆大小、与周围组织无粘连,常在起病数周出现,经 2～4 周自然消失。皮下结节的出现是风湿活动期的一种表现。

5) **舞蹈病**　是风湿累及椎体外系的表现,女孩多于男孩,多发生于 6 岁以后,以 8～12 岁多见。表现为以四肢和面部肌肉为主的轻重不等的、不自主、不协调、无目的的运动,如挤眉弄眼、伸舌呶嘴、摇头耸肩、缩颈扭腰等,细微动作不协调,重时语言障碍、不能持物、不能进食,严重影响日常生活。在兴奋或注意力集中时加剧,入睡后消失。轻症可在数周内好转,病重者即使治疗也要持续 3～4 个月左右。

【**实验室检查**】

(1) **血常规**　急性期常见轻度贫血,白细胞总数和中性粒细胞数目增多、伴核左移现象。

(2) **风湿热活动指标**　血沉增快、C 反应蛋白(CRP)阳性和黏蛋白增高,此为风湿活动的重要标志。

(3) **抗链球菌抗体测定**　抗链球菌溶液血素"O"(ASO),在感染 2 周左右逐渐升高,4～6 周达高峰,8～10 周逐渐恢复正常;其他类似抗体如抗链球菌激酶(ASK)和抗透明质酸酶(AH)滴度增加,均对诊断有一定参考意义,说明近期有过链球菌感染,提示风湿热可能。

【**附**】　**风湿热的诊断**

急性风湿热初次发作,大多在 3 个月内恢复,仅有严重的心脏炎者风湿活动持续超过 6 个月。复发常在再次感染链球菌后出现,初次发病后复发率为 75%。风湿热的预后主要取决于是否发展为慢性风湿性心瓣病,初发时心脏明显受损、多次复发及并发心力衰竭者常发展为慢性风湿性心瓣膜病,预后不良。而单纯性关节炎、舞蹈病者大多能自然痊愈。因此,风湿热的早期诊断、及时有效治疗与防止复发特别重要。目前临床广泛采用 Jones 的诊断标准来诊断风湿热(表 14-2)。

表 14-2　**Jones 标准初发风湿热的诊断指标(1992)**

主 要 表 现	次 要 表 现	前驱的链球菌感染证据
心脏炎	发热	ASO 或其他抗链球菌的抗体增高
关节炎	关节酸痛	咽拭子培养 A 组溶血性链球菌阳性
舞蹈病	红细胞沉降率(血沉)增快	近期猩红热等
环形红斑	CRP 阳性	
皮下小结	P-R 间期延长	

在以上指标中,具备 2 个主要表现,或 1 个主要表现及 2 个次要表现,并具备近期溶血性链球菌感染证据如最近有猩红热病史,可诊断为风湿热。由于近年风湿热不典型和轻症病例增多,按照 Jones 的诊断标准生搬硬套,易造成诊断失误,因此对具体患儿应作具体分析,提高诊断率。

【治疗要点】

(1) 一般治疗 卧床休息,加强营养等。

(2) 控制链球菌感染 用青霉素时间不少于 2 周,青霉素过敏者可改用红霉素等。

(3) 抗风湿治疗 以阿司匹林和肾上腺皮质激素为主。心脏炎尤其伴有心力衰竭时宜早期使用肾上腺皮质激素,多发性关节炎首选阿司匹林。

(4) 舞蹈病治疗 药物疗效不佳,主要采用支持和对症疗法,如预防外伤、避免环境刺激。可用苯巴比妥、氯丙嗪和地西泮等镇静。

【常见护理诊断与评估】

(1) 心输出量减少 与心脏受损有关。

评估患儿有无发热、心率加速与体温升主是否成比例;评估患儿有无心脏杂音;评估患儿有无呼吸困难、咳嗽、端坐呼吸等症状;评估患儿有无心尖搏动弥散、心脏扩大、心音低钝及奔马律等体征。

(2) 疼痛 与关节受累有关。

评估患儿膝、踝、肩、肘、腕等大关节有无游走性和多发性疼痛,关节局部有无红、肿、热,活动受限等情况。

(3) 体温过高 与感染有关。

评估患儿在发病前 1~4 周有无链球菌感染病史,有无发热、精神不振、疲倦、食欲差等症状。

(4) 焦虑 与疾病的威胁有关。

对年长儿需注意评估有无因长期休学带来担忧,由于舞蹈症带来自卑等。了解患儿家庭环境及家庭经济情况。

(5) 潜在并发症 药物不良反应。

评估患儿有无因服用阿司匹林引起胃肠道反应、出血等表现;评估患儿有无因服用泼尼松引起的骨质疏松、血压增高、免疫力降低等表现;评估患儿有无感染和骨折;评估心力衰竭患儿用洋地黄强心治疗后有无恶心、呕吐、心动过缓等中毒反应。

【护理目标】

(1) 患儿心输出量逐渐增加,各种生命体征逐渐恢复到正常范围。

(2)患儿关节疼痛逐渐减轻,各关节活动逐渐灵活自如。

(3)患儿体温维持在正常范围。

(4)患儿病情逐渐恢复,焦虑感逐渐减轻。

(5)患儿不发生药物不良反应。

【护理措施】

1)**注意保护心脏,尽量减轻心脏损害**

(1)**观察病情**　注意患儿的面色、呼吸、心率、心律及心音等的变化,如有烦躁不安、面色苍白、多汗、气急等心力衰竭的表现,应及时处理并详细记录。

(2)**注意休息,限制活动**　休息可减轻心脏负担,对心脏受累的患儿尤为重要。制定病情允许范围内的学习计划及游戏,把治疗护理与日常生活结合好,调整患儿的心情,以利于患儿良好的休息。

根据病情适当限制活动量。无心脏炎者,急性期卧床休息2周;有心脏炎时轻者绝对卧床4周,重者6~12周,直至急性症状完全消失,红细胞沉降率接近正常时方可下床活动;伴心力衰竭者,心功能恢复后再卧床休息3~4周。活动量应根据心率、心音、呼吸、有无疲劳而灵活调节。一般恢复至正常活动量所需时间是:无心脏受累者1个月,轻度心脏受累者2~3月,严重心脏炎伴心力衰竭者6个月。

(3)**饮食护理**　给予高蛋白、高维生素、易消化又营养丰富的食物,有心力衰竭者适当地限制盐和水的摄入。为防止进食过多导致心脏负担加重,应少量多餐;饮食还应注意多纤维素,保持大便通畅;详细记录出入水量。

(4)**药物治疗**　心脏炎者遵医嘱应用肾上腺糖皮质激素抗风湿治疗,注意观察药物的不良反应,为减少胃肠道的刺激,口服时最好饭后用药。有心力衰竭者加用洋地黄制剂,遵医嘱及时准确给药,静脉推注时速度要慢;同时配合吸氧、利尿、维持水电解质平衡等治疗,利尿剂最好白天用药,以免晚上利尿影响患儿休息。

(5)**做好一切生活护理**　尽量满足患儿的合理要求,使其心情舒畅,体力上和精神上得到真正静养,使心脏的负担减到最轻。

2)**减轻关节疼痛**　关节炎的患儿,关节疼痛时可让其保持舒适的体位,避免疼痛部位受压,移动肢体时动作要慢且轻柔,可用热水袋等热敷局部关节以止痛,同时做好皮肤护理。

3)**降低体温**　密切观察体温变化,注意热型。高热时采用物理降温等,并遵医嘱抗风湿治疗。

4)**心理护理**　关心爱护患儿,耐心解释各项检查、治疗、护理措施的意义,取得患儿合作。及时解除患儿的各种不适感,如发热、疼痛、出汗等,增强其战胜疾病的信心。指导家长学会观察病情,对严重舞蹈病的患儿,应做好安全防护,防止跌伤。

5)**药物治疗的护理**　抗风湿治疗疗程长,服药期间要注意观察药物不良反应,如阿司匹林常引起胃肠道反应、肝功能损害和出血,饭后服用或同服氢氧化铝凝胶可减少对胃的刺激,加用维生素 K 可防止出血;泼尼松可引起消化道溃疡、肾上腺皮质功能不全、骨质疏松、血压增高、电解质紊乱、免疫力降低等,应密切观察,避免交叉感染和骨折;心力衰竭患儿需要用洋地黄强心治疗,心肌炎时对洋地黄敏感且易出现中毒,用量应为一般剂量的 $1/2 \sim 2/3$,服药期间应注意有无恶心、呕吐、心律不齐、心动过缓等中毒反应,并应注意补钾。

【健康教育】

向患儿家长介绍疾病有关的护理知识,使家长学会观察病情,预防感染和防止复发的各种措施,合理安排日常生活,防止受凉,避免寒冷潮湿。本病多见于学龄儿童,正是活泼爱动的年龄期,必须对家长及患儿说明休息对本病的重要性,避免剧烈的活动,少去人多拥挤的公共场所以免感染,如有感染及时控制,定期门诊复查预防复发等。向家长解释预防风湿热复发的重要性及具体措施,坚持按医嘱每月肌肉注射长效青霉素 120 万 U,预防时间最少不短于 5 年或至 15 周岁;防止受凉,改善居住条件避免寒冷、潮湿;及时控制各种链球菌感染性疾病;定期门诊复查,及时发现复发的可能并及时治疗等。向患儿家长解释只要能坚持治疗和预防,就能改善疾病的预后,减轻患儿及家属的焦虑心情。

第四节　过敏性紫癜

过敏性紫癜(anaphylactoid purpura),又称舒-享综合征(Schonlein-Henoch syndrome,Henoch-Schonlein purpura,HSP),是一种以毛细血管炎为主要病变的变态反应性疾病,临床上以对称性分布的皮肤紫癜为特征,有时伴有关节肿痛、腹痛、便血和血尿等,学龄期儿童多见,男女发病比例约为 2:1,四季均可发病,以冬、春季多见。病程可迁延反复,但预后良好。

【病因及发病机制】

目前病因尚未明确,虽然食物(鱼、虾、蟹、蛋、牛奶等)、药物(抗生素、磺胺药、阿司匹林等)、病原微生物(细菌、病毒或寄生虫等)、花粉吸入、昆虫叮咬、疫苗注射等与过敏性紫癜发病有关,但均无确切证据。发病机制可能为:各种刺激因子,包括感染原和过敏原作用于有遗传背景的个体,使机体发生超敏反应,形成免疫复合物沉积于小血管,引起广泛的毛细血管炎,严重时引起坏死性小动脉炎,血管壁通透性增加,导致皮肤、黏膜、内脏器官、关节等部位出血和水肿。

【临床表现】

多数患儿起病较急,病前 $1 \sim 3$ 周常有上呼吸道感染史。除低热、乏力、精神委靡、食欲不振等一般症状外,临床主要表现为皮肤、关节、消化道和肾脏等部位受累的症状。

1. 皮肤紫癜 常为首发症状,几乎所有患儿均见典型皮肤紫癜,为针尖到黄豆大小或更大的瘀点或瘀斑,好发于双侧下肢和臀部,尤以下肢伸侧为重,可累及上肢、躯干等部位,面部较少见。数目多少不定,常对称分布,微高出皮肤,压之不退色,可有轻度痒感,成批陆续出现,新旧出血点并存。少数重症患儿紫癜可融合成大疱状,可伴有出血性坏死。典型紫癜变化规律为初起为红色斑丘疹,此后红斑中心发生点状出血,1~2日颜色加深呈紫红色,继之呈棕褐色而消退。皮肤紫癜反复出现为本病特征。

2. 关节疼痛及肿胀 约1/3患儿出现关节症状,多累及膝、踝、肘、腕等大关节,肿胀、疼痛,活动受限,呈游走性,可单发亦可多发,主要是由于关节内的浆液渗出所致。关节症状多为一过性,数日内消退,不遗留关节畸形。此型临床称"关节型"。

3. 消化道症状 约见于2/3患儿,由血管炎引起的肠壁水肿、出血、坏死或穿孔是产生消化道症状及严重并发症的主要原因。多在皮疹发生1周内,亦可在紫癜出现之前,患儿突发较重的腹痛,伴恶心、呕吐,严重时可便血。腹痛位于脐周或下腹部,伴肠鸣音亢进及腹部轻压痛,常无肿块。偶可发生肠套叠、肠穿孔及出血坏死性小肠炎。此型临床称为"腹型"。

4. 肾脏症状 约1/3~2/3的患儿有肾脏损害的表现,症状轻重不一。常在病程1~8周内出现,亦可在病程更晚期,于其他症状消失后出现,少数则以肾炎为首发症状。多数患儿出现血尿,蛋白尿及管型,伴血压增高和水肿,称为紫癜性肾炎。少数呈肾病综合征表现。一般可完全恢复,预后良好。偶有发展为急性肾衰竭者,则预后不良。此型临床称为"肾型"。

5. 其他 偶可见颅内出血、鼻出血、牙龈出血、咯血等表现。

以上症状可单独出现,也可几种同时存在,同时存在几种临床表现时,称为"混合型"。

【实验室及其他检查】

(1)外周血白细胞数正常或增高,中性粒细胞和嗜酸粒细胞可增高。除严重出血外,一般无贫血。血小板计数、出血和凝血时间、血块退缩试验和骨髓检查均正常。约半数患儿的毛细管脆性试验阳性。

(2)尿液检查:可有血尿、蛋白、管型尿。

(3)大便潜血试验可呈阳性。

(4)红细胞沉降率可增快,血清IgA浓度往往增高,IgG、IgM水平升高或正常。

【治疗要点】

本病无特效疗法,主要采用支持和对症疗法。

(1)一般治疗 急性发作期应卧床休息,积极控制感染,尽可能寻找并除去致病因素,对于怀疑可能引起本病的食物和药物均应避免食用和服用。腹痛者使用解痉剂,消化道少量出血者要限制饮食,大量出血时应暂禁食等。

(2)止血 卡巴克络(安络血)可增加毛细血管对损伤的抵抗力;大量维生素 C 可改善毛细血管的脆性。

(3)脱敏 可应用抗组胺药物或静脉注射钙剂。

(4)应用肾上腺皮质激素与免疫抑制剂 皮质激素能有效缓解免疫损伤,减轻水肿。因此,对腹型和关节型紫癜有效。但不能缩短病程,不能防止复发,也不能减少肾脏损害的发生率。若并发肾炎且经激素治疗无效者,可试用环磷酰胺治疗,以抑制严重免疫损伤。

(5)其他 对于单独皮肤和关节症状者应用阿司匹林,可使关节消肿减痛,但要注意防止引起肠道出血。近年有使用肝素、尿激酶、钙通道拮抗剂如硝苯吡啶的报道。

【常见护理诊断与评估】

(1)皮肤黏膜完整性受损 出血与变态反应性血管炎导致血管通透性和脆性增加有关。

评估患儿有无皮肤紫癜及其严重程度,评估患儿有无鼻出血、牙龈出血等症状。

(2)疼痛 与关节和肠道变态反应性炎症有关。

评估患儿有无膝、踝、肘、腕等大关节肿胀疼痛、活动受限症状;评估患儿有无腹痛等症状。

(3)潜在并发症 消化道出血、紫癜性肾炎。

评估患儿有无呕血、便血等症状;评估患儿有无血尿、蛋白尿及管型尿等表现,评估患儿有无血压增高和水肿等症状。

(4)知识缺乏 缺乏有关病因预防方面的知识。

评估患儿及家长是否知道本病护理及预防复发的卫生知识。

【护理目标】

(1)患儿皮肤紫癜、鼻出血等症状逐渐减轻并消失。

(2)患儿关节痛及腹痛逐渐减轻、消失。

(3)患儿尽量不发生消化道出血、紫癜性肾炎。

(4)患儿及家长掌握观察病情、预防复发的知识。

【护理措施】

1)皮肤护理

(1)观察皮疹的颜色、数量、分布,是否反复出现,可绘成人体图形,每日详细记录皮疹变化情况。

(2)应注意保持皮肤清洁,防止擦伤和小儿抓伤,若破溃应及时处理,防止出血和感染;衣着宜宽松、柔软,保持清洁、干燥。

（3）避免接触各种可能的致敏原，同时遵医嘱使用止血药、脱敏药等。

2）关节肿痛及腹痛的护理

（1）对关节型病例应观察关节疼痛及肿胀情况，协助患儿选取舒适体位以减轻疼痛，根据病情使用热敷或冷敷，教会患儿利用放松、娱乐等方法减轻疼痛，做好日常生活护理，尽量减少患儿的活动，遵医嘱使用肾上腺皮质激素，以缓解关节疼痛。

（2）腹型紫癜患儿腹痛时应卧床休息，此时护士尽量守护在患儿床边。注意观察腹痛的性质，以及有无阵发性腹痛和伴有呕吐，观察腹部体征除外肠套叠。

3）密切观察病情

（1）观察有无腹痛、便血等情况，有消化道出血时，应卧床休息，限制饮食，给予无渣流质，出血量多时要考虑禁食并输血，经静脉补充营养。若便血较多时，应定时测量血压和脉搏，记录便血量、听肠鸣音，如肠鸣音消失，出现腹肌紧张，提示肠穿孔的可能；仅有肠鸣音活跃，有可能再次便血。发现异常，应及时报告医生并及时处理。

（2）观察尿色、尿量等尿液性状的改变，定时做尿常规检查，若有血尿和蛋白尿，提示紫癜性肾炎，按肾炎护理。

【健康教育】

过敏性紫癜可反复发作，给患儿和家长带来不安和痛苦，应针对具体情况予以详细解释，帮助其树立战胜疾病的信心。同时做好出院指导，教会患儿和家长继续观察病情，合理调配饮食，嘱其定期来院复查，及早发现肾脏并发症。

向患儿及家长讲述疾病的有关知识，使其能尽量合作，帮助患儿尽快恢复健康。如说明本病和过敏有关，常见因素有感染、食物、花粉、药物过敏等，应积极寻找过敏原，发现可疑因素应避免再次接触；饮食应清淡，多食蔬菜瓜果，注意营养和饮食卫生，预防肠道寄生虫感染；对曾发生过敏的食物，如鱼、虾、蟹等应避免食用。

第五节　皮肤黏膜淋巴结综合征

皮肤黏膜淋巴结综合征（muco-cutaneous lymphnode syndrome，MCLS），又称川崎病（Kawasaki disease）是一种以变态反应性全身小血管炎为主要病理改变的结缔组织病。临床特点为急性发热、皮肤及黏膜病损和淋巴结肿大。该病自 1997 年由日本川崎富首次报道以来，世界各国均可见到，有地区流行趋势，以亚裔人发病率为高。四季均可发病，以冬、春季发病较多。婴幼儿多见，1～2 岁为高发年龄，5 岁以下占 80%，男女比例约为 1.5：1。我国近年来该病的发病率明显增高，多数自然康复，心肌梗死是本病的主要死亡原因。

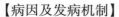

【病因及发病机制】

病因尚未十分明确。可能与感染、环境污染、药物、化学制剂、清洁剂等因素有关。荧光抗体检查可见心肌、脾脏、淋巴结的动脉壁上均有免疫球蛋白 IgG 的沉着,血循环中免疫复合物(CIC)增高,血清中 IgM、IgG、IgE、IgA 升高。目前认为川崎病是易患宿主对多种病原触发的一种免疫介导的全身性血管炎。急性期存在明显的免疫调节异常。

【病理】

基本病理改变是中小血管的变态反应性坏死性血管炎,受累的血管内皮细胞坏死,弹力纤维和肌层断裂,管腔内有血栓形成,尤其以冠状动脉受累最明显。因此可导致冠状动脉瘤和心肌梗死。此外,还可引起心肌炎、心包炎、心内膜炎、肝炎、肾炎和脑炎等病变。

【临床表现】

病程多为 6～8 周,有心血管症状时可持续数月至数年。

1. 主要表现

1)**发热** 为最早出现的症状,体温多达 39℃以上,常呈稽留热或弛张热,多持续 1～2 周,抗生素治疗无效。

2)**皮肤黏膜表现** 皮肤和黏膜损害为特征性改变,对确诊有重要意义。①皮疹:在发热同时或发热后 2～3 天出现,呈向心性、多形性、弥漫性红斑,麻疹样或猩红热样皮疹,与正常皮肤有明显分界线,无水疱或结痂,约 1 周左右消退。部分患儿肛周皮肤发红、脱皮。在卡介苗接种的瘢痕处,可重新出现红斑,此点具有诊断价值。②肢端变化:为本病特征,在急性发热早期,手足皮肤呈现广泛性硬性水肿,指、趾关节呈梭形肿胀,并有疼痛和关节强直,继之掌跖部和指趾尖端出现红斑、病后 2～3 周体温渐降时,手足硬性水肿和红斑也随之消退,同时出现指、趾端膜状脱皮,即指、趾甲与皮肤交界处出现大片状脱皮,重者指、趾甲亦可脱落。③黏膜表现:双侧结膜充血,无脓性分泌物和流泪,持续于整个发热期。口唇干燥潮红、皲裂、出血和结痂是本病非常重要的体征。常见舌乳头突起呈杨梅舌,口腔、咽部黏膜呈弥漫性充血。

3)**淋巴结肿大** 于发热后 3 天内出现颈部淋巴结一过性、非化脓性肿大,多为单则,质硬,轻压痛,表面皮肤不发红。有时枕后或耳后淋巴结亦可累及。

2. 心血管症状和体征 其发病率虽远较上述症状少见,但很严重。可因冠状动脉炎伴有动脉瘤及血栓阻塞而引起猝死。心脏损害主要为冠状动脉损害,其次为心肌炎、心包炎和心内膜炎,查体可有心脏杂音、心音遥远、心律不齐和心脏扩大。常于发病 1～6 周出现症状,也可迟至急性期后数月,甚至数年后才发生,约半数患儿的动脉瘤可在 1 年内消散。

3. 其他伴随症状 可出现脓尿和尿道炎、关节痛和关节炎、或腹痛、呕吐、腹泻,少数患儿可发生肝肿大、轻度黄疸和血清转氨酶升高等。

【实验室及其他检查】

(1) 血液检查　可有轻度贫血，外周血白细胞计数升高，以中性粒细胞增高为主，核左移。红细胞沉降率增快，C反应蛋白增高为炎症活动指标。部分病例血清氨基转移酶、胆红素增高。

(2) 心电图　主要为ST段和T波改变、P-R间期和Q-T间期延长、低电压、心律失常等。

(3) 超声心动图　是诊断及随访冠状动脉病变的最佳方法，安全、可靠、方便、重复性好。可见冠状动脉扩张、冠状动脉瘤、冠状动脉狭窄，于病程的第2～3周检出率最高，多在病程1～2年恢复。急性期可有心包积液。

(4) 其他　可有脑脊液白细胞增高，以淋巴细胞增高为主。尿沉渣中白细胞数增多，轻度蛋白尿等。

【治疗要点】

本病尚无特效治疗，除对症、支持疗法外，主要是减轻血管炎症和抗血小板凝集。

(1) 阿司匹林　由于冠状动脉血栓是导致本病死亡的主要原因，故首选阿司匹林，具有抗炎、抗凝作用，防止血栓形成。持续用药至症状消失，红细胞沉降率正常，共1～3月。也可与其他抗血小板药物如双嘧达莫(潘生丁)合用。

(2) 大剂量丙种球蛋白静脉滴注　早期(病程10天以内)应用可迅速退热，明显减少冠状动脉病变的发生，尤其适用于具有发生动脉瘤高危因素者。

(3) 其他　应用抗生素控制继发感染；有心肌损害者可用ATP、辅酶A等。

【常见护理诊断与评估】

(1) 体温过高　与感染、免疫反应等因素有关。

评估患儿有无发热及其伴随症状，发热的热型，有无热性惊厥。

(2) 皮肤完整性受损　与小血管炎有关。

评估患儿有无皮肤红斑，有无麻疹样或猩红热样皮疹，有无指(趾)甲与皮肤交界处大片状脱皮等表现。

(3) 口腔黏膜改变　与小血管炎有关。

评估患儿有无口唇干燥潮红、皲裂、出血和结痂等体征，有无杨梅舌、口腔黏膜充血等表现。

(4) 潜在并发症　心脏受损。

评估患儿有无心脏杂音、心音遥远、心律不齐和心脏扩大等表现。

【护理目标】

(1) 患儿体温逐渐降至正常范围。

（2）患儿皮肤损害逐渐减轻消失。

（3）患儿口唇、舌、口腔黏膜逐渐恢复正常。

（4）患儿不发生心脏损害。

【护理措施】

（1）**发热的护理** 急性发热期患儿应绝对卧床休息，病室内温湿度适宜，减少消耗。监测体温变化、观察热型及伴随症状，以便及时采取必要的治疗护理措施，如药物及物理降温等；评估患儿体液状态，嘱患儿进食高热量、高蛋白、高维生素、易消化的清淡流质或半流质饮食，多饮水或遵医嘱静脉补液等；遵医嘱病因治疗，注意观察药物的疗效和不良反应，注意阿司匹林的出血倾向和丙种球蛋白的过敏反应，一旦发生及时处理。

（2）**皮肤护理** 评估皮肤病损情况。保持皮肤清洁，每次便后清洗臀部。衣被质地柔软而清洁，以减少对皮肤的刺激。勤剪指甲，以免抓伤。对半脱的痂皮宜使用干净剪刀剪除，切忌强行撕脱，以防止出血和继发感染。

（3）**黏膜的护理** 评估患儿口腔黏膜病损情况。口唇干裂时可涂护唇膏；每日口腔护理2～3次，晨起、睡前、餐前、餐后漱口，以保持口腔清洁，防止继发感染和增进食欲，口腔溃疡时可涂碘甘油以消炎止痛；饮食应给予清淡、易消化，易吞咽、营养丰富的流质或半流质饮食，忌食生、硬、辛辣等刺激性食品，以保护口腔黏膜。每日用生理盐水清洗眼睛1～2次，也可涂眼膏或眼药水，以保持眼的清洁，预防感染。

（4）**观察病情** 密切监测患儿有无心血管损害的表现，如面色、呼吸、精神状态、心率、心律、心音、心电图异常等，一旦发现应立即进行心电监护，并根据心脏受损的程度采取相应的护理措施，遵医嘱使用保护心血管的药物如阿司匹林、双嘧达莫等。

【健康教育】

本病为自限性疾病，病程一般6～8周，有心血管症状时可持续数月至数年。及时向家长交待病情，理解家长因患儿心血管受损及可能发生猝死而产生不安心理，并给予安慰。患儿需定期做心电图、超声心动图等检查，应结合小儿年龄与家庭经济状况进行解释，以取得配合。对残留有冠状动脉病变的患儿应定期随访，交待家长每3～6个月做一次超声心动图检查。多发或较大冠状动脉瘤尚未闭塞者暂不宜参加体育活动。

（关雪茹）

思考题

1. 如何预防风湿热复发？

2. 儿童风湿热的主要临床表现有哪些?

3. 如何护理风湿性心脏炎和关节炎的患儿?

4. 过敏性紫癜的皮疹有何特点?

5. 如何护理过敏性紫癜的患儿?

6. 列出皮肤黏膜淋巴结综合征患儿皮肤黏膜病变的特点。

7. 简述皮肤黏膜淋巴结综合征患儿皮肤黏膜护理的主要措施。

第十五章　内分泌系统疾病患儿的护理

学习指导

　　学习目标：掌握先天性甲状腺功能减低症的实验室检查；熟悉小儿糖尿病、先天性甲状腺功能减低症的临床表现及护理措施；了解生长激素缺乏症的临床表现及护理措施。

　　学习重点：生长激素缺乏症和先天性甲状腺功能减低症的区别；胰岛素的使用方法。

第一节　生长激素缺乏症

　　生长激素缺乏症（growth hormone deficiency，GHD），又称垂体性侏儒症（pituitary dwarfism）。因儿童时期垂体前叶分泌的生长激素不足而引起的生长发育障碍，主要表现为身高落后，即低于正常儿两个标准差（$-2SD$）或在同龄健康儿童生长曲线第 3 百分位数以下。部分患儿伴有性腺、甲状腺和肾上腺皮质功能低下，临床上以男孩多见。

　　【病因及发病机制】

　　本病发生的病因有原发性、继发性和暂时性 3 种。

　　1. 原发性（特发性）　占绝大多数。其中：①下丘脑、垂体无明显病灶，但分泌功能不足，是原发性生长激素缺乏的主要原因；②少数是因垂体发育异常所致；③约 5％ 由遗传因素造成。

　　2. 继发性（器质性）　见于下丘脑、垂体或其他颅内肿瘤、感染、细胞浸润、颅脑的放射性损伤或外伤等，任何侵及下丘脑或垂体前叶的病变均可引起。

　　3. 暂时性　由于小儿遭受精神创伤，致使生长激素（GH）分泌功能低下所致，当不良刺激消除后，这种分泌功能即可恢复。

　　人类生长激素（human growth hormone，hGH），由垂体前叶的生长素细胞合成和分泌，其释放受下丘脑分泌的生长激素释放激素（GHRH）和生长激素释放抑制激素（GHRIH）的调节。而中枢神经系统又通过多巴胺、5-羟色胺等神经递质来控制下丘脑神经激素的分泌。小儿时期每日 GH 的分泌量超过成人，在青春发育期更为明显。

　　hGH 的基本功能是促进生长：人体各种组织细胞增大和增殖，使骨骼、肌肉和各系统器官生长发育，骨骼的增长导致身体长高。所以生长激素缺乏症患儿最主要的表现就是身高落后。

【临床表现】

1. 原发性生长激素缺乏症　多见于男孩,男:女约为3:1。

（1）生长障碍　患儿出生时身高和体重都正常,1岁以后逐渐出现生长速度减慢,身高落后比体重下降更为严重。随着年龄的增长,其外观明显小于小儿实际年龄,但身体各部比例正常,体形匀称,手足较小。

（2）骨成熟延迟　因下颌和颏部发育不良,出牙延迟且排列不整。骨化中心发育迟缓,骨骺融合较晚。骨龄较实际年龄落后2岁以上,但与其身高年龄相仿。

（3）青春发育期推迟　大多数患儿青春发育期推迟,但智力发育正常。

（4）其他改变　部分患儿同时伴有一种或多种其他垂体激素缺乏,患儿除生长迟缓外可有其他症状,如伴甲状腺刺激激素(TSH)缺乏者,可有食欲不振、少动等轻度甲状腺功能不足症状;如伴有促性腺激素缺乏者,多数患儿至青春期有性器官不发育、第二性征缺如等表现。

2. 继发性生长激素缺乏症　大多数患儿能找到引起生长激素缺乏的原发病,可发生于任何年龄,病前生长发育正常,病后生长发育开始减慢,如由颅内肿瘤引起者,还有头痛、呕吐、视野缺损等颅内压增高和视神经受压迫的症状和体征。

【实验室及其他检查】

1. 刺激试验　生长激素分泌功能可分为生理性试验和药物刺激试验。生理性试验系筛选试验,包括运动性试验和睡眠试验;药物刺激试验为确诊试验,有胰岛素、精氨酸、可乐定、左旋多巴试验,其有两项不正常者可确诊。各种药物刺激试验均需在用药前(0分钟)采血测定GH基础值。一般认为,在试验过程中,GH峰值$<7\ \mu g/L$即为分泌功能不正常。常用测定GH分泌功能试验见表15-1。

表15-1　　　　　　　　　　　　生长激素分泌功能试验

试验	方法	采血时间
生理性		
1. 运动	禁食4～8小时后,剧烈活动15～20分钟	开始运动后20、40分钟采血
2. 睡眠	晚间入睡后用脑电图监护	Ⅲ～Ⅳ期睡眠时采血
药物刺激		
1. 胰岛素	0.075 U/kg 静注	0、15、30、60、90、120分钟测定血糖、皮质醇、GH
2. 精氨酸	0.5 g/kg,注射用水配成5%～10%溶液,30分钟滴完	0、30、60、90、120分钟测定GH
3. 可乐定	0.004 mg/kg,1次口服	0、30、60、90、120分钟测定GH
4. 左旋多巴	10 mg/kg,1次口服	0、30、60、90、120分钟测定GH

2. 其他检查　确诊为生长激素缺乏症后,宜作头颅 CT 扫描、MRI 检查,进一步明确病因。

【治疗要点】

本病治疗关键是早期诊断和使用 GH 终生替代疗法。年龄越小,治疗效果越好,如骨骺生长线已闭合,则治疗效果差。目前大多采用国产基因重组人生长激素(rhGH),剂量为 0.1 U/kg,每日皮下注射一次,每周 6～7 次;对由于各种原因不能应用替代疗法时,可选用苯丙酸诺龙、氧甲氢龙等促合成代谢激素。若为继发性生长激素缺乏症者,应积极寻找病因,针对病因治疗。伴有其他垂体激素缺乏者,应作相应替代治疗。

【常见护理诊断与评估】

(1) 生长发育迟缓　与生长激素缺乏有关。

评估患儿有无生长速度减慢、身高比同龄儿明显落后。

(2) 自身形象紊乱　与生长发育迟缓有关。

评估患儿有无外观明显小于实际年龄、身高低于正常水平,有无因下颌和颏部发育不良、出牙延迟且排列不整。患儿有无青春发育期推迟。

【护理目标】

(1) 通过合理服药身高能恢复正常水平。

(2) 通过合理服药使各项发育指标正常,自身形象紊乱好转。

【护理措施】

1) 指导合理用药,促进生长发育

(1) 指导合理用药　生长激素替代疗法在骨骼愈合前效果良好,应坚持用药。用药后患儿生长发育加速、食欲增加、脂肪减少、体能和认识能力会有所改善。在治疗后的头1～2年身高增长很快(约8～12 cm/年),以后逐渐减慢。告知家长 GH 长期使用无明显的不良反应。若使用促合成代谢激素,则应注意其不良反应,主要有肝脏毒性和雄激素作用,有促使骨骼提前愈合而反而使身高过矮的可能,需定期复查肝功能,严密随访骨骼发育情况。

(2) 监测生长发育指标　治疗期间每 3 个月测量身高、体重 1 次,观察骨骼系统发育情况并做好记录。了解各项有关内分泌检查的方法,以便协助工作。密切观察病情,注意观察有无甲状腺功能低下、低血糖和颅内压增高症状,一旦发现及时报告,遵医嘱给予相应的处理。

2) 消除患儿自身形象紊乱,做好心理护理　通过各种方式,多与患儿沟通,建立良好信任的护患关系,鼓励患儿表达自己的情感和想法。告诉患儿及家长若能早期发现、早期治疗,身高都能恢复正常水平。提供其与他人交往的机会,增强适应日常生活、社会活动和人际交往的能力,切勿产生自卑心理。

【健康教育】

向家长讲解本病的相关知识和护理、治疗方法,教会家长掌握药物的用量、使用方法和药物副作用的观察。在治疗过程中,每 3 个月测量身高、体重 1 次,并记录生长发育曲线,以便观察疗效,若病情发生变化能及时到医院就诊。

第二节 先天性甲状腺功能减低症

先天性甲状腺功能减低症(congenital hypothyroidism,CH),简称甲减,是由于甲状腺激素合成或分泌不足所引起,以往称为克汀病或呆小病,是小儿最常见的内分泌疾病。其临床表现为体格和智能发育障碍,可分为散发性和地方性两种。前者是由于甲状腺先天性缺陷所致;后者是因母孕期饮食中缺碘引起。在我国新生儿先天性甲状腺功能减低症的筛查结果为 1/7 000~1/7 500。男女发病之比为 1∶2。

【病因及发病机制】

散发性甲状腺功能减低症的主要原因是先天性甲状腺不发育或发育不全,占 80%~90%。可能与遗传素质和免疫介导机制有关;其次为甲状腺素合成途径中酶的缺陷(为常染色体隐性遗传病),占 10%~15%;促甲状腺激素缺陷与甲状腺或靶器官反应低下所致者少见。地方性甲状腺功能减低症发生在甲状腺肿流行的山区,是由于该地区饮食中缺碘,导致胎儿甲状腺素合成不足造成中枢神经系统和骨骼系统不可逆的严重损害。从我国开始采取食盐加碘预防措施后,发病率有所下降。

甲状腺的主要功能是合成甲状腺素(T_4)和三碘甲状腺原氨酸(T_3)。甲状腺激素的主要原料为碘和酪氨酸,碘离子被摄取进入甲状腺上皮细胞后,经一系列酶的作用与酪氨酸结合,合成具有生物活性的 T_3 与 T_4。甲状腺素的合成与释放受垂体、下丘脑的调节,三者形成负反馈轴。甲状腺素几乎参与机体所有组织的代谢,其主要功能:①加速细胞内氧化过程,促进新陈代谢;②促进蛋白质合成,增加酶活性;③提高糖的吸收和利用;④加速脂肪分解、氧化;⑤促进细胞、组织的分化、成熟;⑥促进钙、磷在骨骼中的合成代谢;⑦促进中枢神经系统的生长发育,特别在生后头 3 年,对神经系统的成熟更显重要。因此,当甲状腺功能不足时,可引起代谢障碍、生理功能低下、生长发育迟缓和智能障碍等。

【临床表现】

散发性甲状腺减功能低症者因在胎内受健康母亲甲状腺素的影响,出生时多无症状。症状出现的早晚和轻重与患儿体内甲状腺组织的多少及功能低下程度有关。

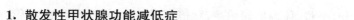

1. 散发性甲状腺功能减低症

1）**典型病例**　多数患儿在出生半年后出现典型症状。

（1）特殊面容和体态　头大、颈短，皮肤苍黄、干燥、毛发稀少，眼睑水肿，眼距宽，鼻梁宽平，鼻翼肥大，舌大而宽厚、常伸出口外。腹部膨隆，常伴有脐疝。

（2）生长发育落后　身材矮小，躯干长而四肢短，手足指（趾）粗短，上部量/下部量＞1.5，囟门闭合延迟，出牙延迟。运动发育迟缓，说话、坐、立、行走均延迟。

（3）生理功能低下　精神、食欲差，吸吮和吞咽缓慢，安静少哭、少动，嗜睡。体温低而怕冷，脉搏与呼吸均缓慢，心音低钝，肌张力低，肠蠕动慢，腹胀或便秘，第二性征出现晚等。

（4）智力低下　神经反射迟钝，智能发育低下，表情呆板、淡漠等。

2）**新生儿期症状**　症状不典型，患儿多为过期产，主要表现为生理性黄疸时间延长达2周以上，喂养困难、哭声低、声音嘶哑、腹胀、便秘。体检可见体温低下、末梢循环差、四肢凉、皮肤出现斑纹或硬肿现象。

2. 地方性甲状腺功能减低症　因胎儿期缺碘不能合成足量的甲状腺素，以致影响神经系统发育，患儿出生时就有明显的症状。临床表现有两种不同的综合征：①神经型：以共济失调、痉挛性瘫痪、聋哑和智力低下为主，而甲状腺功能低下的其他表现不明显；②黏液性水肿型：以黏液性水肿为特征，有特殊的面容和体态，智力发育落后而神经系统检查正常。

【实验室及其他检查】

（1）新生儿筛查　采用出生后2天的新生儿干血滴纸片检查TSH浓度作为初筛，TSH＞20 mU/L，为可疑病例，应立即采集静脉血测定血清T_4和TSH以确诊。

（2）血清T_3、T_4、TSH测定　如T_4下降，TSH增高即可确诊。血清T_3浓度可降低或正常。

（3）基础代谢率测定　基础代谢率低下。

（4）其他检查　甲状腺扫描发现甲状腺先天性缺如或异位；骨龄测定可见骨龄落后。

【治疗要点】

本病治疗原则：不论何种原因者，一旦确诊立即治疗，采用替代疗法，终身服用甲状腺素，以维持正常生理功能。常用的药物有甲状腺素干粉片和左旋甲状腺素钠。开始剂量按病情轻重及年龄大小而异，后根据患儿的发育情况随时调整剂量。甲状腺素干粉片小剂量为5～10 mg/d，每1～2周增加1次剂量，直到临床症状改善、血清T_4和TSH正常，即作为维持量使用，约为每日4～8 mg/kg。

【常见护理诊断与评估】

（1）体温过低　与代谢率低下有关。

评估患儿有无安静少哭、少动，嗜睡，体温低而怕冷，脉搏与呼吸均缓慢，心音低钝等。

（2）生长发育迟缓　与甲状腺素合成不足有关。

评估患儿有无身材矮小、躯干长而四肢短、手足指（趾）粗短，有无囟门闭合、出牙、说话、坐、立、行走均较同龄儿延迟等。

（3）营养失调：低于机体需要量　与喂养困难、食欲差有关。

评估患儿有无精神、食欲差，吸吮和吞咽缓慢等表现。

（4）便秘　与肌张力降低、肠蠕动减慢、活动量减少有关。

评估患儿有无肌张力低、肠蠕动慢，有无腹胀或便秘等表现。

（5）知识缺乏　与家长及年长患儿的营养知识不足，缺乏本病的防护知识有关。

评估患儿家属有无因缺乏对本病的护理知识，而给患儿不正规用药，如用药少或用量大或间断服药等，从而影响治疗效果或使病情加重。

【护理目标】

（1）患儿体温保持正常。

（2）患儿体格和智能基本正常。

（3）患儿营养均衡、体重增加。

（4）患儿大便通畅。

（5）患儿及家长能掌握正确服药方法和疗效观察。

【护理措施】

（1）保暖、预防感染　患儿因基础代谢降低，活动量少致使体温低而怕冷，应注意室内温、湿度，适时增减衣服，避免受凉。勤洗澡更衣，保持皮肤清洁，防止感染；因生理功能低下，机体抵抗力降低，应避免与感染性疾病患儿接触。

（2）加强行为训练，促进体格和智力发育　因患儿智力发育差、反应迟钝，缺乏生活自理能力，故需加强日常生活护理，防止意外事故发生；可通过玩具、音乐、语言、体操等多种方法，加强智力、行为训练，适时地给予表扬和鼓励，以促进生长发育，帮助其掌握基本生活技能。

（3）保证充足营养　指导喂养方法，对吸吮困难、吞咽缓慢者要耐心喂养，必要时可用滴管或鼻饲疗法。经治疗后，患儿代谢增强，生长速度加快，应供给高蛋白、高维生素、富含钙、铁的易消化食物，以满足机体生长发育需要。

（4）保持大便通畅　便秘是患儿常见的症状，有时是首发症状。向家长指导预防和处理便秘的措施，提供充足液体入量，多吃含粗纤维的水果和蔬菜；适当引导患儿增加活动量，促进肠蠕动，每日顺肠蠕动方向按摩数次，养成定时排便习惯，必要时遵医嘱使用缓泻剂或灌肠。

【健康教育】

（1）应从围生期保健做起，重视新生儿筛查工作。做到早诊断、早治疗，可避免严重神经系统损害。

（2）指导用药 向家长和患儿讲解终生服药的必要性，坚持用药，指导服药方法，掌握疗效及副作用的观察。用药剂量随小儿年龄增长而逐渐增加，剂量不足会影响智力和体格发育；剂量过大会导致医源性甲亢，出现烦躁、多汗、发热、消瘦、腹痛、腹泻等症状。因甲状腺制剂作用缓慢，用药1周左右才能达到疗效，故服药后应密切观察患儿反应、食欲、活动量、排便情况，定期到医院测体温、脉搏、体重、身高，并监测血清 T_3、T_4 和 TSH 的变化，随时调整药物剂量。

第三节 儿童糖尿病

糖尿病（diabetes mellitus，DM）是由于胰岛素绝对或相对不足而引起的糖、脂肪、蛋白质代谢紊乱，致使血糖升高、尿糖增加的一种全身慢性代谢性疾病。根据糖尿病新的分型法可分：1型糖尿病、2型糖尿病、特殊型糖尿病和妊娠糖尿病。儿童糖尿病绝大多数（98%）为1型，表现为多饮、多尿、多食和体重下降（即"三多一少"）。其急性合并症糖尿病酮症酸中毒和慢性合并的血管病变导致器官损害均可危及生命。我国儿童糖尿病发病率为0.6/10万，发病高峰在学龄前期和青春期。本节重点介绍1型糖尿病。

【病因及发病机制】

病因尚未完全阐明。目前认为是在遗传易感性基因的基础上，受外界环境因素的作用，发生自身免疫反应，引起胰岛 β 细胞的损伤和破坏，导致胰岛素分泌不足或完全丧失是造成代谢紊乱的主要原因。同时，由于胰岛素不足使胰高血糖素、肾上腺素、去甲肾上腺素、皮质醇和生长激素等反调节激素分泌增多而加重代谢紊乱。

胰岛素具有促进葡萄糖、氨基酸和钾离子的膜转运；促进糖的利用和蛋白质合成；促进肝、肌肉和脂肪组织内能量贮存，抑制肝糖原和脂肪的分解等作用。当胰岛素分泌不足时，可出现：①葡萄糖利用减少，糖原合成障碍，而反调节激素作用增强，使肝糖原分解和糖原异生增加，导致血糖升高。当血糖浓度＞肾糖阈值10 mmol/L（180 mg/dl）时出现糖尿并伴有大量水分和电解质丢失，患儿出现多尿、脱水、电解质紊乱、口渴、多饮。由于组织不能利用葡萄糖，能量不足产生饥饿感，引起多食。②脂肪合成减少，分解增加，患儿出现消瘦。严重时，其中间产物不能进入三羧酸循环而转化成酮体在血中堆积，形成酮症酸中毒。③蛋白质合成减少，分解增加，出现负氮平衡。患儿乏力、体重下降、生长发育延迟、抵抗力降低，易继发感染。④水、电解质紊乱及酮症酸中毒等代谢失衡最终可导致中枢神经系统受损，出现意识障碍或昏迷。

【临床表现】

多数患儿起病急,表现为:

(1) 典型症状　多数患儿有多饮、多尿、多食和体重下降症状。

(2) 糖尿病酮症酸中毒　约40%患儿以酮症酸中毒为首发症状。常因急性感染、过食、诊断延误或突然中断胰岛素治疗等而诱发,且年龄越小发生率越高。除"三多一少"外,尚有精神委靡、意识模糊甚至昏迷,恶心、呕吐、腹痛、厌食、呼吸深长、节律不整、呼气中有酮味,口唇樱红、脱水甚至休克等酸中毒表现。

(3) 其他表现　少数患儿无多食而表现消瘦伴乏力、精神委靡等。学龄期小儿可有遗尿或夜尿增多。因患儿免疫力下降,易发生呼吸道、泌尿道感染或反复发生皮肤疖肿等。

【实验室及其他检查】

1) 尿液检查　尿糖阳性,其呈色强度可粗略估计血糖水平。通常分段收集一定时间的尿液来了解24小时内尿糖的动态变化。如晨8时至午餐前;餐前半小时内的尿糖定性更有助于胰岛素剂量的调整。尿酮体阳性表明患儿有酮症或酮症酸中毒;尿蛋白阳性提示可能有肾脏的继发性损害。

2) 血液检查

(1) 血糖测定　空腹血糖增高。按世界卫生组织(WHO)标准,空腹全血或血浆血糖浓度分别≥6.7 mmol/L(120 mg/dl)、≥7.8 mmol/L(140 mg/dl);或患儿有"三多一少"症状、尿糖阳性时,随机血糖≥11.1 mmol/L(200 mg/dl)者即可诊断为糖尿病。

(2) 血脂　血胆固醇、三酰甘油和游离脂肪酸明显增高。

(3) 血气分析　血pH值<7.30,HCO_3^-<15 mmol/L时,证实有代谢性酸中毒存在。

3) 口服葡萄糖糖耐量试验(OGTT)　仅适用于无明显临床症状,尿糖偶尔阳性而血糖正常或稍增高的患儿。方法:试验当天0时起禁食,在清晨按1.75 g/kg(总量不超过75 g)口服葡萄糖,每克加水2.5 ml,于3～5分钟服完。正常人0分钟血糖<6.2 mmol/L(110 mg/dl),口服葡萄糖后60分钟和120分钟时血糖分别<10.0 mmol/L(180 mg/dl)和7.8 mmol/L(140 mg/dl),而糖尿病患儿在120分钟时血糖仍≥11 mmol/L(200 mg/dl)。

【治疗要点】

糖尿病一旦诊断应采取综合性措施:①胰岛素替代,初发者一般用量为每日0.5～1.0 U/kg。将全日总量的2/3于早餐前30分钟,1/3于晚餐前30分钟皮下注射。②饮食控制、运动及精神心理治疗,严格控制饮食是减少并发症的关键,适当的运动对恢复胰岛的功能有重要的意义。③积极预防和处理糖尿病酮症酸中毒。④防止糖尿病引起的血管损伤,保证患儿正常的生长发育和生活。

【常见护理诊断与评估】

（1）营养失调：低于机体需要量　与胰岛素缺乏致体内代谢紊乱有关。

评估患儿有无消瘦、全身乏力等。

（2）有感染的危险　与蛋白质代谢紊乱、免疫功能低下有关。

评估患儿有无因代谢紊乱造成免疫力下降，发生呼吸道、泌尿道感染或反复发生皮肤疖肿等。

（3）潜在并发症　酮症酸中毒、低血糖。

评估患儿有无胰岛素中断或胰岛素过量引发的各种并发症。

4. 知识缺乏　家长及年长患儿缺乏控制糖尿病的知识。

评估家长或年长儿有无因糖尿病需要终生替代治疗，常不能理解，饮食不能很好控制等。

【护理目标】

（1）患儿营养状况得到改善，体重有所增加。

（2）患儿不发生各种感染。

（3）患儿不发生各种并发症或发生后能得到及时的处理。

（4）让患儿及家属了解糖尿病发病、治疗及并发症等方面的护理知识。

【护理措施】

1）补充胰岛素，指导胰岛素的使用

（1）胰岛素剂型和种类　目前胰岛素制剂有正规胰岛素（RI）、中效的珠蛋白胰岛素（NPH）、长效的鱼精蛋白锌胰岛素（PZI）。其作用时间见表 15-2。

表 15-2　　　　　　　　　　**胰岛素的种类和作用时间**

胰岛素种类	开始作用时间(h)	作用最强时间(h)	作用最长时间(h)
短效 RI	0.5	3～4	6～8
中效 NPH	1.5～2	4～12	18～24
长效 PZI	3～4	14～20	24～36

（2）应用方案　每次注射用中效的珠蛋白胰岛素（NPH）和正规胰岛素（RI）按 2∶1 或 3∶1 混合。尽量用同一型号的 1 ml 注射器，按先 RI 后 NPH 顺序抽取药液，混匀后注射。根据尿糖检查结果，每 2～3 天调整剂量一次，每次增减 2 U，直至尿糖呈色试验不超过"＋＋"。

（3）注射部位　应有计划地选择上臂、大腿、腹部和臀部等不同部位按顺序轮换进行注射，注射点之间需间隔 1～2 cm，1 个月内不要在同一部位注射 2 次，以防皮肤组织萎缩硬化影响疗效。常用注射部位见图 15-1。

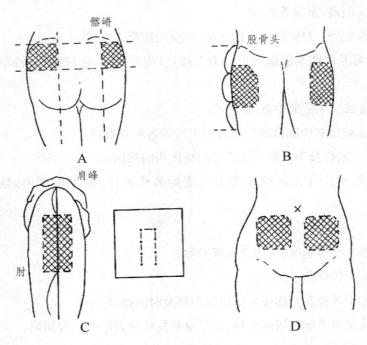

A. 臀部：适用与年长儿　B. 大腿：除臀部背面，可多鼓励注射此部位
C. 前臂：注射部位应相隔 3 cm，每天更换　D. 下腹部

图 15-1　胰岛素注射部位

（4）**注意事项**　临床上特别要注意：①注射过程应严格遵守无菌操作，作皮下注射时切忌注入皮内，以免组织坏死。对少数有变态反应，注射处红痒或发生血管神经性水肿、荨麻疹，一般不需停药，常可自行消退。对注射剩余的胰岛素必须存放于冰箱中。②对长期使用胰岛素治疗的患儿应注意胰岛素过量（Somogyi 现象）、胰岛素不足（清晨现象 dawn phenomenon）和胰岛素耐药等情况。Somogyi 现象是因长期使用胰岛素过量产生低血糖，在反调节激素作用下使血糖随即升高，导致清晨血、尿糖异常升高；而清晨现象是晚间胰岛素用量不足所致。两者治疗截然不同，前者应减少胰岛素用量，后者应加大晚间注射剂量或将 NPH 注射时间稍往后移即可。

2. 控制饮食，适当运动，提高患儿免疫力　饮食管理是糖尿病护理工作中的重要环节。饮食治疗的原则是既要满足患儿生长发育及活动需要，又要保持血糖正常。每周测体重一次。①每日所需热量(kJ)＝[1 000＋(年龄×80～100)]×4.184。年幼儿宜稍偏高。②饮食成分分配:碳水化合物 50%～55%,最好以米饭为主,应避免精制糖;蛋白质 15%～20%;脂肪 30%,以植物油为主。适当增加含纤维素食物。③热量分配:全日热量分 3 餐,早、午、晚分别占 1/5、2/5、2/5,每餐留少量食物(5%)作为餐间点心。当游戏运动增加时给少量加餐或适当减少胰岛素用量。

运动时肌肉对胰岛素的敏感性增强,从而增加葡萄糖的利用,有利于血糖控制。在病情控制后,原则上不限制运动,可根据年龄和体力安排运动的种类和强度。运动时间以进餐 1 小时后、2～3 小时内为宜,不宜空腹时运动。如运动后出现低血糖症状可加餐。

3. 常见并发症的处理

(1) 酮症酸中毒的护理　包括:①密切观察病情,监测血气、电解质、血和尿中糖、酮体的变化。②应迅速建立两条静脉通道,一条为纠正水、电解质、酸碱平衡紊乱用,另一条为输入小剂量胰岛素降低血糖用,最好采用微量输液泵缓慢输入。并遵医嘱执行输液方案。③控制感染,因酮症酸中毒常并发感染,故应积极寻找病因,常规做血、尿培养,及时发现感染源,在急救的同时遵医嘱应用有效抗生素控制感染。

(2) 低血糖患儿的护理　胰岛素用量过大或在注射胰岛素后作用最强的时间内,如没按时和定量进餐,或增加活动量后可引起低血糖。表现为饥饿感、心慌、手抖、软弱无力、多汗、脉速,严重者可有惊厥、昏迷、休克甚至死亡。一旦发生应立即平卧,进食糖水,必要时静脉注射50%葡萄糖液 40 ml,待患儿清醒后再进食,以防再度昏迷。

【健康教育】

向患儿及家长详细介绍本病的相关知识,认识本病是终身性疾病。多与患儿及家长沟通,帮助他们树立信心,提供长期有效的心理支持。讲解胰岛素治疗对患儿生存的重要性。向家长和患儿示教正确抽吸和注射胰岛素方法,学会独立进行血糖和尿糖的监测、观察低血糖反应及处理方法,做好家庭记录,并定期随访以便调整药物用量。讲解饮食、运动疗法和预防感染的重要性。指导患儿日常生活管理,学会饮食控制和运动,坚持有规律的生活;外出注意安全,若发生感染及时去医院就诊等。

(朱鹏云)

思考题

1. 名词解释:先天性甲状腺功能减退症　生长激素缺乏症　儿童糖尿病
2. 简答题:①简述先天性甲状腺功能减退症的健康教育。②简述低血糖的处理方法。
3. 护理病例:患儿,女,10 岁,近 2 周来常感口渴,且有明显的饥饿感,频频喝水,进食量较平日大增,但日渐消瘦,常自觉精神不振,疲乏无力。查体:精神欠佳,体重 26 kg(发病前 31 kg),心肺未闻及异常。尿糖阳性,非空腹血糖 14.8 mmol/L,连续 3 天查尿糖均阳性,空腹血糖均高于正常值。

请问:① 患儿最可能患什么病? ② 简述其护理诊断和护理措施。

第十六章 感染性疾病患儿的护理

学习指导

　　学习目标:掌握常见传染病的临床表现、并发症和护理措施。熟悉一般传染病的特征、一般护理及管理方法。了解常见传染病的病因、流行病学、实验室检查及预防方法。

　　学习重点:传染病流行环节;传染病护理内容;麻疹高热护理;出疹性传染病皮肤护理;常见传染病感染传播的预防;艾滋病护理操作个人防护;抽搐、昏迷护理。

第一节 传染病患儿的一般护理与管理

　　传染病是由病毒、细菌、螺旋体、立克次体等病原微生物感染人体后产生的具有传染性的疾病。小儿时期免疫功能不完善,同时,传染病具有传染性和流行性,故在儿童中发病率较成人高,并且起病急、发展快,易发生并发症。

　　1. 传染过程 传染是病原体侵入机体后,病原体与机体之间相互作用、相互斗争的过程。传染过程可产生 5 种不同的结局。

　　(1)病原体被清除 指病原体进入人体后,人体通过非特异性免疫或特异性免疫将病原体消灭或排出,不产生病理变化,不引起临床症状。

　　(2)隐性感染 又称亚临床感染。指病原体进入人体后,仅引起机体发生特异性免疫应答,不发生或只发生轻微组织损伤,临床上不出现任何症状、体征,只有免疫学检查才发现异常。隐性感染后可获得对该病的特异性免疫力,病原体被清除。

　　(3)显性感染 即所谓传染病又称临床感染。是指病原体侵入人体后,引起机体发生免疫应答,病原体本身的作用或机体的免疫反应导致组织损伤和病理改变,出现临床表现。显性感染后机体可获得特异性免疫力。

　　(4)病原携带状态 指病原体侵入人体后,在人体内生长繁殖并不断排出体外,人体不出现任何疾病状态的整个时期。在乙肝、伤寒、痢疾等传染病中成为重要的传染源。

　　(5)潜伏性感染 指病原体侵入人体后寄生于机体某个部位,机体的免疫功能使病原体局限而不发病,但不能清除病原体,病原体潜伏在体内。

上述 5 种感染表现形式一般以隐性感染最常见,病原携带状态次之,显性感染最少。各种感染形式在一定条件下可以相互转化。

2. 传染病的基本特征　传染病具有下列 4 个基本特征。

(1) 有病原体　每一种传染病都由特异性的病原体引起,以细菌和病毒最常见。

(2) 有传染性　是指传染病的病原体可以从一个人经过一定的途径传染给另一个人。这是传染病与其他感染性疾病最主要的区别。传染病病人具有传染性的时期称为传染期,每一种传染病有相对固定的传染期,是确定病人隔离期的依据之一。

(3) 有流行性　在一定条件下,传染病在人群中广泛传播蔓延的特性称为流行性。按强度可分:①散发,指某传染病在某地近年来发病率的一般水平;②流行,指某传染病显著高于当地的一般发病率;③大流行,指某传染病在一定时间内迅速蔓延,波及范围广;④暴发,指某传染病病例发病时间的分布高度集中于一个短时间内。

(4) 有免疫性　人体感染病原体后,能产生针对病原体及其产物的特异性免疫。一般病毒性传染病(如麻疹、水痘、流行性乙型脑炎、流行性腮腺炎等)感染后免疫持续时间长,甚至可保持终身。细菌性、螺旋体及原虫性传染病(如细菌性痢疾、钩端螺旋体、阿米巴病等)感染后免疫持续时间较短,仅为数月至数年。

3. 传染病流行的三个基本环节

传染病在人群中的发生、传播和终止的过程称为传染病的流行过程,整个过程包含了三个基本环节。

(1) 传染源　指病原体已在体内生长繁殖并能将其排出体外的人和动物。包括病人、隐性感染者、病原携带者、受感染的动物。

(2) 传播途径　指病原体离开传染源后到达另一个易感者所经历的途径。常见的有:①呼吸道传播,通过空气、飞沫、尘埃进入呼吸道;②消化道传播,通过污染水、食物进入消化道;③日常生活接触传播,通过污染日常生活环境或用具等进入消化道或呼吸道;④虫媒传播,以吸血节肢动物(如蚊子、跳蚤、白蛉等)为中间宿主的传染;⑤血液传播,见于乙型肝炎、丙型肝炎、艾滋病等;⑥土壤传播,病原体的芽孢或幼虫污染土壤。

(3) 人群易感性　对某一传染病缺乏特异性免疫力的人称为易感者。易感者占人群比例越多,人群易感性越高,该传染病越容易发生、传播和流行。

4. 影响流行过程的因素

(1) 自然因素　包括气候、地理、生态等条件对流行过程的发生和发展有重要影响。

(2) 社会因素　包括社会制度、经济和生活条件、文化水平等,对传染病流行过程有决定性的影响。我国建立了各级卫生防疫机构,颁布了《传染病防治法》,制定各项卫生管理法,执行计划免疫工作等,有效地控制了传染病的流行。

5. 传染病的临床特点　病程的发展有阶段性,分为:

(1)潜伏期　自病原体侵入机体至最早出现临床症状之前,这一时期称为潜伏期。每种传染病的潜伏期都有一个范围,相当于病原体在体内繁殖、转移、定位、出现临床症状之前的整个过程。

(2)前驱期　自起病至开始出现明显症状为止,称为前驱期。一般持续1～3天,主要出现许多传染病共有的症状,如发热、乏力、头痛、肌肉酸痛、食欲不振等。

(3)症状明显期　前驱期后出现该传染病所特有的症状、体征,这一时期称症状明显期。该期病原体在体内大量繁殖,故传染性最强。

(4)恢复期　机体免疫力增长到一定程度,体内病理生理过程基本终止,病人症状、体征基本消失,称为恢复期。

6. 传染病预防

1)管理传染源

(1)对病人管理:一旦发现传染病病人或疑似病人,立即隔离治疗,隔离期限依据传染病的传染期或化验结果而定。

(2)对接触者管理:接触过污染源的人称为接触者,对接触者的防疫措施称检疫。检疫期限自最后接触日至该病的最长潜伏期。

(3)对病原携带者管理:病原携带者进行隔离治疗,随访观察。

(4)对动物传染源管理:根据动物所患疾病及其经济价值,以隔离、治疗或杀灭。动物尸体应焚毁或深埋。

2)切断传播途径　不同传染病的传播途径采取不同的措施,消毒是切断传播途径,防止传染病扩散的重要措施。

3)保护易感人群

(1)增强非特异性免疫力　合理膳食,锻炼身体,培养良好的卫生、生活习惯,有助于提高人体的非特异性免疫。

(2)增强特异性免疫力　①人工主动免疫,将减毒或灭活的病原体、纯化的抗原及类毒素制成菌(疫)苗接种到人体内,使人体产生抗体,称为人工主动免疫。②人工被动免疫,将制备好的含抗体的血清或抗毒素注入易感者体内,使机体迅速获得免疫的方法称人工免疫,免疫时间仅持续2～3周。

(3)药物预防　在流行期间给易感者口服预防药物,对降低发病率和控制流行有一定作用。

7. 传染病护理

1)传染病的隔离　将处于传染期间的传染病病人或病原携带者安置在指定的地方,使其与健康人和非传染病人分开,便于集中治疗和护理,以防止传染和扩散,称为隔离。

隔离分 A 系统和 B 系统两类。A 系统是以类别特点分类的隔离方法,B 系统以疾病分类的隔离方法。目前我国大多数医院实行 A 系统隔离法:①呼吸道隔离(蓝色标志),适用于经空气传播的呼吸道传染病。②消化道隔离(棕色标志),适用于消化道传染病。③严密隔离(黄色标志),适用于有高度传染性及致死性传染病。④接触隔离(橙色标志),适用于预防高度传染性及有重要流行病学意义的感染。⑤血液(体液)隔离(红色标志),适用于因直接或间接接触感染的血液及体液引起的传染病。⑥分泌物隔离(绿色标志),防止因直接或间接接触感染部位的脓液或分泌物引起的感染。⑦结核菌隔离(灰色标志),用于肺结核痰涂片阳性者或 X 线检查为活动性肺结核者。

2) **传染病的消毒**　用物理、化学、生物等方法消除或杀灭环境中的病原体称为消毒。

(1) 消毒种类　包括预防性消毒与疫源地消毒。前者指未发现传染源,对可能受病原体污染的场所、物品和人体进行的消毒。后者指对目前存在或曾经存在传染源的地方进行消毒,可分为随时消毒和终末消毒。

(2) 消毒方法　包括物理消毒法和化学消毒法。物理消毒是利用机械、热、光、电、微波、辐射等方法作用于病原体,将其消除或杀灭。化学消毒是应用化学消毒剂使病原体的蛋白质凝固变性或失去活性。常用的化学消毒剂有 2.5%碘酊、戊二醛、过氧乙酸、乙醇、氧化剂、溴剂等。

3. 传染病护理内容

(1) 严格执行消毒隔离制度　掌握各种隔离技术和消毒方法,严格按各种消毒隔离规定进行各项护理操作,防止和控制传染病的传播。

(2) 报告疫情　护理人员是传染病法定报告人之一。按照传染病报告制度,准确及时地向防疫部门报告,以便采取有效措施,防止传染病的播散。

(3) 密切观察病情　急性传染病病情进展快,变化多,护理人员应仔细观察病情变化,正确作出护理诊断,采取有效护理措施,做好各种抢救的准备工作。

(4) 按护理程序进行身心护理　小儿生活自理能力差,护理人员切实做好日常生活护理及对症护理。传染病患儿常需要单独隔离,易产生紧张、焦虑、恐惧、孤独心理,不良的心理反应不利于病儿的康复,护理人员应具有高度责任感和同情心,耐心劝导患儿安心休息,配合治疗,保持良好的情绪。

(5) 健康教育　传染病的卫生宣教是护理的重要环节。宣传传染病及其预防的有关知识,指导病人及家长配合医院的隔离消毒工作。

第二节　麻　疹

麻疹(measles)是由麻疹病毒引起的急性呼吸道传染病,临床上以发热、上呼吸道炎、结膜炎、口腔麻疹黏膜斑(Koplik spot)及全身皮肤斑丘疹为主要表现。麻疹是儿童最常见的急性呼吸道传染病之一,传染性极强。接种麻疹减毒活疫苗可预防其流行。近年来,麻疹的不典型病例增多,如大龄儿童和6个月以下婴儿麻疹增多。

【病因及发病机制】

麻疹病毒属副黏液病毒科,存在于发病初期的血液、眼和鼻咽分泌物及大小便中。病毒不耐热,对日光和消毒剂敏感,在低温下能长期保存。

麻疹病毒通过鼻咽部进入人体,并在呼吸道上皮细胞及局部淋巴结这些部位繁殖,引起局部炎症和发热。同时少量病毒侵入血液形成第一次病毒血症,被单核细胞吞噬后大量繁殖再次侵入血液,引起第二次病毒血症,向全身器官传播,如脾、胸腺、肺、结膜和皮肤等,可引起广泛性损伤,出现高热和皮疹等一系列临床表现。出疹后第二天血清抗体100%阳性,故皮疹出现后病毒复制减少,以后渐愈。

【流行病学】

麻疹患者是唯一传染源,在前驱期和出疹期患者口、鼻、咽、气管及眼部的分泌物中均含有麻疹病毒,主要通过喷嚏、咳嗽和说话等由飞沫传播,密切接触者亦可通过污染病毒的手传播。从接触麻疹后7天至出疹后5天均有传染性,如合并肺炎,传染期可延长至出疹后10天。麻疹传染性很强,易感者接触后90%以上可发病。感染后大多能获得终身免疫。生后6个月内婴儿可从胎盘得到来自母体的特异性抗体。1~5岁小儿发病率最高。麻疹减毒活疫苗使用后发病率下降,但免疫力不持久,近年来,6个月内婴儿、年长儿及青年人中发病增多。

【临床表现】

1. 潜伏期　6~18天,接受过免疫者可延长至3~4周。

2. 前驱期　也称为出疹前期,一般为3~4天,主要表现为发热、上呼吸道炎和麻疹黏膜斑。体温多为中度以上发热,伴有头痛、流涕、咳嗽、喷嚏,与上呼吸道感染不易区别,但结膜充血、畏光流泪、眼睑水肿是本病特点,在下睑边缘有一条明显充血横线(Stimson线),对诊断极有帮助。出疹前24~48小时在下磨牙相对应的颊黏膜上,可出现0.5~1 cm大小白色的麻疹黏膜斑(Koplik's spots),周围有红晕,出疹后1~2天迅速消失。同时可伴有精神委靡、腹痛、呕吐、腹泻等。

3. 出疹期　一般3~5天。皮疹先出现于耳后发际,2~3天渐延及面、颈、躯干、四肢及手心足底。皮疹初为淡红色的斑丘疹,直径约2~4 mm,散在分布,不伴有痒感。继而皮疹增加,融合成片,颜色加深呈暗红。严重时皮肤、颜面水肿,疹间可见正常皮肤。全身中毒症状加重,体温增高达40℃~40.5℃。可因高热引起谵妄、嗜睡。可伴有全身淋巴结、肝、脾肿大。咳嗽加剧,肺部可闻湿性啰音,X线检查肺纹理增多。

4. 恢复期　一般3~5天。皮疹按出疹顺序消退,同时有米糠样脱屑及褐色色素沉着,1~

2周消退,若无并发症发生,体温下降,全身症状好转。

少数患者,病程不典型。有一定免疫力者呈轻型麻疹,症状轻,无黏膜斑,皮疹稀且色淡,疹退后无脱屑和色素沉着。体弱多病、护理不当者呈重型麻疹,中毒症状重,持续高热,皮疹密集融合,血小板减少,鼻、消化道等黏膜出血,常有并发症或皮疹骤退、四肢冰冷、血压下降等循环衰竭表现,病死率高。注射过减毒活疫苗的患者可出现没有典型的黏膜斑和皮疹的无皮疹型麻疹。

在麻疹病程中可有肺炎、中耳炎、喉炎、气管及支气管炎、脑炎、心肌炎、营养不良和维生素A缺乏等并发症,可使原有的结核病恶化。

1. 血常规 出疹期白细胞计数减少,尤以中性粒细胞下降最为明显,淋巴细胞相对增多。

2. 多核巨细胞检查 于出疹前2天至出疹后1天,取患儿鼻、咽分泌物或尿沉渣涂片,瑞氏染色后直接镜检,可见多核巨细胞或包涵体细胞,在出疹前后1~2天即可阳性,比麻疹黏膜斑出现早,对早期诊断有帮助。

3. 血清学检查 血清病毒特异性IgM抗体检测,可帮助早期诊断。

4. 病毒学检查 用免疫荧光标记特异性抗体检测鼻黏膜印片或尿沉渣,可在上皮细胞或白细胞内找到麻疹抗原,阳性有诊断价值,早期从鼻咽部及眼分泌物和血液白细胞中分离出麻疹病毒可肯定诊断。

【治疗要点】

目前无特异性药物,治疗原则是加强护理,对症治疗,预防感染。麻疹患儿对维生素A的需求量加大,应予补充维生素A 10万~20万U,共2天。

【常见护理诊断与评估】

(1)体温过高 与病毒血症、继发感染有关。

评估患儿体温情况,注意热型、发热程度与出疹的关系。

(2)皮肤完整性受损 与麻疹病毒感染有关。

评估皮疹数量、分布、颜色、出疹顺序等,了解有无麻疹患者接触史、预防接种史、既往有无出疹病史。

(3)营养失调:低于机体需要量 与消化吸收功能下降、高热消耗增多有关。

评估患儿有无食欲下降、腹痛、恶心、呕吐、腹泻、发热等症状,有无眼结膜干燥、角膜软化。

(4)有感染的危险 与免疫功能下降有关。

评估有无持续高热、声嘶、呼吸困难、发绀、肺部啰音等症状,注意评估血常规白细胞总数及中性粒细胞、X线胸片的改变。

(5)潜在并发症 肺炎、喉炎、脑炎、心肌炎。

评估有无咳嗽加剧、发绀、呼吸困难、三凹征、肺部啰音增多等呼吸道感染表现;监测心率、心律、心音,评估是否合并心肌炎;注意有无惊厥、嗜睡、昏迷等脑炎症状。

【护理措施】

1) **维持正常体温**　绝对卧床休息至皮疹消退,体温正常。保持室内空气新鲜,每日通风 2 次(避免患儿直接吹风,以防着凉),室温维持在18℃～22℃,湿度 50％～60％。监测体温,高热可予物理降温,如减少盖被、温水擦浴,慎用退热剂,高热惊厥或超高热时可给予小剂量退热剂,忌用乙醇擦浴、冷敷,以免影响出疹,导致并发症。

2) **保持皮肤黏膜的完整性**

(1) **加强皮肤护理**　保持床单整洁干燥及皮肤清洁,每日用温水擦浴更衣 1 次,腹泻患儿注意臀部清洁,勤剪指甲,防抓伤皮肤继发感染。

(2) **加强五官护理**　常用生理盐水清洗双眼,滴抗生素眼药水或眼膏,可服用维生素 A 预防干眼病。防止呕吐物或泪水流入外耳道发生中耳炎。保持呼吸道通畅,及时清除鼻痂,翻身拍背助痰排出。加强口腔护理,多喂开水,可用生理盐水或朵贝氏液含漱。

3) **保证营养的供给**　发热期给予清淡易消化的流质饮食,如豆浆、牛奶、稀粥、蒸蛋等,无需忌口,少量多餐,以增进食欲,利于消化。多喂开水及热汤,有利于退热、排毒、透疹。恢复期给予高蛋白、高维生素的食物。

4) **密切观察病情**　出疹期如出疹不畅、疹色暗紫、持续高热、咳嗽加剧、发绀、呼吸困难、肺部啰音增多,多为并发肺炎表现。患儿出现频咳、声嘶、吸气性呼吸困难、哮吼样咳嗽、三凹征,为并发喉炎的表现。出现嗜睡、惊厥、昏迷为脑炎表现。出现并发症应给予相应的护理。

5) **预防感染的传播**

(1) **管理好传染源**　对患儿呼吸道隔离至出疹后 5 天,有并发症者延长至出疹后 10 天。接触的易感儿隔离观察 21 天。

(2) **切断传播途径**　病室通风换气,空气消毒,患儿衣被及玩具曝晒 2 小时,减少不必要的探视,预防继发性感染。流行期间不带易感儿童去公共场所。

(3) **保护易感儿童**　①主动免疫,对 8 个月以上未患过麻疹的小儿接种麻疹减毒活疫苗,接种后12 天血中出现抗体,故易感儿接触麻疹小儿 2 天内接种有预防效果。②被动免疫:对年幼、体弱的易感儿肌注人血丙种球蛋白或胎盘球蛋白,接触后 5 天内注射可免于发病,6 天后注射可减轻症状,有效免疫期 3～8 周。

第三节　水　　痘

水痘(varicella,chickenpox)是由水痘-带状疱疹病毒引起的急性传染病。以皮肤黏膜分批出现的皮肤黏膜斑疹、丘疹、疱疹和结痂、全身症状轻微为特征。是一种传染性极强的儿童期出疹性传染病。感染后一般可获得持久免疫,但可发生带状疱疹。

【病因与发病机制】

水痘-带状疱疹病毒属 DNA 病毒。该病毒在外界环境中生活力弱,不耐高温和酸,对乙醚敏感,不能在痂皮中存活。

水痘病毒经口、鼻侵入人体,在呼吸道黏膜细胞中繁殖,然后产生病毒血症,引起疱疹。水痘分批出现与病毒间歇性播散有关。疱疹只限于表皮的棘状细胞层,愈后不留瘢痕,黏膜病变与皮疹类似。

【流行病学】

本病一年四季都可发病,以冬春季节高发。水痘病人是唯一的传染源,病毒存在于患儿的鼻咽部分泌物和疱疹液中,经飞沫传播和直接接触传播。出疹前 1 天至疱疹结痂时均有传染性。易感人群一般为 1~6 岁,传染性极强,易感者接触后 90% 发病。对水痘易感的儿童与患带状疱疹的成人密切接触后可发生水痘。患水痘后可获持久性免疫力。

【临床表现】

1. 潜伏期 14~16 日,有时达 3 周。

2. 前驱期 症状轻微,年长儿可有低热、头痛、乏力、食欲不振、咽痛等上呼吸道感染症状。持续 1~2 天。

3. 出疹期 发热 1 天后出皮疹,首发于头皮、面部或躯干,后至肩、四肢,呈向心性分布,皮疹的性状按红色斑疹、丘疹、疱疹、结痂的顺序演变。疱疹呈椭圆形水滴样,3~5 mm 大小,周围有红晕,24 小时后水疱的疱液由清亮变为混浊,疱壁薄易破,瘙痒感重,疱疹 2~3 天左右在中心出现脐凹,迅速结痂,愈后多不留瘢痕。水痘出疹的特点是连续分批出现,在同一部位可同时有不同形态的皮疹。部分患儿疱疹可发生于口腔、咽喉、结膜和阴道黏膜,破溃后形成浅溃疡。

水痘为自限性疾病,一般 10 日左右自愈。少数体质很弱或正在应用肾上腺皮质激素的小儿可高热,疱疹密布全身,发生出血性皮疹或大疱型疱疹,常伴血小板减少,皮肤黏膜出现瘀点和瘀斑,病死率高。孕妇患水痘,在妊娠早期可致先天性水痘综合征,引起胎儿锯齿形的瘢痕性皮肤病变(叶痕)、肢体萎缩、白内障、视神经萎缩及智力低下等畸形或死胎。如产前或分娩后 1 周感染水痘,新生儿常于生后 4~5 天发病,病情多严重,易形成播散性水痘,病死率高达 30%。

水痘可并发皮肤细菌感染,以金黄色葡萄球菌和 A 族链球菌感染最常见,可表现为脓疱疮、蜂窝织炎等。神经系统可有水痘后脑炎、面神经瘫痪、瑞氏综合征(Reye syndrome)等并发症。少数病例可发生原发性水痘肺炎、心肌炎、肝炎、肾炎、关节炎及睾丸炎等。

【实验室及其他检查】

周围血白细胞正常或稍低，如升高表明可能有继发细菌感染。疱疹刮片有多核巨细胞及核内包涵体。出疹 1～4 天后出现特异性 IgG 抗体，2～3 周后滴度增高 4 倍以上即可确诊。

【治疗要点】

主要是对症治疗。及早使用抗病毒药物，如阿昔洛韦。正在应用免疫抑制剂、糖皮质激素的患儿，在不影响治疗的情况下尽快减量或停药。给予人血丙种球蛋白及血浆支持治疗，以减轻症状和缩短病程。

【常见护理诊断与评估】

（1）皮肤完整性受损　与水痘病毒、继发细菌感染有关。

评估皮疹情况，如出疹顺序、分布、形态及颜色。了解有无水痘病人接触史、既往有无类似病史、水痘疫苗接种史。

（2）有感染的危险　与皮肤受损有关。

评估有无脓性疱疹液、皮肤黏膜红肿溃烂，注意周围血有无白细胞总数与中性粒细胞增高。

（3）潜在并发症　肺炎、脑炎。

评估有无发热、咳嗽、气促、发绀、呼吸困难、肺部啰音等肺炎表现；评估有无惊厥、意识障碍、肢体活动障碍等脑炎症状。

【护理措施】

1）维持皮肤的完整性　室温适宜，衣被不宜过厚，勤换内衣，保持皮肤清洁，防止继发感染。剪短指甲，婴幼儿可戴并指手套，以免抓伤皮肤，继发细菌感染或留下瘢痕。患儿皮肤瘙痒吵闹时，设法分散其注意力，或用温水洗浴，局部涂 0.25％ 冰片炉甘石洗剂或 5％ 碳酸氢钠溶液，亦可遵医嘱口服抗组织胺药物。疱疹破溃时涂 1％ 甲紫，继发细菌感染者局部用抗生素软膏，或遵医嘱给抗生素口服控制感染。

2）病情观察　注意观察精神、体温、食欲及有无咳嗽、呕吐等，及早发现并发症，并予以相应的治疗及护理。有口腔疱疹溃疡影响进食，应于补液。有高热可用物理降温或适量退热剂，避免使用阿司匹林，以免增加瑞氏综合征的危险。

3）避免使用肾上腺皮质激素　应用激素（包括激素软膏）治疗其他疾病的患儿接触水痘病人，应 72 小时内注射大剂量丙种球蛋白或水痘-带状疱疹免疫球蛋白，可起到预防作用或以期减轻病情。如已发生水痘，肾上腺皮质激素类药物应争取在短期内减量，逐渐停药。

4)预防感染的传播

(1)管理传染源 无并发症的患儿多在家隔离治疗,至疱疹全部结痂或出疹后7日止。托幼机构中若发现水痘患儿应检疫3周。

(2)保护易感人群 体弱、应用大剂量激素、免疫缺陷者及母亲在分娩前5天或新生儿生后2天患水痘,应在接触水痘后72小时内给予水痘-带状疱疹免疫球蛋白(VZIG)或恢复期血清肌内注射,可起到预防或减轻症状的作用。孕妇如患水痘,终止妊娠是最好的选择。目前国内开始使用水痘-带状疱疹病毒减毒活疫苗,效果满意,接触水痘患儿后立即应用,保护率可达94%。

第四节 流行性腮腺炎

流行性腮腺炎(epidemic parotitis, mumps)是由腮腺炎病毒引起的急性呼吸道传染病,其临床表现以腮腺非化脓性肿痛为特征,大多有发热、咀嚼受限,并可累及其他腺体组织或脏器的全身性的疾病。好发于儿童及青少年。

【病因与发病机制】

腮腺炎病毒系RNA病毒,属副黏液病毒科,仅一个血清型,自然界中人是本病毒唯一宿主。对外界抵抗力弱,一般室温2~3日即可失去传染性,紫外线照射可迅速灭活,加热55℃~60℃20分钟、甲醛溶液或乙醇2~3分钟能灭活。耐低温。

病毒经口鼻侵入机体后,在局部黏膜上皮细胞中繁殖,引起局部炎症和免疫反应,然后进入血液,引起病毒血症。病毒经血液到全身各器官,首先使多种腺体(腮腺、舌下腺、颌下腺、胰腺、生殖腺等)发生炎症,也可侵犯神经系统及其他器官。主要病理改变是腮腺非化脓性炎症,引起腮腺导管阻塞,腺体分泌困难,唾液淀粉酶贮留并流入血液,使血液、尿液的淀粉酶增高。睾丸、卵巢、胰腺、脑和脊髓也有类似的病理改变。

【流行病学】

早期患者和隐性感染者为传染源,腮腺肿大前6日至肿大后9日均具传染性。主要经飞沫传播,也可经唾液污染食具、玩具等传播。四季均有发病,冬春季为流行高峰。人群对本病普遍易感,以学龄儿童为主。感染后能获持久的免疫,如有二次腮腺炎者,可能是免疫缺陷者或是其他病毒感染。

【临床表现】

1)潜伏期 平均18日(14~25日)

2)前驱期 前驱期很短,数小时至1~2天,症状较轻。部分患儿有发热、头痛、乏力、纳差等前驱症状。

3）**腮腺肿期**　腮腺逐渐肿大，常一侧腮腺先肿大，2～4 日后累及对侧，或双侧同时肿大。肿大的腮腺以耳垂为中心，向前、后、下发展，边缘不清，同时伴有周围组织水肿、灼热、疼痛和压痛，但不发红。张口、咀嚼特别是进食酸性食物时胀痛加剧。腮腺管口早期可有红肿，但压之无脓液流出。腮腺肿大 2～3 日达高峰，持续 4～5 日后逐渐消退。颌下腺、舌下腺、颈淋巴结可同时受累。腮腺肿大的同时体温可有中度发热，持续时间不一，短者可 1～2 天，少数可达 2 周。

4）**并发症**

（1）**脑炎、脑膜脑炎**　一般在腮腺肿大后 3～10 日发生，少数先于腮腺肿大。表现为持续发热、剧烈头痛、呕吐、嗜睡、烦躁、神经系统体征阳性。据报道 60％～70％有脑脊液异常，一般预后好。

（2）**睾丸炎和卵巢炎**　睾丸炎是男孩最常见并发症，多为单侧肿大且有压痛，约 1/3 的病例双侧受累，部分患者可发生不同程度的萎缩，双侧萎缩者可导致不育症。青春期后女性可并发卵巢炎，出现下腹疼痛及压痛，但不影响日后生育功能。

（3）**急性胰腺炎**　常与腮腺炎同时发生。腹泻、腹胀、上中腹疼痛、压痛明显。血淀粉酶显著增高，脂肪酶也增高。

（4）**其他**　可有心肌炎、甲状腺炎、乳腺炎、肾炎、关节炎、肝炎等。

【实验室及其他检查】

外周血白细胞数正常或稍增高，淋巴细胞相对增多。病程早期血清和尿液淀粉酶轻至中度增高，并发胰腺炎者显著增高，脂肪酶也增高。血清或脑脊液中特异性 IgM 抗体增高。

【治疗要点】

无特殊治疗，主要是对症治疗。早期可用利巴韦林。发生脑膜脑炎病例可短期使用肾上腺皮质激素及脱水剂。并发胰腺炎时应禁食，加用抗生素。

【常见护理诊断与评估】

（1）**疼痛**　与腮腺非化脓性炎症有关。

评估有无腮腺局部肿胀、压痛、感觉过敏，腮腺肿痛与张口和进食的关系，有无因张口、疼痛导致进食减少。注意腮腺导管口有无脓性分泌物、有无反复的同类病史有助于临床诊断。

（2）**体温过高**　与病毒感染有关。

评估体温升高的程度、热型，反复发热注意有无并发症。

（3）**潜在并发症**　脑炎、睾丸炎、胰腺炎。

评估有无发热、剧烈头痛、呕吐、烦躁、意识改变、神经系统体征阳性等脑膜脑炎的表现，注意脑脊液改变；有无睾丸肿痛、腹痛、腹泻、腹胀、血和尿淀粉酶增高等其他腺体受累的表现。

【护理措施】

1)减轻疼痛

(1)饮食护理　患儿因张口及咀嚼食物使局部疼痛加重,应给予富有营养、易消化的半流质或软食。忌酸、辣、硬、干燥等刺激性食物,以免引起唾液分泌增多,肿痛加剧。

(2)减轻腮腺肿痛　采用局部冷敷收缩血管,减轻炎症充血程度及疼痛。用茶水或食醋调中药如意金黄散或青黛散敷于患处,保持药物湿润,以发挥药效并防止干裂引起疼痛。采用氦氖激光局部照射可减轻局部症状。

(3)保持口腔清洁　用温盐水漱口或多饮水,以预防继发感染。

2)降温　采用头部冷敷、温水浴等物理降温或服用适量退热剂。可遵医嘱在发热早期给予利巴韦林、干扰素或板蓝根抗病毒治疗。

3)病情观察　脑膜脑炎多于腮腺肿大后1周左右发生,应密切观察,及时发现,予以相应脱水治疗和护理。注意观察睾丸有无肿大、触痛,有无睾丸鞘膜积液和阴囊皮肤水肿。并发睾丸炎给解热止痛药,或用丁字带托起阴囊消肿或局部冷敷止痛。

4)预防感染的传播

(1)管理传染源　对患儿采取呼吸道隔离至腮腺肿大完全消退止。对其呼吸道分泌物及其污染物应消毒。

(2)保护易感人群　在流行期间应加强托幼机构的晨检,接触者检疫3周。主动免疫可给予腮腺炎减毒活疫苗或腮腺炎-麻疹-风疹三联疫苗,保护作用良好,96%可产生抗体。被动免疫腮腺炎高价免疫球蛋白、丙种球蛋白无预防效果。

【健康教育】

单纯腮腺炎患儿可在家隔离治疗,须指导家长做好隔离、用药、饮食、退热等护理,学会观察病情。在病程中患儿体温再度升高,伴有并发症相应表现时,应立即就诊。

第五节　获得性免疫缺陷综合征

获得性免疫缺陷综合征(acquire immunodeficiency syndrome, AIDS),即艾滋病,是由人类免疫缺陷病毒(human immunodeficiency virus, HIV)引起的慢性严重传染病。艾滋病已在全世界各国流行,我国已有儿童艾滋病病例报告,应引起充分重视。

【病因与发病机制】

HIV 属于 RNA 病毒,有两个型,HIV-1 和 HIV-2,世界各地的艾滋病几乎均由 HIV-1

引起，HIV-2仅在西非国家呈地方性流行。HIV加热至56℃，30分钟可被灭活，一般消毒剂如10%漂白粉、0.1%家用漂白粉、0.2%次氯酸钠、0.5%煤酚皂液（来苏儿）、50%乙醇及0.3%过氧化氢等可灭活HIV。但对紫外线及0.1%甲醛有较强的抵抗力，干燥的蛋白质制品中如污染有HIV，加热到68℃，需72小时才能彻底消除。HIV不耐酸但耐碱。HIV在室温下较稳定，经4~7天后病毒部分灭活但仍可能复制。

HIV感染人体后主要引起辅助性T淋巴细胞（CD4$^+$T淋巴细胞）的损伤和减少，细胞免疫功能严重受损，甚至衰竭，对免疫反应的调控能力也严重受损，体液免疫功能出现异常，从而引起各种机会性感染及肿瘤，最终导致病人死亡。

【流行病学】

1. 传染源 艾滋病的传染源为已受HIV感染、出现或未出现艾滋病临床表现的患者。受HIV感染的妊娠妇女或哺乳期的母亲，是胎儿、新生儿或婴儿的重要传染源。

2. 传播途径 主要通过精液、血液、子宫及阴道分泌物传播，主要传播途径有4个：①性接触传播，为主要传播途径；②注射途径传播，主要为吸毒者之间共用注射器和针头传播，医院消毒隔离措施不严、使用非一次性注射器、输入含HIV的血或血制品；③母婴传播，是婴儿艾滋病的主要传播途径，可在宫内、分娩过程及哺乳期发生，母婴传播率与母亲感染HIV的严重程度正相关，但有学者认为是分娩过程中血液接触传播，母亲患艾滋病，其婴儿患病率为25%；④医源性传播：医务人员与患者之间或患者与患者之间的传播。

3. 易感者 高危人群包括男性同性恋、性乱者、注射方式吸毒者、多次或长期接受血液制品者、HIV感染者的配偶或性伙伴、HIV感染母亲的婴儿等。

【临床表现】

儿童特别是婴幼儿期艾滋病与成人不同，潜伏期相对短，病情进展快，病死率高。垂直传播的HIV感染主要表现明显生长停滞、肝脾及全身淋巴结肿大，伴有发热、反复肺部感染、持续腹泻等难于治愈的继发性感染。临床表现很大程度上取决于机会性感染的部位和种类。肺部感染是发生并发症和死亡的主要原因，主要是卡氏肺囊虫肺炎、淋巴细胞性间质性肺炎、细菌感染。卡氏肺囊虫肺炎是婴儿期HIV最常见的机会性感染，主要表现为咳嗽、呼吸急促、缺氧、胸痛和X线检查见双侧阴影。皮肤黏膜是HIV侵袭的主要部位之一，许多艾滋病患者是以皮肤黏膜损害为首发症状，主要表现为细菌性、真菌性感染，如顽固的口腔鹅口疮、单纯性疱疹、线性齿龈红斑、口腔毛状白斑、传染性软疣等。

【实验室及其他检查】

标准HIV抗体试验常用酶联免疫吸附试验（ELISA），测定血清中的HIV抗体。病毒学检查可用病毒分离或用PCR方法检测HIV的DNA和RNA，用PCR方法检查HIV的DNA

是婴儿期最合适的检查方法。HIV 的 RNA 定量检测可判断病毒负荷量。

免疫学状态主要检查 CD_4^+ T 淋巴细胞计数,HIV 感染的诊断一旦确立,每 3 个月检查一次 CD_4^+ T 淋巴细胞。

【治疗要点】

目前所用的治疗方法不能根治艾滋病,治疗目的是减少病毒的负荷量,改善免疫状态及防治机会性感染。综合治疗措施包括抗病毒可用齐多夫定、奈韦拉平、沙奎那韦等,免疫调节剂常用干扰素、白介素-2、胸腺肽等,用敏感的抗生素及化疗治疗机会性感染和肿瘤,对症及支持治疗,中医中药治疗。

【常见护理诊断与评估】

(1)营养失调　与长期发热、腹泻、食欲减退、热量摄入不足有关。

评估营养状况,注意评估有无食欲减退、厌食、恶心、呕吐、反复不愈的腹泻、体重不增或减轻、生长发育落后。

(2)组织完整性受损　与机会性感染有关。

评估有无持续发热、全身淋巴结肿大、肝脾肿大;注意咳嗽、呼吸急促、发绀、皮疹、腹泻、口腔黏膜白斑、肺部啰音、胸部 X 线等检查结果等机会性感染的表现。

(3)有传播感染的危险　与缺乏艾滋病预防知识有关。

评估患儿及家长对疾病及其流行特征的认识程度、对日常生活护理、消毒及防护知识的掌握程度,患儿及家长是否有不合作、报复心理。

(4)社交孤立　与实施强制性管理及易被他人歧视有关。

评估有无焦虑、恐惧、孤独、自卑、沮丧心理;家长及患儿对治疗的信心与依从性;亲人及朋友的理解、支持、帮助的程度。

【护理措施】

1)饮食护理　给予高热量、高蛋白、高维生素、清淡易消化的食物,注意食物的色、香、味及多样性,鼓励病儿多进食。不能进食者,按医嘱静脉营养。每周测体重 1 次,评估营养状况。

2)保持皮肤黏膜的完整性　保持皮肤清洁干燥,床单平整、干燥、清洁,长期卧床者每 2 小时翻身 1 次,预防压疮。病人剪短指甲,避免抓破皮肤引起感染。皮肤发痒时,可以轻轻拍打或用清洁软布擦拭。保持口腔清洁,每次进食后用温盐水漱口,每日清洁口腔 3 次。严重口腔溃疡可用吸管吸食汤和流质液体,减少食物对溃疡的刺激。口腔真菌感染用苏打水漱口或擦拭口腔,遵医嘱给予制霉菌素口服或涂患处。口周溃疡或单纯疱疹感染时,每日用温盐水擦洗后,涂抹龙胆紫以利于疮面愈合,注意保护未破的水疱,已破水疱应防止感染,必要时给予保护性隔离措施。腹泻者按医嘱使用抗生素、止泻药和静脉输液维持水电解质平衡,做好肛周皮肤护理,每次便后用清水清洗局部,软布吸干,涂上凡士林软膏,防止肛周皮肤糜烂。

3) 预防感染传播

(1) 隔离　病儿安置在空气流通、安静、舒适的隔离病室内,隔离高危病儿及母亲。根据病情及被感染途径的不同安排病房,对于病情复杂严重、患有活动性肺结核未治愈、大量出血、严重腹泻或大小便失禁、免疫功能严重低下的病儿可安排单人病房。为防止艾滋病人感染其他疾病,应避免与患传染性疾病的病人接触。专用的体温计、听诊器、注射器、采血针等高压消毒或一次性使用。

(2) 阻断母婴传播　目前预防儿童艾滋病重点在阻断母婴传播,其他尚需防止输血、血液制品及医源性传播等。防止母婴传播主张对 HIV 感染的妊娠妇女给予以齐多夫定为主的抗病毒治疗加剖宫产,可明显减少 HIV 感染的垂直传播。母乳喂养可传播 HIV 感染,应避免母乳喂养。疫苗目前正在进行三期临床试验。

4) 护理人员的职业防护　医务人员由于接触 HIV 感染者的血液或其他体液可导致的 HIV 暴露称为职业暴露。职业暴露感染 HIV 的危险性是存在的,感染率为 $0.3\% \sim 0.5\%$。

(1) 护理操作个人防护　一般使用如手套、隔离衣、围裙、保目镜等保护用具进行普及性预防。直接接触病人的血液、体液、黏膜和破损的皮肤、接触或处理任何被血液或者体液污染的物件时应戴手套,如被污染应及时更换,一副手套只用一个病人。进行有创操作,除了常规程序预防交叉感染外,还要采用以下保护程序:①手术组人员应戴两副手套。②戴护眼罩以防结膜炎,如果眼睛溅入液体,立即用生理盐水连续冲洗至少 10 分钟,水流必须急速。③在白大衣内穿一次性塑料围裙,防止大量血液或体液污染,必要时使用胶围裙、鞋套。④保护双手皮肤完整,有伤口用防护敷料包扎,如果被血液或体液污染,立即用肥皂、清水彻底清洗,脱去手套后应洗手,用 0.2% 过氧乙酸浸泡及彻底清洗。⑤小心处理利器,注射器使用后不上盖,或用单手持针筒挑盖套上;所有使用过的注射器、输液器的针头及头皮针不作分离,直接放入坚固的利器收集箱;如皮肤受损伤时,尽可能挤出伤口血液,用大量清水冲洗,然后用 70% 乙醇擦拭。

(2) 标本处置　所有的病人标本都应放置于坚固的防漏容器内,防止运输时溢出,避免标本污染容器的外表及申请单。标本用过经消毒处理后再弃掉。护士取标本操作时,对不合作的病人或污染危险性较大的操作应由技术熟练的两人配合,避免误伤自己。

5) 尸体处理

(1) 护士穿隔离衣,戴手套及口罩。

(2) 拔除静脉导管及各种引流管,充分按压伤口。以 1% 漂白粉液水将尸体的伤口、引流孔及针孔消毒,并以非渗透性的物料包裹。五官孔口、肛门、阴道、尿道等所有的孔口应以浸过 1% 的漂白粉液的棉花球填塞。

（3）尸体用含 0.15％有效氯的含氯消毒剂擦拭或喷洒，消毒滞留 30～60 分钟，或用 0.2％～0.5％过氧乙酸擦拭或喷洒，滞留 15～30 分钟。消毒液浸湿殓单包裹遗体，放入密闭、结实的胶袋中，尸体、尸体袋、尸体单上的文件附上警告标志。病房行终末消毒。

（4）工作人员脱去隔离衣及手套后，应将双手彻底洗净。

【健康教育】

1. 生活指导 指导或督导家长给患者提供心理、饮食、活动、卫生等方面的帮助。保证充足的睡眠，适量运动，增强体质，防止继发感染。通过宣传教育，使家庭成员了解艾滋病的传播途径及自我防护措施，消除不必要的担心与误解。无症状或轻微症状的病儿社会接触不应受到限制，更不应受到歧视或排斥。家庭内培养良好的个人卫生习惯，勤洗手，不共用指甲刀、牙刷、手巾等个人物品。指导生活中消毒技术及预防措施，病人的生活用品单独使用并定期消毒，处理被病儿血液、体液污染的物品必须戴手套、穿隔离衣、戴口罩等，用 0.2％次氯酸钠液消毒，处理后一定洗手，预防横向感染。帮助病儿及家长采取积极的态度，面对现实，增强信心，延长存活期。

2. 治疗指导 向病儿及家长说明艾滋病的治疗方法，药物使用方法、剂量和不良反应。指导家长高度警惕发热、咳嗽、咯痰、体重下降、腹泻、头痛、肢体感觉及运动异常、皮疹、口腔黏膜溃疡及白斑等表现。告知定期复查，对无症状 HIV 携带者，每 3～6 个月做临床及免疫学检查 1 次，出现症状及时隔离治疗。

第六节 中毒型细菌性痢疾

中毒型细菌性痢疾（bacillary dysentery, toxic type）是急性细菌性痢疾的危重型，临床特征为急起高热、反复惊厥、嗜睡、昏迷，迅速发生循环衰竭或（和）呼吸衰竭。该型病死率高，而早期肠道症状可很轻或无。以 2～7 岁体质较好的儿童多见。

【病因与发病机制】

病原是痢疾杆菌，该菌属肠杆菌的志贺菌属，革兰染色阴性。分 A、B、C、D 四群（志贺菌、福氏菌、鲍氏菌、宋内菌），我国以福氏菌、志贺菌多见。痢疾杆菌对外界环境抵抗力较强，耐热、耐湿，在水果、蔬菜、用具及 10℃ 水中能生存 1～2 周。对各种化学消毒剂敏感，阳光下 30 分钟、60℃10 分钟可灭活。

志贺菌属经口进入胃肠道，侵入结肠上皮细胞和生长繁殖，细菌裂解后产生大量内毒素与少量外毒素。内毒素引起人体全身中毒反应，如高热、毒血症、休克及大肠黏膜的血管收缩、缺血、坏死及溃疡等。外毒素与局部及神经系统症状有关。中毒型痢疾的发病，主要是由于机体

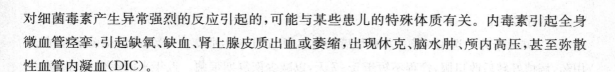

对细菌毒素产生异常强烈的反应引起的,可能与某些患儿的特殊体质有关。内毒素引起全身微血管痉挛,引起缺氧、缺血、肾上腺皮质出血或萎缩,出现休克、脑水肿、颅内高压,甚至弥散性血管内凝血(DIC)。

【流行病学】

(1) 传染源　病人和带菌者

(2) 传播途径　经粪-口途径传播为最常见传播方式。其他可通过手、水、苍蝇等污染用具和食物造成传播。

(3) 易感人群　普遍易感,儿童及青壮年多见。

(4) 流行特点　全年均有发生,7～9月为高峰季节。

【临床表现】

潜伏期数小时至1～2天。起病急,发展快,起病即可有严重的全身中毒症状,高热甚至超高热(>40℃),精神委靡,嗜睡,起病24小时内出现反复惊厥,迅速发生呼吸衰竭、休克或昏迷,肠道症状多不明显,甚至无腹痛与腹泻。亦有在发热、脓血便等普通菌痢2～3天始发展为中毒型。临床按其主要表现分3型。

(1) 休克型　以周围循环衰竭为主。早期面色苍白、四肢厥冷、脉搏细速、血压正常或偏低、呼吸急促。晚期出现面色青灰,口唇及指端发绀,皮肤花纹,血压下降或测不出来,可伴有心、肺、血液、肾脏等多系统功能障碍。

(2) 脑型　以缺氧、脑水肿为主,重者可发生脑疝。此型大多数患儿无肠道症状而突然起病,早期嗜睡、呕吐、头痛、面色苍白、呼吸增快、反复惊厥、血压正常或稍高,很快昏迷,继之呼吸节律不整、双侧瞳孔不等大、对光反射迟钝或消失,常因呼吸骤停而死亡。

(3) 肺型　又称呼吸窘迫综合征,以肺微循环障碍为主,常在脑型或休克型基础上发展而来,病情重,死亡率高。

(4) 混合型　兼有以上两型表现,病情最严重。

【实验室及其他检查】

(1) 血常规　白细胞总数和中性粒细胞明显增加,可见核左移。有DIC时血小板明显减少。

(2) 大便常规　黏液脓血样,镜检有成堆的脓细胞、红细胞和巨噬细胞。

(3) 大便培养　用肛拭子取材尽快接种做大便培养,可分离出志贺菌属痢疾杆菌,以病初1～2天阳性率高。

(4) 特异性核酸检测　采用核酸杂交或PCR可直接检查粪便中的痢疾杆菌核酸,具有灵敏性高,特异性高,快速简便等优点。

【治疗要点】

(1) 病原治疗　选用对痢疾杆菌敏感的抗生素(如丁胺卡那霉素、第三代头孢菌素等)静脉用药,病情好转后改口服,疗程不短于5～7天,以减少恢复期带菌。近年来痢疾杆菌对各种药物的耐药性逐渐上升,同一株痢疾杆菌可对多种抗生素耐药。

(2) 防治循环衰竭　可用2:1等张含钠液或5%低分子右旋糖酐扩充血容量,维持水电解质平衡,5%碳酸氢钠溶液纠正酸中毒;在扩容的基础上用莨菪碱类药物、酚妥拉明或多巴胺等血管活性药物改善微循环;及早应用肾上腺皮质激素短疗程大剂量抗休克。

(3) 防治脑水肿及呼吸衰竭　综合使用降温措施;静脉推注甘露醇脱水降压,或与利尿剂交替使用;反复惊厥者可用地西泮、水合氯醛止惊或亚冬眠疗法,使用呼吸兴奋剂或辅以机械通气等。

【常见护理诊断与评估】

(1) 体温过高　与痢疾杆菌毒素作用有关。

评估发热情况,注意有无突发高热、精神委靡、抽搐等症状;了解不洁饮食史、血常规、粪便检查结果。

(2) 组织灌流量改变　与机体高敏状态和毒血症致循环障碍有关。

评估有无面色苍白或青灰、四肢厥冷、皮肤花纹、肢端和口唇发绀、呼吸急促、脉搏加快、血压下降等休克表现。监测生命征有助于早诊断、早治疗。

(3) 潜在并发症　颅内高压、呼吸衰竭。

评估有无嗜睡、精神委靡、反复惊厥、呼吸频率与节律改变、瞳孔不等大、对光反射迟钝或消失。

【护理措施】

(1) 维持正常体温　绝对卧床休息,监测体温。保持室内凉爽通风,综合应用物理降温、药物降温,必要时给予亚冬眠疗法,使体温在短时间内降至37℃左右,防止高热惊厥致脑缺氧、脑水肿加重。

(2) 维持有效的血液循环　密切监测病情,每15～20分钟监测生命体征,密切观察神志、面色、肢端肤色等。患儿取平卧位,适当保温。建立有效的静脉通路,注意调节好输液速度,速度过慢使休克难以纠正,过快导致心衰。观察尿量,严格记录出入量。准备好各种抢救药品,遵医嘱进行抗休克治疗。

(3) 病情观察　详细记录生命体征,密切观察神志、血压、脉搏、呼吸、瞳孔和抽搐情况。保持室内安静,减少对病人的刺激。注意安全保护,用纱布包裹压舌板垫于上下齿之间,防舌咬伤,拉好床栏防病人坠床跌伤。做好人工呼吸、气管插管、气管切开及各种抢救器械和药品的准备工作。遵医嘱使用镇静剂、脱水剂、利尿剂等,密切观察药物的不良反应,防止水、电解质平衡的紊乱。

（4）预防感染的传播　采取肠道隔离至临床症状消失后 1 周或 3 次粪培养阴性为止。尤其要加强患儿粪便、便器及尿布的消毒处理。对饮食行业及托幼机构的工作人员应定期作大便培养，及早发现带菌者并积极治疗。加强饮水、饮食、粪便的管理。加强卫生教育，搞好环境卫生和个人卫生，如不喝生水、不吃变质或不洁食品、饭前便后洗手等。在流行期易感者口服多价痢疾减毒活疫苗，保护率 85%～100%，免疫期 16～18 个月。

第七节　结　核　病

一、概述

结核病（tuberculosis）是由结核杆菌引起的一种慢性传染病，各个脏器均可受累，以原发型肺结核最常见，严重病例可引起血行播散，发生粟粒型结核或结核性脑膜炎，后者是结核病引起死亡的主要原因。许多成人结核病是在儿童时期受感染的基础上发展而成。据 2000 年全国第 4 次结核病流行病学抽样调查，0～14 岁小儿平均感染率为 9.0%，患病率为 1.09‰，结核病死亡率为 0.098‰，居各种疾病死亡的第 9 位，为其他传染病及寄生虫病死亡总和的 2 倍。

【病因与发病机制】

（1）病原学　结核杆菌属分枝杆菌，具有抗酸性，革兰染色阳性，抗酸染色呈红色。对人具有致病性的主要是人型和牛型结核杆菌。结核杆菌对湿热比较敏感，经 65℃ 30 分钟即可灭活，干热 100℃ 20 分钟灭活。痰液内结核菌用 5% 石炭酸或 20% 漂白粉经 24 小时处理才被杀灭。

（2）机体反应性　结核菌是一种细胞内寄生菌，结核病的免疫主要是细胞免疫。结核菌引起发病不仅取决于细菌的数量、菌群和毒力，更重要的与机体的免疫功能有关。小儿对结核菌及其代谢产物具有较高的敏感性，机体初次感染结核菌 4～8 周后，通过致敏的 T 淋巴细胞产生迟发型变态反应（Ⅳ型变态反应），此时如用结核菌素作皮肤试验可出现阳性反应，同时产生一些如皮肤结节性红斑、疱疹性结膜炎、一过性多发性关节炎等变态反应性表现。

机体感染结核菌后，在产生免疫力的同时产生变态反应。结核变态反应和免疫是同一细胞免疫过程中的两种不同表现：①适当的变态反应能提高巨噬细胞对结核菌的吞噬杀伤能力，对人体免疫是有益的。②变态反应过强时，会加剧炎症反应，甚至发生干酪样坏死，对机体造成严重损伤。

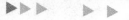

【流行病学】

开放性肺结核病人是主要传染源。呼吸道为主要传播途径。少数经消化道传染,如饮用未经消毒的牛奶或污染了结核菌的其他食物可产生咽部或肠道原发病灶。经皮肤或胎盘传染者少见。

【实验室及其他检查】

1. 结核菌素试验 可测定受试者是否感染过结核杆菌。常用的抗原制品有两种。旧结核菌素(OT),其重要成分为结核蛋白,但含杂质。结核菌纯蛋白衍化物(PPD)不含任何非特异性物质,因此反应更准确。一般用1:2 000 OT稀释液0.1 ml或PPD制品0.1 ml(每0.1 ml内含结核菌素5单位)。

1) **试验方法** 用皮内注射法。将试液OT或PPD注入左前臂掌侧中、下1/3交界处皮内,使之形成直径6～10 mm的皮丘。48～72小时观察反应结果。

如为阴性可逐渐增加浓度复试,一般1:100 OT(100结核菌素单位)仍阴性,可除外结核感染。如患儿有疱疹性结膜炎、结节性红斑或一过性多发性结核过敏性关节炎,宜从1:10 000 OT稀释液或1个结核菌素单位的PPD试验开始,以防局部过度反应及可能引起的内部病灶反应。

2) **结果判断** 记录时应测硬结直径,以局部硬结的纵、横平均直径毫米数,来判断反应强度。硬结直径不足5 mm为阴性,5～9 mm为"＋",10～20 mm为"＋＋",20 mm以上为"＋＋＋",除硬结外还可见水疱、淋巴管炎及局部坏死者为"＋＋＋＋",后两者为强阳性反应。

3) **临床意义**

(1) **阳性反应** ①接种卡介苗后;②曾感染过结核,见于年长儿无明显临床表现者;③活动性结核病:婴幼儿,尤其1岁以下未接种卡介苗者阳性;强阳性反应;两年内由阴转阳性或反应强度由原来<10 mm增至>10 mm,且增幅>6 mm者,表示新近有感染。

接种卡介苗后阳性反应与自然感染反应的区别在于:①自然感染反应较强,硬结质地较硬,颜色深红,边缘清楚,直径多在10～15 mm以上,4～5天后仍有痕迹。而接种卡介苗者反应较弱,硬结质地较软,浅红色,边缘不整。直径多在5～9 mm,48小时后完全消失。②自然感染阳性变化少,短时间内反应无减弱倾向,持续若干年,甚至终身。而接种卡介苗者反应有明显的逐年递减倾向,一般3～5年消失。

(2) **阴性反应** ①未感染过结核;②初次感染后4～8周内;③假阴性反应,由于机体免疫功能低下或受抑制,如重症结核病、麻疹等;④技术误差或结核菌素失效。

2. 实验室检查

(1) **结核菌检查** 从痰、胃液、脑脊液、浆膜腔液中找到结核菌是重要的确诊手段。采用厚涂片或荧光染色法检查结核菌的阳性率较高。

（2）免疫学诊断及生物学基因诊断 如酶联免疫吸附试验（ELISA）、酶联免疫电泳技术（ELIEP）、DNA探针、聚合酶链反应（PCR）等均为结核病病原学的特异诊断方法。

（3）红细胞沉降率（血沉） 多增快，但无特异性，结合临床表现及X线检查可判断病灶是否活动及判断疗效。

3. X线检查 可反映肺结核病的范围、性质、类型、病灶活动或进展情况和治疗效果。必要时进行断层或CT检查。

4. 其他 纤维支气管镜检查、淋巴结组织检查、眼底镜检查、超声波检查等。

【预防】

1）控制传染源 结核菌涂片阳性病人是小儿结核病的主要传染源，早期发现并治愈结核菌涂片阳性病人，是预防的根本措施。对托幼机构及小学的教职员工定期体检，及时发现和隔离传染源能有效地减少小儿感染结核的机会。

2）卡介苗（BCG）接种 是预防小儿结核病的有效措施。目前我国计划免疫要求在全国城乡普及新生儿卡介苗接种，此外未接种过的儿童和青少年也是接种对象。我国卫生部1997年决定停止推行BCG复种工作，并开始用DNA新疫苗代替BCG。

下列情况禁止接种BCG：①先天性胸腺发育不全或严重联合免疫缺陷病患者；②急性传染病恢复期；③注射局部有湿疹或患全身性皮肤病；④结核菌素试验阳性。

3）化学药物预防 异烟肼能有效地预防感染者发病、预防肺内非活动性病变发病、预防原发性结核发生并发症、减低人群发病率。对有下列指征的小儿，可用异烟肼预防性服药，疗程6～12个月。

（1）密切接触家庭内开放性肺结核者。

（2）3岁以下婴幼儿未接种卡介苗而结素试验阳性者。

（3）结素试验新近由阴性转为阳性。

（4）结素试验阳性伴结核中毒症状者。

（5）结素试验阳性，新患麻疹或百日咳小儿。

（6）结素试验阳性而需较长时间使用肾上腺皮质激素或其他免疫抑制剂者。

【治疗要点】

主要是抗结核治疗，用药原则是：早期、联合、全程、规律、适量。辅以一般治疗，注意休息，合理营养，给予高蛋白和高维生素的食物。避免接触各种传染病。

1. 几种常用的抗结核药物 常用抗结核药物可分为3类。一类为杀菌药物，如异烟肼（INH）、利福平（RFP）。二类为半杀菌药，如链霉素（SM）、吡嗪酰胺（PZA）。三类为抑菌药：

常用的有乙胺丁醇(EMB)、乙硫异烟肼(ETH)。WHO 推荐的 6 种抗结核基本药物是:异烟肼、利福平、吡嗪酰胺、链霉素、乙胺丁醇、氨硫脲(TB1)或乙硫异烟肼。国内抗结核药物分类是:

第一线:异烟肼、利福平、链霉素、吡嗪酰胺。

第二线:乙胺丁醇、氨硫脲、对氨基水杨酸钠(PAS)、乙硫异烟肼等。

目前针对耐药菌株研制的新型抗结核药:①老药复合剂型,如利福喷丁(Rifamate)(含 INH 150 mg,RFP 300 mg);卫非特(Rifater)(含 INH、RFP、PZA);②新的化学药物,如力排肺疾(Dipasic),可延迟 INH 的抗药性。

2. 化疗方案

(1)标准疗法 现比较少用。一般用于原发性肺结核。用 INH、RFP 和(或)EMB。

(2)两阶段疗法 主要用于急性粟粒型结核病及结核性脑膜炎。分强化治疗阶段和巩固治疗阶段。强化治疗联用 3~4 种杀菌药,一般 3~4 个月,短程治疗需 2~3 个月。巩固治疗联用 2 种抗结核药物,一般 12~18 个月,短程治疗为半年。

(3)短程疗法 有 6 个月和 9 个月两种疗程。6 个月:①2HRZ/4HR;②2SHRZ/4HR;③2EHR/4HR;④$2HRZ/4H_2R_3$。若无 PZA 则疗程延长到 9 个月(注:方案中数字表示治疗月数,下标数字表示每周治疗次数,H=INH,R=RFP,Z=PZA,S=SM,E=EMB)。

二、原发型肺结核

原发型肺结核(primary pulmonary tuberculosis)为结核菌初次侵入肺部后的原发感染,是小儿肺结核的主要类型。包括原发综合征(primary complex)与支气管淋巴结结核(tuberculosis of trachebronchial lymphonodus),前者由肺部原发病灶、局部肿大的淋巴结和两者相连的淋巴管炎组成;后者以胸腔内肿大的淋巴结为主,肺部原发病灶已经吸收或范围较小,X 线片无法查出。原发型肺结核多呈良性经过,但亦可进展为干酪性肺炎、结核性胸膜炎,或血行播散致急性粟粒型结核或结核性脑膜炎。

【发病机制及病理改变】

结核杆菌吸入肺内,引起结核性细支气管炎,继而形成结核结节或结核性肺炎。原发灶多见于胸膜下,在肺上叶底部和下叶上部,以右侧较多见。其基本病变是渗出、增殖与坏死。结核性炎症主要特征是上皮细胞结节及朗格汉斯细胞。

【临床表现】

轻症可无症状,年长儿可不出现任何症状,仅于 X 线检查时被发现。一般起病缓慢,可有低热、纳差、疲乏、盗汗等结核中毒症状。婴儿一般比年长儿症状明显,可急性起病,表现为高热,但一般情况尚好,与发热不相称,持续 2~3 周后转为低热,可伴有结核中毒症状。干咳和轻度呼吸困难是最常见的症状。婴儿可表现体重不增或生长发育障碍。若有胸内淋巴结高度肿大,可产生压迫症状,出现类似百日咳样痉咳,喘鸣或声音嘶哑。

体检可见周围淋巴结有不同程度肿大,婴儿可伴肝脾大。肺部体征不明显,与肺内病变不一致。如原发病灶较大,叩诊呈浊音,听诊呼吸音减弱或有少许干湿啰音。部分患儿可有疱疹性结膜炎、皮肤结节性红斑或一过性多发性关节炎等结核变态反应表现。

【实验室及其他检查】

X 线检查是诊断小儿肺结核的主要方法。原发综合征可见由肺部原发病灶、肿大的淋巴结和两者相连淋巴管炎形成典型的哑铃状"双极影",目前在临床中已较少见。支气管淋巴结结核 X 线表现为肺门淋巴结肿大,边缘模糊的称炎症型,边缘清晰的称结节型,近年来微小型逐渐被重视,特点是肺门形态异常,肺门周围呈小结节状及小点片状模糊阴影,肺纹理紊乱。

【常见护理诊断与评估】

(1)营养失调:低于机体需要量　与纳差、疾病消耗增多有关。

评估有无低热、食欲减退、消瘦、面色苍白或萎黄。询问有无结核病人接触史,是否接种卡介苗或上臂有无接种的痕迹。

(2)活动无耐力　与结核杆菌感染有关。

评估有无疲乏、纳差、低热、盗汗、消瘦等结核中毒症状,询问患儿作息时间,评估 X 线胸片、血沉检查结果,有助于了解疾病转归与疗效。

(3)潜在并发症　药物毒副反应。

询问服药时间,评估有无服药后食欲减退、恶心、呕吐、腹泻、黄疸、皮肤感觉异常等症状;了解肝功能、肾功能、血常规检查结果;使用链霉素患儿注意听力和前庭功能检查,服用乙胺丁醇者了解视力及视野。

(4)知识缺乏　家长缺乏有关护理知识。

评估家长对该病的认识、长期治疗和隔离要求的了解程度,评估家长长期护理的能力。

【护理措施】

(1)饮食护理　结核病为慢性消耗性疾病,加强饮食护理特别重要,给予高热量、高蛋白、高维生素、富含钙质的食物,以增强抵抗力,促进机体修复能力和病灶愈合。指导家长为患儿选择主、副食品种类和量,尽量提供患儿喜爱的食品。

(2)建立合理的生活制度　室内空气新鲜,阳光充足。有发热和中毒症状的小儿应卧床休息,减少体力消耗,提供日常生活护理,满足患儿的基本需求。在病情稳定期仍应注意休息,保证足够的睡眠,同时可进行适当的户外活动。患儿出汗多,须做好皮肤护理。

（3）观察药物不良反应　观察患儿有无胃肠道反应、手足麻木、耳鸣耳聋、眩晕、视力减退或视野缺损、皮疹等。定期复查肝功能。出现上述症状，及时通知医生。

（4）心理护理　结核病病程长，治疗时间长，幼儿常惧怕服药、打针，担心受到同龄小朋友的冷遇，年长儿担心学业受到影响。家长担心疾病威胁小儿生命和自身的经济承受力等。护干应多与患儿及家长沟通，了解心理状态，使他们消除顾虑，树立战胜疾病的信心。

三、结核性脑膜炎

结核性脑膜炎(tuberculosis meningitis)简称结脑，是小儿结核病中最严重的一型。病死率较高，存活者亦可能遗留后遗症，常在结核原发感染后 1 年以内，尤其 3～6 个月内最易发生。婴幼儿多见，约占 60％。

【发病机制及病理改变】

结脑为全身粟粒型结核的一部分，通过血行播散而来。与婴幼儿中枢神经系统发育不成熟、血脑屏障功能不完善、免疫功能低下有关。少数由靠近脑表面的结核瘤或微小结核结节直接蔓延而来。也有极少数可经脊柱、中耳或乳突结核病灶侵犯脑膜。

结核菌使软脑膜呈弥漫性充血、水肿、炎症渗出，在大脑、小脑、脑底部及沿血管形成多发结核结节；蛛网膜下隙大量炎性渗出物，尤以脑底部最为明显，易引起脑神经损害和脑脊液循环受阻。脑血管亦呈炎性改变，可见栓塞性动脉内膜炎，严重者致脑组织缺血软化，出现瘫痪。

【临床表现】

多缓慢起病，婴儿可以骤起高热、惊厥发病，典型临床表现分 3 期：

（1）早期（前驱期）　约 1～2 周，患儿性情改变、精神呆滞、懒动少言、喜哭易怒、睡眠不安、凝视等，同时有低热、纳差、消瘦、盗汗、呕吐、腹泻、便秘等，年长儿可诉头痛。

（2）中期（脑膜刺激征期）　约 1～2 周，因颅内高压出现持续性剧烈头痛、喷射性呕吐、嗜睡或烦躁不安、惊厥，体温进一步增高。出现明显脑膜刺激征（颈强直、克匿格征、布鲁津斯基征）。婴幼儿以前囟饱满为主，可有颅缝裂开。此期可出现脑神经损害，最常见面神经、动眼神经、外展神经瘫痪而出现眼球运动障碍及复视。部分患儿巴氏症阳性、肢体瘫痪、语言障碍、定向障碍等。

（3）晚期（昏迷期）　约 1～3 周，上述症状逐渐加重，由意识朦胧、半昏迷进入完全昏迷。频繁惊厥甚至可呈强直状态。极度消瘦，呈舟状腹。常出现水、电解质紊乱。明显颅内高压及脑积水时，呼吸不规则或变慢，颅缝裂开，头皮静脉怒张等。最终可因脑疝死亡。

【实验室及其他检查】

（1）脑脊液检查　压力增高，外观呈透明或毛玻璃样，静置 12～24 小时后，可有蜘蛛网状薄膜形成,取之涂片检查,结核菌检出率较高。白细胞总数$(50\sim500)\times10^6/L$,淋巴细胞为主,糖和氯化物含量降低,两者同时减低为结脑的典型改变,蛋白定量增加。结核菌培养是诊断结脑的可靠依据。另外,脑脊液结核抗原、抗体、免疫球蛋白、乳酸盐等测定对诊断有意义。

(2)X线胸片 85%结脑患儿有结核病改变,其中90%为活动性肺结核,胸片证实有血行播散对确诊结脑有重要意义。

(3)结核菌素试验阳性 对诊断有帮助,约50%患儿可呈假阴性。

(4)其他 可作眼底镜检查,见脉络膜粟粒状结核结节对确诊结脑有意义。还可进行头颅CT或磁共振检查。

【常见护理诊断与评估】

(1)营养失调:低于机体需要量 与摄入不足、消耗增多有关。

评估患儿有无呕吐、纳差、嗜睡及昏迷等使患儿进食减少等情况,有无发热、腹泻等使机体消耗过多的情况,血生化检查有助于了解水、电解质紊乱。

(2)潜在并发症 颅内高压症。

评估患儿有无呕吐、头痛、尖叫、惊厥、嗜睡及昏迷;注意精神状态、面色、头皮静脉怒张、囟门是否隆起或紧张,有无呼吸频率及节律、血压、瞳孔改变;评估脑脊液、头颅CT等检查结果。

(3)有皮肤完整性受损的危险 与长期卧床、意识障碍有关。

评估有无极度消瘦、肢体活动障碍、神志不清致长期卧床,压迫骨突导致压疮;评估患儿皮肤、口腔清洁状况。

(4)有受伤的危险 与意识障碍、惊厥有关。

评估患儿出现惊厥、躁动时有无舌咬伤、肢体擦伤、碰伤等危险因素存在。

【护理措施】

(1)密切观察病情 密切观察体温、脉搏、呼吸、血压、神志、惊厥、双侧瞳孔大小及对光反射等,早期发现颅内高压或脑疝,便于及时采取抢救措施。

(2)饮食护理 评估患儿的进食及营养状况,提供足够热量、蛋白质及维生素食物。进食宜少量多餐,耐心喂养。对昏迷不能吞咽者,可鼻饲或胃肠外营养、静脉补液,维持水、电解质平衡。患儿能自行吞咽时,及时停止鼻饲。

(3)维持皮肤黏膜的完整性 保持床单干燥整洁。大小便后及时更换尿布,清洗臀部。呕吐后及时清除颈部、耳部的呕吐物。抽搐病儿应勤剪指甲,保持手掌清洁,并置棉球于手中,防止损伤皮肤。昏迷及瘫痪患儿每2小时翻身拍背1次。骨突处垫气垫或软垫,避免长期固定体位,造成局部血循环不良,产生压疮和坠积性肺炎。注意眼和口腔的护理,昏迷者眼不能闭合,可涂眼膏并用纱布覆盖,保护角膜。每日清洁口腔 2～3 次,以免口腔不洁,细菌繁殖。

(4)保证患儿安全 患儿应绝对卧床休息,保持室内安静,护理操作尽量集中进行,减少对患儿的刺激。拉好床栏防坠床跌伤,在惊厥发作时解松衣领,取侧卧位,以免仰卧舌根后坠堵塞喉头,齿间应置牙垫,防舌咬伤。保持呼吸道通畅,及时清除口鼻咽喉分泌物及呕吐物,防误吸窒息或发生吸入性肺炎。

(5)隔离消毒 大部分结脑患儿伴有肺结核病灶,应予相应的隔离消毒。结核病室与普通病室分开,定期用紫外线或乳酸消毒,病儿痰液要严格消毒处理。

【健康教育】

病情好转出院后,为患儿制订良好的生活制度,保证休息时间,适当地进行户外活动。注意饮食,供给充足的营养。指导家长的配合药物治疗和护理。介绍全程正规化疗的重要性。教会家长观察病情及化疗药物的不良反应,一旦发生毒副反应立即就诊。避免继续与开放性结核病人接触,以防重复感染。积极预防和治疗各种急性传染病,防止疾病复发及恶化。留有后遗症的患儿,瘫痪肢体可进行理疗、被动活动等功能锻炼,防止肌肉挛缩。对失语和智力低下者,进行语言训练和适当教育。定期门诊复查。

(刘 愬)

思考题

1. 对麻疹患儿高热护理有什么特点?

2. 流行性腮腺炎可发生哪些并发症?

3. 简述艾滋病的母亲所生婴儿感染艾滋病的途径。

4. 小儿艾滋病的主要症状是什么?

5. 简述艾滋病的主要传播途径。

6. 简述中毒型痢疾的护理诊断。

7. 如何预防小儿结核病?

中英文名词对照

A

艾森曼格综合征　Eisenmenger syndrome

B

白血病　leukemia

苯丙酮尿症　phenylketonuria，PKU

布鲁津斯基　Brudzinski

巴宾斯基征　Babinski sign

病毒性脑炎　viral encephalitis

C

超低出生体重儿　extremely low birth weight，ELBW

常染色体　autosome

持续正压给氧　continuous positive airway pressure，CPAP

垂体性侏儒症　pituitary dwarfism

D

等渗性脱水　isotonic dehydration

低渗性脱水　hypotonic dehydration

丹佛发育筛查测验　Denver developmental screening test，DDST

动脉导管未闭　patent ductus arteriosus，PDA

蛋白质-能量营养不良　protein-energy malnutrition，PEM

低出生体重儿　low birth weight，LBW

大于胎龄儿　large for gestationalage，LGA

E

21-三体综合征　21 trisomy syndrome

儿科护理学　pediatric nursing

儿童保健　child health care

儿童多动综合征　hyperkinetic syndrome

鹅口疮　thrush，oral candidisis

F

发育　development

反抗　protest

否认　denial

房间隔缺损　atrial septal defect，ASD

法洛四联症　tetralogy of Fallot，TOF

风湿热　rheumatic fever

肺泡表面活性物质　pulmonary surfactant，PS

肺炎　pneumonia

肺炎支原体肺炎　mycoplasma pneumoniae pneumonia

肥胖症　obesity

肥胖-换气不良综合征　Pickwickian syndrome

佛斯特征　Chvostek sign

G

过期产儿　post-term infant

过敏性紫癜　anaphylactoid purpura

高危儿　highrisk infant

高渗性脱水　hypertonic dehydration

H

呼吸道合胞病毒肺炎　respiratory syncytial virus pneumonia

呼吸终末正压给氧　positive end-expiratory pressure，PEEP

化脓性脑膜炎　purulent meningitis

获得性免疫缺陷综合征　acquired immunodeficiency syndrome，AIDS

生理性贫血　physiologic anemia

生长　growth

生长发育监测　growth monitoring

失望　despair

生长迟缓　stunting

消瘦　wasting

适于胎龄儿　appropriate for gestational age，AGA

室间隔缺损　ventricular septal defect，VSD

水痘　varicella，chickenpox

生长发育　growth and development

生长曲线　growth chart

生长激素缺乏症　growth hormone deficiency，GHD

生长速度　growth velocity

思维　thinking

髓外造血　extramedullary hematopoiesis

T

糖尿病　diabetes mellitus，DM

体温过高　hyperthermia

体格生长偏离　deviation of growth

体重　weight

体重低下　underweight

体重过重　overweight

体液免疫缺陷病　humoral immunity deficiency

陶瑟征　Trousseau sign

头围　head circumference，HC

头孢曲松钠　ceftriaxone

头孢噻肟钠　cefotaxime

图片词汇测验　Peabody picture vocabulary test，PPVT

W

围生期　perinatal period

维生素 D 缺乏性佝偻病　rickets of vitamin D deficiency

维生素 D 缺乏性手足搐搦症　tetany of vitamin D deficiency

晚期新生儿　late newborn

X

新生儿　neonate，newborn

新生儿窒息　asphyxia of newborn

新生儿缺氧缺血性脑病　hypoxic ischemic encephalopathy，HIE

新生儿颅内出血　intracranial hemorrhage of the newborn

新生儿呼吸窘迫综合征　neonatal respiratory distress syndrome，NRDS

新生儿肺透明膜病　hyaline membrane disease，HMD

新生儿黄疸　neonatal jaundice

新生儿溶血病　hemolytic disease of newborn，HDN

新生儿败血症　neonatal septicemia

新生儿破伤风　neonatal tetanus

新生儿寒冷损伤综合征　neonatal cold injure syndrome

新生儿硬肿症　scleredema neonatorum

新生儿高血糖　neonatal hyperglycemia

新生儿低血糖　neonatal hypoglycemia

小于胎龄儿　small for gestational age，SGA

小儿腹泻　infantile diarrhea

小儿支气管哮喘　bronchial asthma

先天性心脏病　congenital heart disease

先天性甲状腺功能减低症　congenital hypothyroidism，CH

细菌性脑膜炎　bacterial meningitis

细胞免疫缺陷病　cellular immunity deficiency

腺病毒肺炎　adenovirus pneumonia

学龄期　school age

学龄前期　preschool age

血红蛋白过少　hypochromia

血清铁蛋白　serum ferritin

Y

咽-结合膜热　pharyngo-conjunctival fever

原发性呼吸暂停　primary apnea

原发性免疫缺陷病　primary immunodeficiency disease，PID

原发性肺结核　primary pulmonary tuberculosis

附　　录

一、正常小儿体格发育衡量标准

（一）九市城区 7 岁以下正常儿童体格发育衡量均值（1985）

附表 1－1　　　　　　　城区 7 岁以下正常儿童体格发育衡量均值

年龄组	体重（kg）		身高（cm）		坐高（cm）		胸围（cm）		头围（cm）		臂围（cm）	
	男	女	男	女	男	女	男	女	男	女	男	女
初生～	3.21	3.12	50.2	49.6	33.5	33.1	32.3	32.2	33.9	33.5	10.5	10.5
1 个月～	4.90	4.60	56.5	55.6	37.5	36.7	37.3	36.5	37.8	37.1	12.1	11.8
2 个月～	6.02	5.54	60.1	58.8	39.7	38.7	39.8	38.7	39.6	38.6	13.3	12.9
3 个月～	6.74	6.22	62.4	61.1	41.0	40.0	41.2	40.1	40.8	39.8	13.9	13.5
4 个月～	7.36	6.78	64.5	63.1	42.1	41.1	42.3	41.1	42.0	40.9	14.3	13.8
5 个月～	7.79	7.24	66.3	64.8	43.0	41.9	43.0	42.0	42.8	41.8	14.4	13.9
6 个月～	8.39	7.78	68.6	67.0	44.1	43.0	43.9	42.9	43.9	42.8	14.6	14.2
8 个月～	9.00	8.36	71.3	69.7	45.5	44.4	44.9	43.7	45.0	43.8	14.7	14.2
10 个月～	9.44	8.80	73.8	72.3	46.7	45.6	45.6	44.4	45.7	44.5	14.7	14.3
12 个月～	9.87	9.24	76.5	75.1	47.9	46.9	46.2	45.1	46.3	45.2	14.7	14.3
15 个月～	10.38	9.78	79.2	77.9	49.3	48.3	47.1	45.9	46.8	45.8	14.7	14.5
18 个月～	10.88	10.33	81.6	80.4	50.4	49.6	47.8	46.7	47.4	46.2	14.9	14.6
21 个月～	11.42	10.87	84.4	83.1	51.7	50.8	48.4	47.3	47.8	46.7	14.9	14.7
2.0 岁～	12.24	11.66	87.9	86.6	53.3	52.4	49.4	48.2	48.2	47.2	15.2	15.0
2.5 岁～	13.13	12.55	91.7	90.3	54.8	53.9	50.2	49.1	48.8	47.7	15.4	15.2
3.0 岁～	13.95	13.44	95.1	94.2	55.9	55.2	50.9	49.8	49.1	48.1	15.5	15.4
3.5 岁～	14.75	14.26	98.5	97.3	57.2	56.3	51.7	50.6	49.6	48.5	15.5	15.5
4.0 岁～	15.61	15.21	102.1	101.2	58.7	58.0	52.3	51.2	49.8	48.9	15.6	15.6
4.5 岁～	16.49	16.12	105.3	104.5	60.0	59.4	53.0	52.0	50.1	49.2	15.7	15.8
5.0 岁～	17.39	16.79	108.6	107.6	61.5	60.6	53.8	52.4	50.4	49.4	15.7	15.8
5.5 岁～	18.30	17.72	111.6	110.8	62.7	62.1	51.6	53.2	50.6	49.6	15.9	15.8
6～7 岁	19.81	19.08	116.2	115.1	64.7	64.0	55.8	54.1	50.9	50.0	16.2	16.0

（二）十省农村 7 岁以下正常儿童体格发育衡量均值（1985）

附表 1－2　　　　　　　　　　农村 7 岁以下正常儿童体格发育衡量均值

年龄组	体重（kg）		身高（cm）		坐高（cm）		胸围（cm）		头围（cm）		臂围（cm）	
	男	女	男	女	男	女	男	女	男	女	男	女
0～3 天	3.17	3.06	50.1	49.5	33.4	33.0	32.3	32.1	33.9	33.5	10.2	10.2
1 个月～	4.81	4.46	55.5	54.5	36.8	36.0	36.7	35.8	37.6	36.7	11.9	11.5
2 个月～	5.75	5.27	58.7	57.3	38.8	37.8	38.8	37.7	39.2	38.2	12.9	12.4
3 个月～	6.42	5.90	60.9	59.5	40.0	39.0	40.1	39.0	40.5	39.4	13.4	13.0
4 个月～	6.92	6.36	62.6	61.3	40.8	39.8	41.0	39.8	41.6	40.4	13.7	13.2
5 个月～	7.29	6.76	64.2	62.9	41.7	40.8	41.7	40.6	42.4	41.3	13.8	13.4
6 个月～	7.73	7.19	66.5	65.0	42.9	41.9	42.5	41.3	43.4	42.2	13.9	13.5
8 个月～	8.20	7.61	69.0	67.4	44.2	43.1	43.3	42.2	44.3	43.1	13.9	13.5
10 个月～	8.57	7.96	71.4	69.9	45.4	44.3	43.8	42.7	44.9	43.6	13.9	13.5
12 个月～	8.97	8.42	73.8	72.4	46.6	45.6	44.7	43.6	45.5	44.3	14.0	13.6
15 个月～	9.45	8.88	76.1	74.6	47.6	46.6	45.5	44.5	46.1	45.0	14.1	13.7
18 个月～	9.94	9.36	78.2	76.8	48.6	47.6	46.4	45.3	46.6	45.4	14.2	13.8
21 个月～	10.49	9.86	80.6	79.1	49.9	48.7	47.2	46.1	47.0	45.8	14.3	13.9
2.0 岁～	11.30	10.62	83.8	82.1	51.3	50.2	48.3	47.3	47.5	46.3	14.6	14.3
2.5 岁～	12.10	11.51	87.0	85.6	52.8	51.8	49.3	48.4	47.9	46.8	14.7	14.5
3.0 岁～	13.01	12.43	90.5	89.4	54.1	53.2	50.2	49.3	48.3	47.2	15.0	14.8
3.5 岁～	13.69	13.16	93.5	92.3	55.4	54.6	51.0	50.0	48.6	47.6	15.1	14.9
4.0 岁～	14.54	13.96	97.2	95.9	57.0	56.1	51.8	50.7	49.0	47.9	15.1	15.0
4.5 岁～	15.17	14.58	99.8	98.6	58.2	57.4	52.4	51.3	49.1	48.1	15.1	15.1
5.0 岁～	16.00	15.45	103.1	102.2	59.5	58.9	53.3	52.0	49.4	48.4	15.2	15.1
5.5 岁～	16.71	16.09	105.8	104.5	60.7	59.9	53.9	52.7	49.6	48.7	15.2	15.2
6～7 岁	17.93	17.38	109.9	109.1	62.5	61.9	55.1	53.7	49.9	49.0	15.3	15.3

（三）小儿体表面积

1. 按体重、身高求体表面积　用尺连接身高（cm）与体重（kg）的数字，连线与面积标尺交叉处的数字即为该小儿的体表面积（m²）。

2. 按体重求体表面积

$$体表面积(m^2) = \sqrt[3]{体重^2(kg)} \times 0.1$$

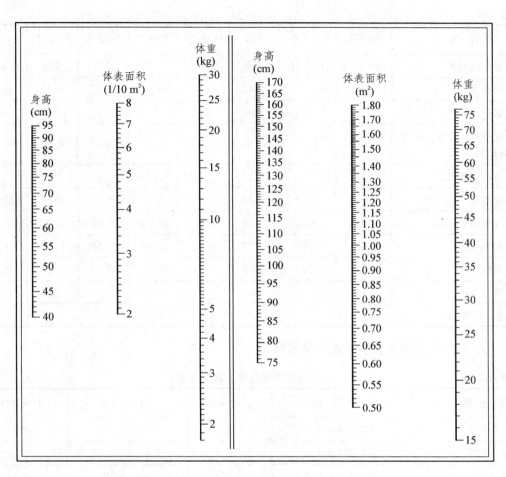

附图 1-1　按体重求体表面积

二、正常小儿常用临床检验参考值

(一) 小儿各年龄血液细胞参考值

附表 2-1　　　　　　小儿各年龄组血液细胞参考值(均数)

测 定 项 目	第1天	2~7天	2周	3个月	6个月	1~2岁	4~5岁	8~14岁
红细胞($\times10^{12}$/L)	5.7~6.4	5.2~5.7	4.2	3.9	4.2	4.3	4.4	4.5
有核红细胞	0.03~0.10	0.03~0.10	0	0	0	0	0	0
网织红细胞	0.03	—	0.003	0.015	0.005	0.005	0.005	—
红细胞平均直径(μm)	8.0~8.6	—	7.7	7.3	—	7.1	7.2	—

续　表

测定项目	第1天	2～7天	2周	3个月	6个月	1～2岁	4～5岁	8～14岁
血红蛋白(g/L)	180～195	163～180	150	111	123	118	134	139
血细胞比容	0.53	—	0.43	0.34	0.37	0.37	0.40	0.41
红细胞平均体积(MCVfl)	35	—	34	29	28	29	30	31
红细胞平均血红蛋白浓度(MCHC)	0.32	—	0.34	0.33	0.33	0.32	0.33	0.34
白细胞(×10⁹/L)	20	15	12	—	12	11	8	
中性粒细胞	0.65	0.40	0.35	—	0.31	0.36	0.58	0.55～0.65
嗜酸与嗜碱粒细胞	0.03	0.05	0.04		0.03	0.02	0.02	0.02
淋巴细胞	0.20	0.40	0.55		0.60	0.56	0.34	0.30
单核细胞	0.07	0.12	0.06		0.06	0.06	0.06	0.06
未成熟白细胞	0.10	0.03	0		0	0	0	0
血小板(×10⁹/L)	150～250			250	250～300			

(二)小儿血液生化检验正常参考值

附表2-2　　　　　　　小儿血液生化检验正常参考值

测定项目	法定单位	法定→旧	旧单位	旧→法定
总蛋白(P)	60～80 g/L	×0.1	6～8 g/dl	×10
清蛋白(P)	34～54 g/L	×0.1	3.4～5.4 g/dl	×10
球蛋白(P)	20～30 g/L	×0.1	2～3 g/dl	×10
蛋白电泳(S)				
清蛋白	0.55～0.61	×100	55%～61%	×0.01
α_1 球蛋白	0.04～0.05	×100	4%～5%	×0.01
α_2 球蛋白	0.06～0.09	×100	6%～9%	×0.01
β 球蛋白	0.09～0.12	×100	9%～12%	×0.01
γ 球蛋白	0.15～0.20	×100	15%～20%	×0.01
纤维蛋白原(P)	2～4 g/L	×0.1	0.2～0.4 g/dl	×10
α_1-抗胰蛋白酶(S)	1.5～2.5	×100	150～250 mg/dl	×0.01
C-反应蛋白(S)	68～1 800 μg/L	×1	68～1 800 ng/dl	×1
免疫球蛋白A(S)	140～2 700 mg/L	×0.1	14～270 mg/dl	×10

续　表

测 定 项 目	法 定 单 位	法定→旧	旧 单 位	旧→法定
C(S)	5～16.5 g/L	×0.1	500～1 650 mg/dl	×10
M(C)	500～2 600 mg/L	×0.1	50～260 mg/dl	×10
补体 C_3(S)	600～1 900 mg/L	×0.1	60～190 mg/dl	×10
铜蓝蛋白(S)	0.2～0.4 g/L	×100	200～400 mg/dl	×0.01
转铁蛋白(S)	2～4 g/L	×100	200～400 mg/dl	×0.01
铁蛋白(S)	7～140 μg/L	×1	7～140 ng/dl	×1
红细胞原卟啉	<0.89 μmol/L RBC	×56.26	<50 μg/dl	×0.017
葡萄糖(空腹 B)	3.3～5.5 mmol/L	×18	60～100 mg/dl	×0.056
胆固醇(P.S)	2.8～5.2 mmol/L	×38.7	110～200 mg/dl	×0.026
三酰甘油(S)	0.23～1.24 mmol/L	×88.54	20～110 mg/dl	×0.011
血气分析(A.B)				
氢离子浓度	35～50 nmol/L	—	7.3～7.45 pH	—
二氧化碳分压	4.7～6 kPa	×7.5	35～45 mmHg	×0.133
二氧化碳总含量	20～28 mmol/L	×1	20～28 mEq/L	×1
氧分压	10.6～13.3 kPa	×7.5	80～100 mmHg 新生儿 60～90 mmHg	×0.133
氧饱和度	0.91～0.97 mol/mol 0.6～0.85 (V)	×100	91%～97% 60%～85%	×0.01
标准重碳酸盐	20～24 mmol/L	×1	20～24 mEq/L	×1
缓冲碱	45～52 mmol/L	×1	45～52 mEq/L	×1
碱剩余	−4～+2 mmol/L 婴儿−7～−1 mmol/L	×1	−4～+2 mEq/L −7～−1 mEq/L	×1
二氧化碳结合力(P)	18～27 mmol/L	×2.24	40～60 vol%	×0.449
阴离子间隙	7～16 mmol/L	×1	7～16 mEq/L	×1
血清电解质、无机盐和微量元素(S)				
钠	135～145 mmol/L	×1	135～145 mEq/L	×1
钾	3.5～4.5 mmol/L	×1	3.5～4.5 mEq/L	×1
氯	96～106 mmol/L	×1	96～106 mEq/L	×1
磷	1.3～1.8 mmol/L	×3.1	4～5.5 mg/dl	×0.323
钙	2.2～2.7 mmol/L	×4.0	8.8～10.8 mg/dl	×0.25

续　表

测 定 项 目	法 定 单 位	法定→旧	旧 单 位	旧→法定
镁	0.7～1.0 mmol/L	×2.43	1.8～2.4 mg/dl	×0.411
锌	10.7～22.9 μmol/L	×6.54	70～150 μg/dl	×0.153
铜	12.6～23.6 μmol/L	×6.355	80～150 μg/dl	×0.157
铅	<1.5 μmol/L	×20.7	<30 μg/dl	×0.048
铁	9.0～28.6 μmol/L	×5.58	50～160 μg/dl	×0.179
铁结合力	45～72 μmol/L	×5.58	250～400 μg/dl	×0.179
尿素氮(B)	1.8～6.4 mmol/L	×2.8	5～18 mg/dl	×0.357
肌酐(S)	44～133 μmol/L	×0.011 3	0.5～1.5 mg/dl	×88.4
氨(B)	29～58 μmol/L	×1.7	50～100 μg/dl	×0.588
总胆红质(S)	3.4～17.1 μmol/L	×0.059	0.2～1.0 mg/dl	×17.1
直接胆红质(P)	0.50～3.4 μmol/L	×0.059	0.03～0.2 mg/dl	×17.1
凝血酶时间(P)	15～20 s	—	15～20 s	—
凝血酶原时间	12～14 s	—	12～14 s	—
凝血酶原消耗时间(S)	>35 s	—	>35 s	—
抗溶血性链球菌素O	—	—	<500 U	—
血清酶				
脂肪酶	18～128 U/L	×1	18～128 U/L	×1
淀粉酶	35～127 U/L	×1	35～127 U/L	×1
γ谷氨酰转肽酶	5～32 U/L	×1	5～32 U/L	×1
丙氨酸氨基转移酶(赖氏)	<30 U/L	×1	<30 U/L	×1
天冬氨酸氨基转移酶(赖氏)	<40 U/L	×1	<40 U/L	×1
乳酸脱氢酶	60～250 U/L	×1	60～250 U/L	×1
碱性磷酸酶(金氏)	106～213 U/L	×1	106～213 U/L	×1
酸性磷酸酶(金氏)	7～28 U/L	×1	7～28 U/L	×1
肌酸磷酸酶	5～130 U/L	×1	5～130 U/L	×1
血清激素				
促肾上腺皮质激素	25～100 μg/L	×1	25～100 pg/ml	×1
皮质醇(空腹 8 am)	138～635 nmol/L 8 pm 为 8 am 值的 50%	×0.036 2	5～23	×27.6
C肽(空腹)	0.5～2 μg/L	×1	0.5～2 ng/ml	×1

续 表

测 定 项 目	法 定 单 位	法定→旧	旧 单 位	旧→法定
胰岛素(空腹)	7～24 mU/L	×1	7～24 μU/L	×1
三碘甲状腺原氨酸(T_3)	1.2～4.0 nmol/L	×65.1	80～260 ng/dl	×0.015 4
甲状腺素(T_4)	90～194 nmol/L	×0.078	7～15 μg/dl	×12.9
促甲状腺激素(TSH)	2～10 mU/L	×1	2～10 μU/ml	×1
抗利尿激素(渗透压正常时)	1～7 ng/L	×1	1～7 pg/ml	×1

(A)动脉血;(B)全血;(P)血浆;(S)血清。

(三)小儿尿检查正常参考值

附表 2-3　　　　　　　　　　　　小儿尿检查正常参考值

测定项目		法定单位	旧单位
蛋白	定性	阴性	阴性
	定量	<40 mg/24 h	<40 mg/24 h
糖	定性	阴性	阴性
	定量	<2.8 mmol/24 h	<0.5 g/24 h
相对密度		1.010～1.030	1.010～1.030
渗透压	婴儿	50～700 mmol/L	50～700 mOsm/L
	儿童	300～1 400 mmol/L	300～1 400 mOsm/L
氢离子浓度		0.01～32 μmol/L(平均 1.0 μmol/L)	4.5～8.0pH(平均 6.0pH)
沉渣	白细胞	<5 个/HP	<5 个/HP
	红细胞	<3 个/HP	<3 个/HP
	管型	无或偶见	无或偶见
Addis 计数	白细胞	<100 万/12 h	<100 万/12 h
	红细胞	0～50 万/12 h	0～50 万/12 h
	管型	0～5 000/12 h	0～5 000/12 h
尿液化学检测	尿胆原	<6.72 μmol/24 h	<4 mg/24 h
	钠	90～310 mmol/24 h	2.2～7.1 g/24 h
	钾	35～90 mmol/24 h	1.4～3.5 g/24 h
	氯	80～270 mmol/24 h	2.8～9.6 g/24 h
	钙	2.5～10 mmol/24 h	100～400 mg/24 h

续　表

测定项目		法定单位	旧单位
尿液化学检测	磷	16～48 mmol/24 h	0.5～1.5 g/24 h
	镁	2.5～8.3 mmol/24 h	60～200 mg/24 h
	肌酸	0.08～2.06 mmol/24 h	15～36 g/24 h
	肌酐	0.11～0.132 mmol/(kg・24 h)	12～15 mg/(kg・24 h)
	尿素	166～580 mmol/24 h	15～36g/24 h
	淀粉酶	80～300 U/h(SOMOGYI法)	<64U(温氏)
17羟类固醇	婴儿	1.4～2.8 μmol/24 h	0.5～1.0 mg/24 h
	儿童	2.8～15.5 μmol/24 h	1.0～5.6 mg/24 h
17酮类固醇	<2岁	<3.5 μmol/24 h	<1 mg/24 h
	2～12岁	3.5～21 μmol/24 h	1～6 mg/24 h

(四) 小儿脑脊液正常参考值

附表 2-4　　　　　　　　　　　小儿脑脊液正常参考值

测定项目	年龄	法定单位	旧单位
压力	新生儿	290～780 Pa	30～80 mmH$_2$O
	儿童	690～1 765 Pa	70～180 mmH$_2$O
细胞数	新生儿	0～34×10^6/L	0～34/mm^3
	婴儿	0～20×10^6/L	0～20/mm^3
	儿童	0～10×10^6/L	0～10/mm^3
蛋白定量	新生儿	200～1 200 mg/L	20～120 mg/dl
	儿童	<400 mg/L	<40 mg/dl
糖	婴儿	3.9～4.9 mmol/L	70～90 mg/dl
	儿童	2.8～4.4 mmol/L	50～80 mg/dl
氯化物	婴儿	111～123 mmol/L	111～123 mEq/L
	儿童	118～128 mmol/L	118～128 mEq/L

三、常用食品及水果营养成分表

附表 3－1

常用食品及水果营养成分表

食物项目	食部(%)	能量(kJ)	水分(g)	蛋白质(g)	脂肪(g)	糖类(g)	胡萝卜素(μg)	硫胺素(mg)	核黄素(mg)	尼克酸(mg)	抗坏血酸(mg)	钾(mg)	钠(mg)	钙(mg)	镁(mg)	铁(mg)	锌(mg)	磷(mg)	硒(mg)
稻米(粳)	100	1397	16.2	7.3	0.4	75.3	—	0.08	0.04	1.1		58	6.2	24	25	0.9	1.07	80	2.49
小麦	100	1473	—	12.0	—	76.1	—	0.48	0.14	—		—	107.4	—	—	5.9	3.51	436	4.05
高粱米	100	1469	10.3	10.4	3.1	70.4	—	0.29	0.10	1.6		281	6.3	22	129	6.3	1.64	329	2.83
小米	100	1498	11.6	9.0	3.1	73.5	100	0.33	0.10	1.5		284	4.3	41	107	5.1	1.87	229	4.74
玉米(黄)	100	1402	13.2	8.7	3.8	66.6	100	0.21	0.13	2.5		300	3.3	14	96	2.4	1.70	218	3.52
黄豆(大豆)	100	1502	10.2	35.1	16.0	18.6	220	0.41	0.20	2.1		1 503	2.2	191	198	82	3.34	465	6.16
花豆(红)	100	1326	14.8	19.1	1.3	57.2	430	0.25	—	3.0		358	12.5	38	17	0.3	1.27	48	19.05
绿豆	100	1322	12.3	21.6	0.8	55.6	130	0.25	0.11	2.0	8	787	3.2	81	125	6.5	2.18	337	4.28
蚕豆	100	1272	11.5	24.6	1.1	49.0	50	0.13	0.23	2.2	6	992	21.2	49	113	2.9	4.76	339	4.29
豌豆	96	1331	12.8	23.0	1.0	54.3	280	0.29	—	—	27	610	4.2	95	83	5.9	2.29	175	41.80
豆腐	100	339	82.8	8.1	0.4	3.8	—	0.04	0.03	0.2	6	125	7.2	164	27	1.9	1.11	119	2.30
黄豆芽	100	184	88.8	4.5	1.5	3.0	30	0.04	0.07	0.6	8	160	7.2	21	21	0.9	0.54	74	0.96
绿豆芽	100	75	94.6	2.1	0.8	2.1	20	0.05	0.06	0.5	6	68	4.4	9	18	0.6	0.35	37	0.50
毛豆	53	515	69.6	13.1	4.0	6.5	130	0.15	0.07	1.4	27	478	3.9	135	70	3.5	1.73	188	2.48
四季豆	96	117	91.3	2.0	1.5	4.2	210	0.04	0.07	0.4	6	123	8.6	42	27	1.5	0.23	51	0.43
豆角	96	126	90.0	2.5	2.1	4.6	200	0.05	0.07	0.9	18	207	3.4	29	35	1.5	0.54	55	2.16
甘薯	90	414	73.4	1.1	0.2	23.1	750	0.04	0.04	0.6	26	130	28.5	23	12	0.5	0.15	39	0.48
胡萝卜	96	155	89.2	1.0	0.2	7.7	4 130	0.04	0.03	0.6	13	190	71.4	32	14	1.0	0.23	27	0.63
萝卜(白)	95	84	93.4	0.9	0.1	4.0	20	0.02	0.03	0.3	21	173	61.8	36	16	0.05	0.30	26	0.61
马铃薯	94	318	79.8	2.0	0.2	16.5	30	0.08	0.04	1.1	27	342	2.7	8	23	0.8	0.37	40	0.78
芋头	84	331	78.6	2.2	0.2	17.1	160	0.06	0.05	0.7	6	378	33.1	36	23	1.0	0.49	55	1.45
藕(莲藕)	88	293	80.5	1.9	0.2	15.2	20	0.09	0.03	0.3	44	243	44.2	39	19	1.4	0.23	58	0.39
山药	83	234	84.8	1.9	0.2	11.6	20	0.05	0.02	0.3	5	213	18.6	16	20	0.3	0.27	34	0.55

续表

食物项目	食部(%)	能量(kJ)	水分(g)	蛋白质(g)	脂肪(g)	糖类(g)	胡萝卜素(μg)	硫胺素(mg)	核黄素(mg)	尼克酸(mg)	抗坏血酸(mg)	钾(mg)	钠(mg)	钙(mg)	镁(mg)	铁(mg)	锌(mg)	磷(mg)	硒(mg)
白菜	92	88	93.6	1.7	0.2	3.1	250	0.06	0.07	0.8	47	130	89.3	69	12	0.5	0.21	30	0.33
菠菜	89	100	91.2	2.6	0.3	2.8	2 920	0.04	0.11	0.6	32	311	85.2	66	58	2.9	0.85	47	0.97
菜花	82	100	92.4	2.1	0.2	3.4	30	0.03	0.08	0.6	61	200	31.6	23	18	1.1	0.38	47	0.73
大白菜	83	63	95.1	1.4	0.1	2.1	80	0.03	0.04	0.4	28	90	48.4	35	9	0.6	0.61	28	0.39
猪肉	100	1 654	66.9	13.2	37.0	2.4	114	0.22	0.16	3.5		204	59.4	6	16	1.6	2.06	162	11.90
鸡	66	699	69.0	19.3	9.4	1.3	48	0.05	0.09	5.6		251	63.6	9	19	1.4	1.09	156	11.75
鸭	68	1 004	63.9	15.5	19.7	0.2	52	0.08	0.22	4.2		191	69.0	6	14	2.2	1.33	122	12.25
母乳	100	274	87.6	1.3	3.4	7.4	11	0.01	0.05	0.2	5	—	—	30	32	0.1	0.28	13	—
牛乳	100	226	89.8	3.0	3.2	3.4	24	0.03	0.14	0.1	1	109	37.2	104	11	0.3	0.42	73	1.94
牛乳粉	100	2 000	2.3	20.1	21.2	51.7	141	0.11	0.73	0.9	4	449	260.1	676	79	1.2	3.14	469	11.80
酸奶	100	301	84.7	2.5	2.7	9.3	26	0.03	0.15	0.2	1	150	39.8	118	12	0.4	0.53	85	1.71
羊乳	100	247	88.9	1.5	3.5	5.4	84	0.04	0.12	2.1	—	135	20.6	82	—	0.5	0.29	98	1.75
鸡蛋	87	577	75.8	12.7	9.0	1.5	310	0.09	0.31	0.2		98	94.7	48	14	2.0	1.00	176	16.55
鸡蛋黄	100	1 372	51.5	15.2	28.2	3.4	438	0.33	0.29	0.1		95	54.9	112	41	6.5	3.79	240	27.01
鸭蛋	87	753	70.3	12.6	13.0	3.1	261	0.17	0.35	0.2		135	106.0	62	13	2.9	1.67	226	15.68
草鱼	58	469	77.3	16.6	5.2	0	11	0.04	0.11	2.8		312	46.0	38	31	0.8	0.87	203	6.66
带鱼	76	531	73.3	17.7	4.9	3.1	29	0.02	0.06	2.8		280	150.1	28	43	1.2	0.70	191	36.57
鲤鱼	54	456	76.7	17.6	4.1	0.5	25	0.03	0.09	2.7		334	53.7	50	33	1.0	2.08	204	15.38
海虾	51	331	79.3	16.8	0.6	1.5	...	0.01	0.05	1.9		228	302.2	146	46	3.0	1.44	196	56.41
河虾	86	351	78.1	16.4	2.4	0	48	0.04	0.03	...		329	133.8	325	60	4.0	2.24	186	29.65
菜子油	100	3 761	0.1	...	99.9	0		...	...	微		2.4	7.0	9	2.9	3.7	0.54	9	2.34
豆油	100	3 761	0.1	...	99.9	0		...	微	微		3.0	4.9	13	3.0	2.0	1.09	7	3.32
花生油	100	3 761	0.1	...	99.9	0		...	微	微		1.0	3.5	12	2.0	2.9	8.48	15	2.29
芝麻油	100	3 757	0.1	...	99.7	0.2		...	...	微		...	1.1	9	3.0	2.2	0.17	4	8.41
饼干	100	1 812	5.7	9.0	12.7	70.6	24	0.08	0.04	4.7		85	204.1	73	50	1.9	0.91	88	12.47
蛋糕	100	1 452	18.6	8.6	5.1	66.7	54	0.09	0.09	0.8		77	67.8	39	24	2.5	1.01	130	14.07
面包	100	1 305	27.4	8.3	5.1	58.1	—	0.03	0.06	1.7		88	230.4	49	31	2.0	0.75	107	3.15

参 考 文 献

［1］ 胡亚美,江载芳.诸福棠实用儿科学[M].7版.北京:人民卫生出版社,2005.

［2］ 杨锡强,易著文.儿科学[M].6版,北京:人民卫生出版社,2004.

［3］ 崔焱.儿科护理学[M].4版,北京:人民卫生出版社,2006.

［4］ 朱念琼.儿科护理学[M].北京:湖南科学技术出版社,2005.

［5］ 梅国建.儿童护理[M].北京:人民卫生出版社,2005.

［6］ 黄力毅.儿科护理学[M].北京:人民卫生出版社,2004.

［7］ 洪黛玲,朱念琼.儿科护理学[M].北京:北京大学医学出版社,2006.

［8］ 王令仪.儿童保健学[M].北京:科学出版社,1997.

［9］ 沈晓明,王卫平.儿科学[M].北京:人民卫生出版社,2007.

［10］ 朱念琼.儿科护理学[M].北京:人民卫生出版社,2002.

［11］ 陈宇,丁宗一.育婴员[M].北京:中国妇女出版社,2003.

［12］ 王慕逖.儿科学[M].5版,北京:人民卫生出版社,2001.

［13］ 攀寻梅,儿科学[M].北京:北京大学医学出版社,2003.

［14］ 崔焱.儿科护理学[M].3版,北京:人民卫生出版社,2005.

［15］ 朱念琼.儿科护理学[M].北京:人民卫生出版社,2003.

［16］ 高铁铮.儿科学[M].北京:人民军医出版社,2005.

［17］ 潘蕴倩,袁剑云.系统化整体护理临床应用[M].济南:山东科学技术出版社,1997.

［18］ 马宁生.儿童护理[M].杭州:浙江科学技术出版社,2004.

［19］ 洪黛玲.儿科护理学[M].北京:北京医科大学出版社,2000.

［20］ 周莉莉.儿科护理学[M].北京:高等教育出版社,2003.

［21］ 邹恂.现代护理诊断手册[M].3版,北京:北京大学医学出版社,2004.

［22］ 李文益.儿科学[M].北京:人民卫生出版社,2001.

［23］ 杨华明,易滨.现代医院消毒学[M].北京:人民军医出版社,2002.

［24］ 秦静.围产儿先天性心脏病发病情况分析[J].中国妇幼保健,2005,20(17):2266.

［25］ 朱军,周光萱,代礼,等.1996～2000年全国围产期先天性心脏病发生率分析[J].四川大学学报:医学版,2004,35(6):875－877.

［26］ 刘凯波. 先天性心脏病病因研究进展［J］. 中国优生与遗传杂志,2006,14(9):7.

［27］ 张玉琼. 儿童急性淋巴细胞性白血病治疗和预后进展［J］. 中国实用儿科杂志,2006,21(10):786.

［28］ 丁炎明. 艾滋病的护理进展［J］. 中国实用护理杂志,2004,20(8):73.

［29］ 孔素芳. 艾滋病的护理及医护人员的防护［J］. 中国实用护理杂志,2006,22(1):24.

［30］ 廖玉分. AIDS 母婴传播及新生儿患者的护理［J］. 当代护士,2003,(8):14.

［31］ 郭莉. 艾滋病医源性传播及预防［J］. 中华护理杂志,2003,38(10):819.

［32］ 李敬云. 人艾滋病职业感染与预防［J］. 解放军预防医学杂志,1999,17(3):232-234.

［33］ 全国结核病流行病学抽样调查技术指导组,全国结核病流行病学抽样调查办公室. 2000年全国结核病流行病学抽样调查报告［J］. 中国防痨杂志,2002,24(2):65.

［34］ SISSMAN NJ. Incidence of congenital heart disease［J］. JAMA, 2001,285(20):2579.